主审◎丁 果
主编◎席祖洋　吴执军　崔克雄　刘 贝

# 医疗护理员技能培训手册

YILIAO HULIYUAN JINENG PEIXUN SHOUCE

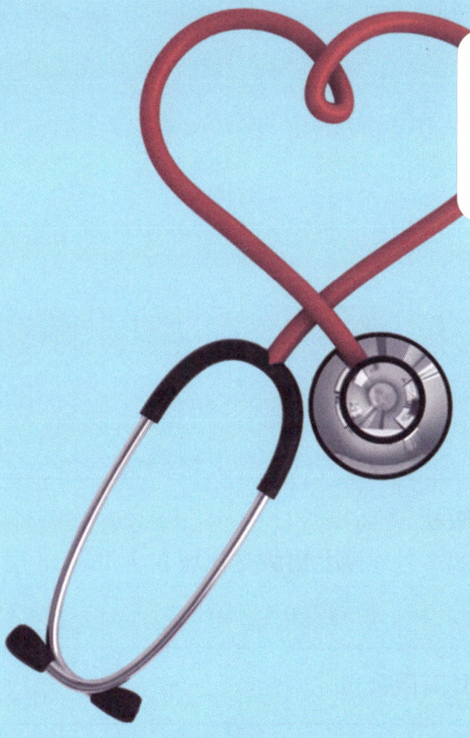



长江出版传媒
湖北科学技术出版社

**图书在版编目（CIP）数据**

医疗护理员技能培训手册 / 席祖洋等主编． -- 武汉 ：
湖北科学技术出版社， 2025． 3．（2025． 6 重印）
-- ISBN 978-7-5706-4128-4

Ⅰ． R47-62

中国国家版本馆 CIP 数据核字第 2025XR0194 号

策　　划：冯友仁　　　　责任校对：王晓博
责任编辑：陈中慧　　　　封面设计：胡　博

---

出版发行：湖北科学技术出版社
地　　址：武汉市雄楚大街 268 号（湖北出版文化城 B 座 13—14 层）
电　　话：027-87679468　　　　邮　　编：430070

---

印　　刷：武汉科源印刷设计有限公司　　　　邮　　编：430299

---

787 毫米 ×1092 毫米　　1/16　　11 印张　　250 千字
2025 年 3 月第 1 版　　　　2025 年 6 月第 2 次印刷
定　　价：68.00 元

---

# 《医疗护理员技能培训手册》
# 编　委　会


**主　审**　丁　果

**主　编**　席祖洋　吴执军　崔克雄　刘　贝

**副主编**　刘甜春　王　英　胡　婷　曾令丹　肖莹莹
朱小清　秦雪露　吴金玉　王丽娜　张　青
张　毛

**编　者**（以下排名不分先后）

刘静兰　李茶香　潘　群　王　静　唐　青
刘会琴　田书梅　吴胜梅　刘　俊　刘晓轶
罗　群　姚　瑶　余良欢　杨良枫　杨　蓉
李小琼　陈丽晶　全丽丽　向　倩　蒋伟玲
姜艳艳　郝巧蓉　任艳芳　王苗苗　谭述芹
徐海英　陈铭银　蔡惠敏　艾　玲　谢玉平
王　丽　孙　晋　谢芳芳　马华玉　杨风仙
舒晓燕　高小艳　陈玉兰　王非凡　高学农
肖春桥　黄　蓉　李　昕　武　霞　祝　睿
陈　婧　章慧敏　李　娜　朱雪莉　程丽娜
张文俐　赵龙桃　李友琼　李玲洁　李晶晶
魏永婷　杨程程　王　科　黄　星　徐　媛

# 前　言

在提升患者护理服务质量与满意度的关键进程中，医疗护理员是护理团队不可或缺的重要部分。他们的专业技能和服务质量，直接关系到患者的康复效果与就医体验。为提升护理员专业素养，满足日益增长的医疗护理需求，《医疗护理员技能培训手册》应运而生。当下，人口老龄化加剧，慢性病患者增多，人们对健康愈发重视，医疗护理服务需求迅猛增长。然而，现有护理员队伍专业技能参差不齐、缺乏系统培训，这既阻碍患者康复，也影响医疗服务整体质量，因此编写本书意义重大。

本书共十章，内容丰富实用，全面覆盖医疗护理员所需技能知识。病区常用设施使用的操作规程，详细介绍床单元、助行器等设备的正确操作，比如细致讲解床单元操作各环节，有效预防患者跌倒、坠床。清洁照护的操作规程，规范了床上洗头、口腔清洁等操作规程，对口腔清洁操作明确目的、要点及流程，对预防感染、提升患者舒适度效果显著。进食照护和排泄照护的操作规程章节，全面讲解喂食、喂水，出入量观察，标本采集等操作，经鼻胃管喂食、喂水步骤要点清晰，降低误吸风险，为患者营养摄入、代谢维持及疾病诊疗提供保障。体位照护技术和移动照护章节，包含多种体位摆放及转运技能，良肢位摆放针对不同体位给出详细方法和注意事项，对预防并发症、保障患者转运安全至关重要。另外，本书还设有护理安全防护、医院常见突发事件的应急预案、职业安全与防护以及用药的操作规程等关键章节，以心肺复苏术为例，清晰阐述各环节要点，关键时刻能挽救患者生命，增强护理员安全意识与应急能力。

编写过程中，本书遵循科学性、实用性和可操作性原则，内容由浅入深，先案例导入，再阐述操作目的、风险预防、要点、准备、流程及拓展知识，还配有大量插图，直观展示操作步骤，便于理解学习。

对于护理员而言，本书是一本全面实用的培训指南，有助于系统掌握专业技能、提升服务质量。同时，它也可作为医疗机构培训教材，助力规范培训工作。由于编写时间有限，内容或许存在不足，恳请读者提出宝贵意见。希望护理员认真学习并应用所学，为医疗事业发展贡献力量，也期待本书在实践中不断完善，适应行业发展需求。

# 目　录

# 第一章　病区常用设施使用的操作规程

## 第一节　床单元使用的操作规程

### 【案例导入】

患者刘某，男性，为新入院患者，如何在护士指导下为患者准备床单位？

### 【操作目的】

保持病室清洁，准备接收新入院患者。

### 【风险点及预防】

跌倒、坠床风险

（1）卧床期间拉起护栏，定期查看滑轮、床栏、摇把等配件有无松动、破损等。

（2）高风险患者 24h 留陪。

（3）床边物品摆放整齐，地面干燥、无障碍物。

### 【操作要点】

（1）操作前：“一查二移”，检查滑轮、护栏、摇把及床垫等，移开床旁桌。

（2）操作中：“一平二紧三充实”，床单平整，边缘紧扎无皱褶，枕芯、棉被、床褥充实。

（3）操作后：“一移二开”，移回床旁桌椅，开窗通风。

### 【操作前准备】

（1）护理员准备：着装规范、修剪指甲、洗手。

（2）环境准备：病房整洁、无人员进餐或治疗。

（3）用物准备：床、床垫、枕芯、枕套、棉被、被套、大单。

## 【操作流程】

见图 1–1 ～图 1–16。

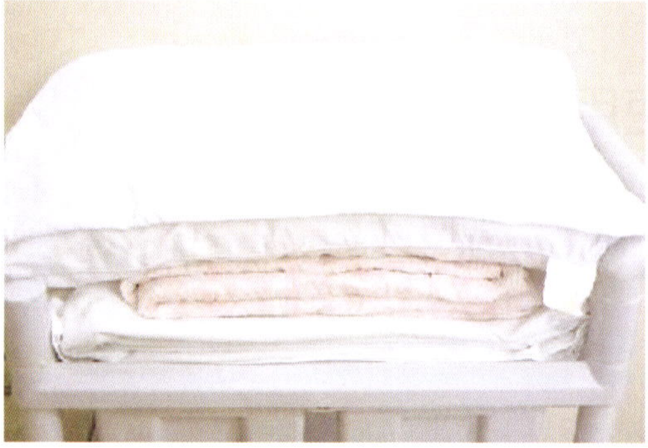

图 1–1　备齐用物，携至患者床旁

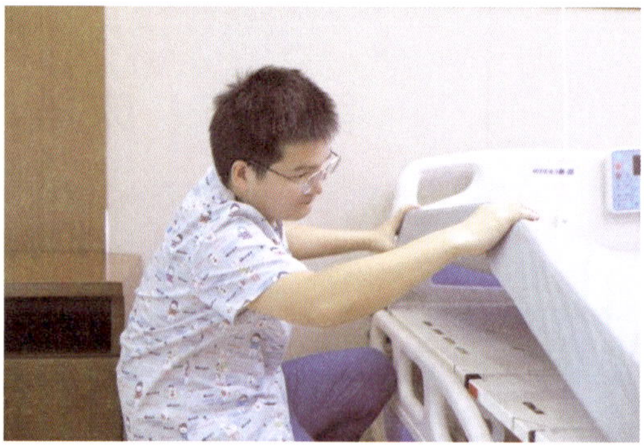

图 1–2　检查床、床栏及床垫，必要时翻转床垫

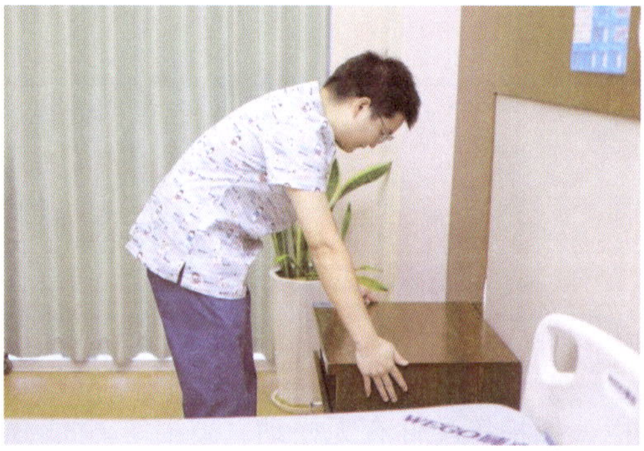

图 1–3　移开床桌，距床约 20cm，移床旁椅至床尾正中，距床约 15cm

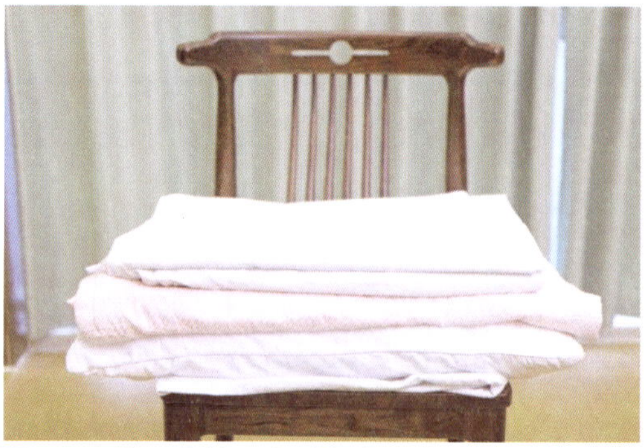

图 1–4　将用物按顺序放在床尾椅子上，便于取用

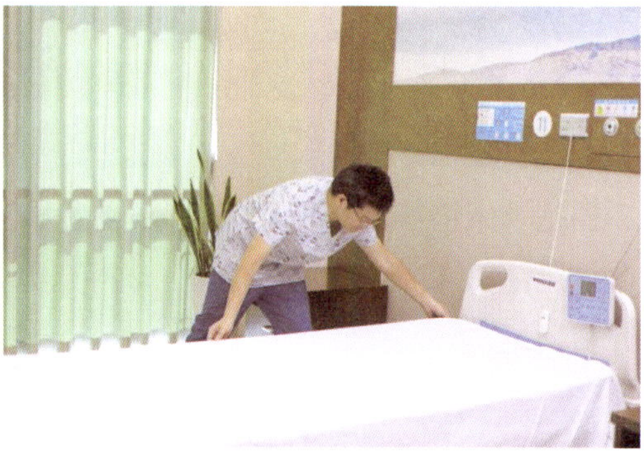

图 1–5　将折叠好的大单置于床正中处，中线与床的中线对齐，分别向床头、床尾展开（先床头后床尾，先近侧后对侧）

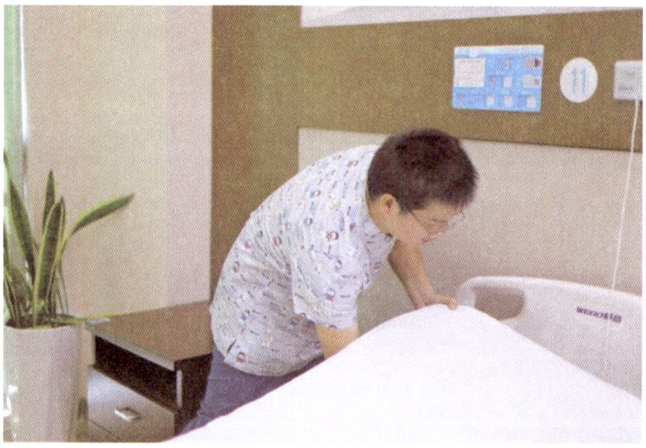

图 1–6　一手托起床垫，一手伸过床头中线，将大单的前端塞于床垫下

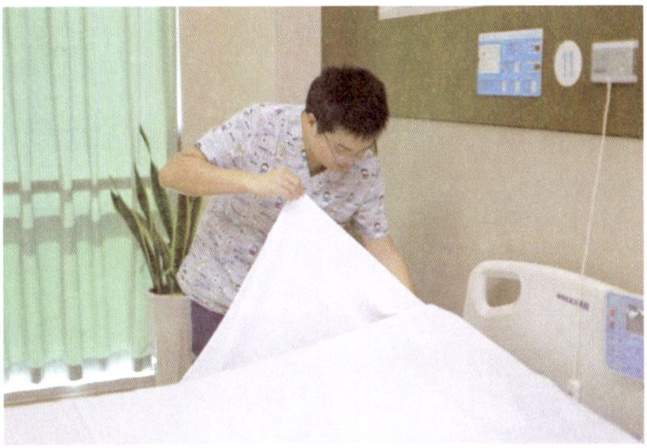

图 1-7　在距床头 30cm 处，向上提起大单边缘，使其同床边垂直，以床沿为界，将三角形分为两半。上半三角形置于床上，下半三角形平整地塞于床垫下，再将上半三角形翻下塞于床垫下

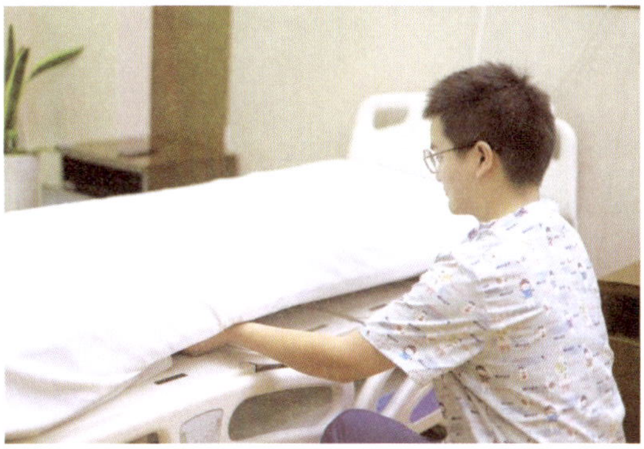

图 1-8　至床尾拉紧大单，使大单中线和床的中线对齐，同法铺好床尾角

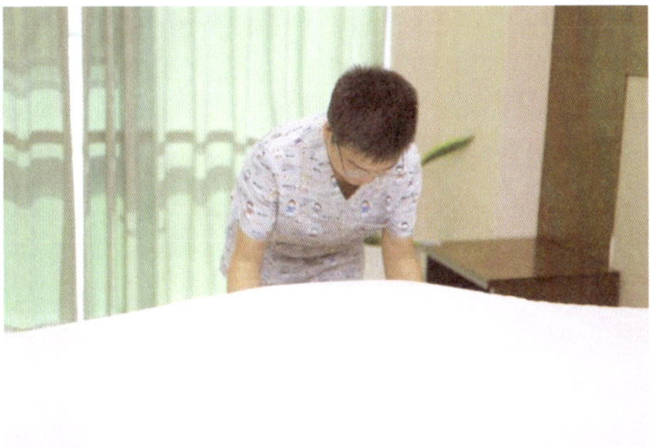

图 1-9　轻轻拉紧大单中部，双手掌心向上将大单塞于床垫下，同法铺好对侧

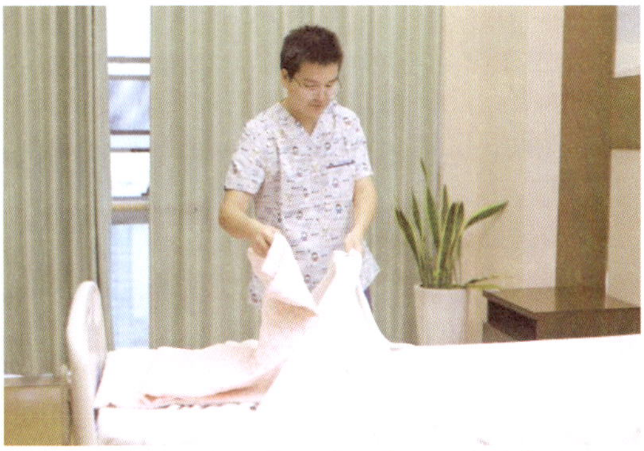

图 1-10　将被套"S"形放于床头，中线与床中线对齐，开口端朝床尾，其上层向上翻至 1/3 处

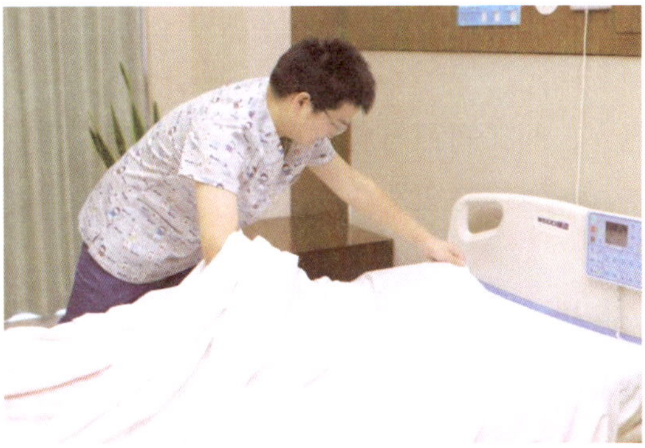

图 1-11　将折好的棉被放置于被套内，拉棉被上缘至被套封口处，并将竖折的棉被向两边展开，先近侧后对侧，与被套平齐。盖被的上缘平齐床头

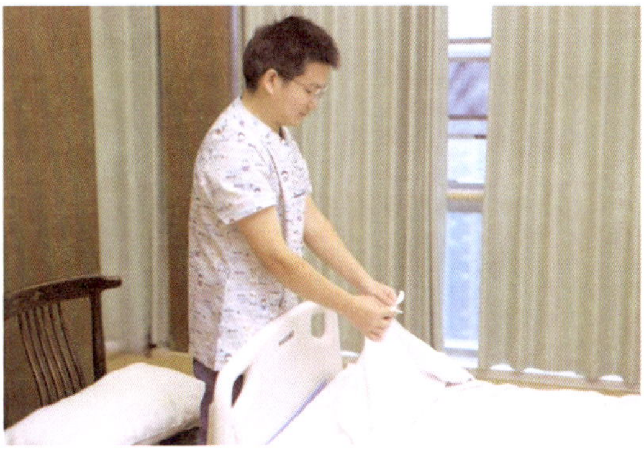

图 1-12　至床尾，逐层拉平被盖，系带

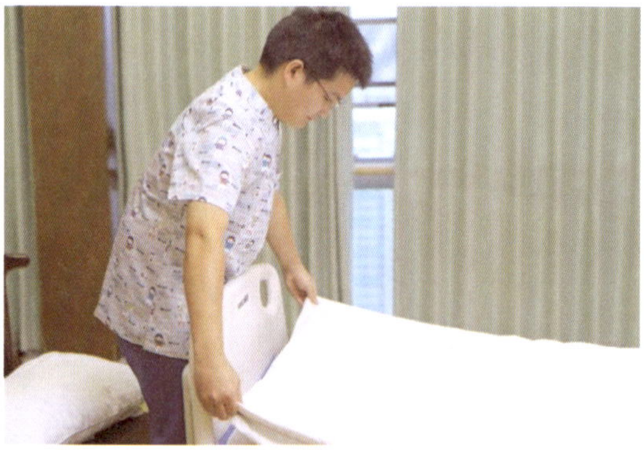
图 1-13　将盖被的左右侧向内折，与床沿平齐，铺成被筒，尾端向内折叠与床尾齐

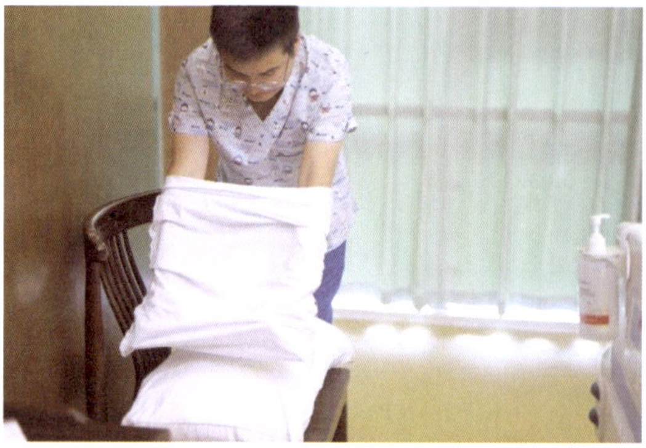
图 1-14　在床尾处套好枕套，系带，开口端背门横放于床尾，再平拉至床头，充实枕头

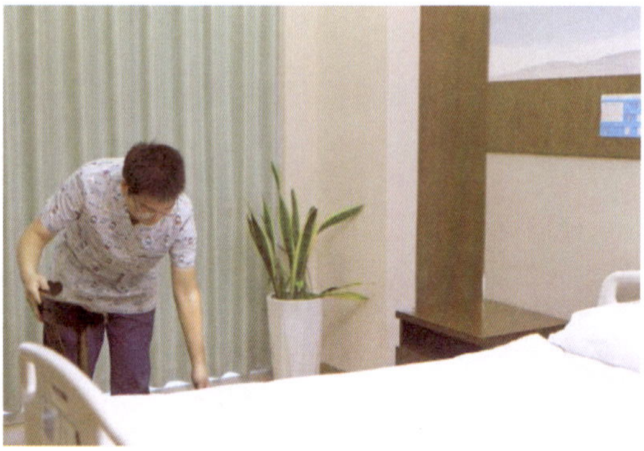
图 1-15　将床旁桌椅移回原处

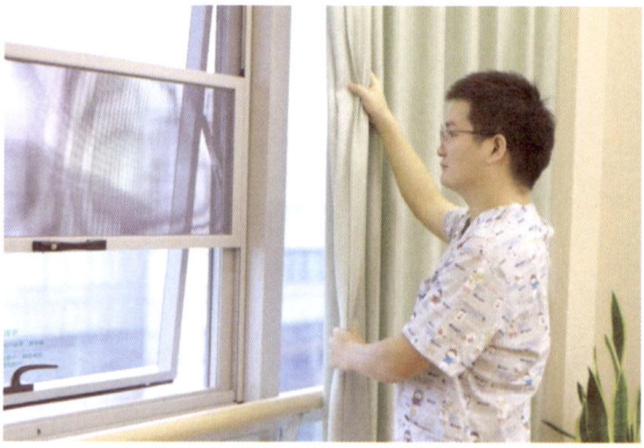
图 1-16　整理用物，拉起床栏，开窗通风

## 【知识拓展】

操作中的省力原则

（1）能升降的床，应将床升至方便铺床的高度，避免腰部过度弯曲或伸展，减少腰背损伤。

（2）铺床时身体尽量靠近床边，上身保持直立，两腿间距与肩同宽，两膝稍弯曲，两腿前后或左右分开，以扩大支撑面，降低重心，增加身体稳定性。

（3）操作时使用肘部力量，动作平稳有节奏。

（4）避免无效动作，以减少铺床时间，节省体力。

# 第二节　助行器使用的操作规程

## 一、手杖使用的操作规程

### 【案例导入】

患者刘某，男性，因外伤致趾骨骨折，术后7d，医嘱行肢体康复行走锻炼，如何在护士指导下协助患者使用手杖行走？

### 【操作目的】

（1）帮助提供支撑和平衡。

（2）辅助行走，防止跌倒和受伤，促进肢体功能恢复。

### 【风险点及处理】

跌倒

（1）根据患者身高，调节手杖高度至合适位置，减轻负荷。

（2）选择安全、平整、光线充足的场地。

（3）指导正确行走姿势，全程陪同。

（4）行走时长因人而异，循序渐进，以患者能耐受的程度为宜。

（5）训练时穿大小合适的衣物和防滑鞋。

### 【操作要点】

（1）操作前："一评二选三调节"，评估患者配合程度和活动能力，选择合适场地，根据患者身高调节好手杖高度。

（2）操作中："一讲二慢三陪同"，讲解手杖的使用方法，协助患者缓慢行走，全程陪同。

（3）操作后："一休二询"，根据情况停下休息，询问患者感受及需求，渐进增加活动量。

## 【操作前准备】

（1）护理员准备：着装规范、修剪指甲、洗手。

（2）患者准备：着装合体、鞋子防滑、知晓目的。

（3）环境准备：环境宽敞、光线明亮，地面平整、无积水及障碍物等。

（4）用物准备：手杖、椅子。

## 【操作流程】

见图 1–17 ～图 1–28。

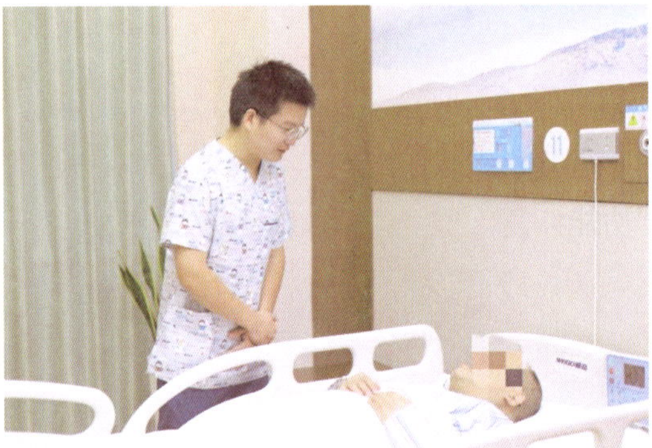

图 1–17　将检查好的用物携至患者床旁，告知患者检查目的，取得配合

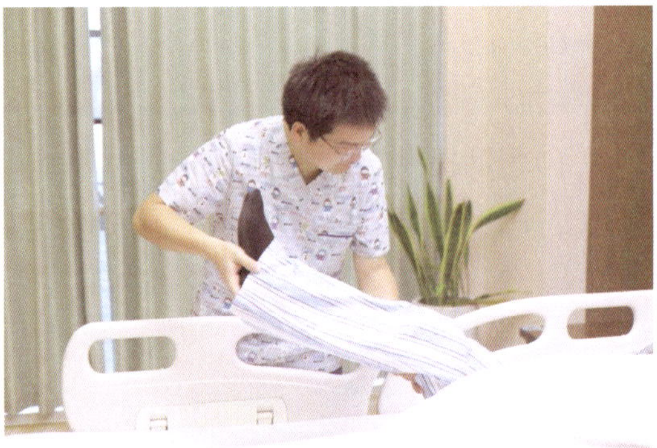

图 1–18　评估患者配合程度，关节活动能力，有无伤口及管道

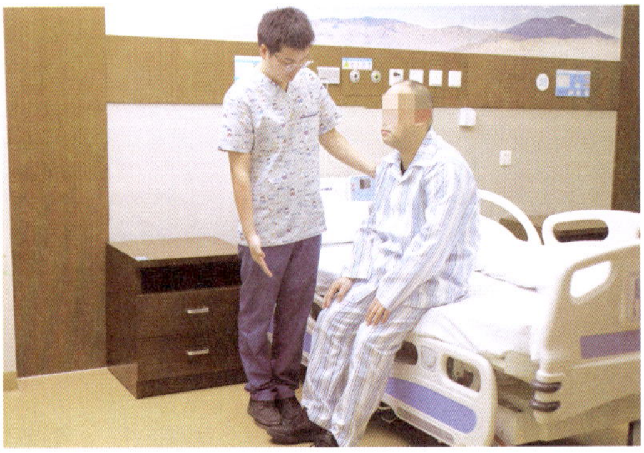

图 1–19　穿好大小合适的衣物及防滑鞋

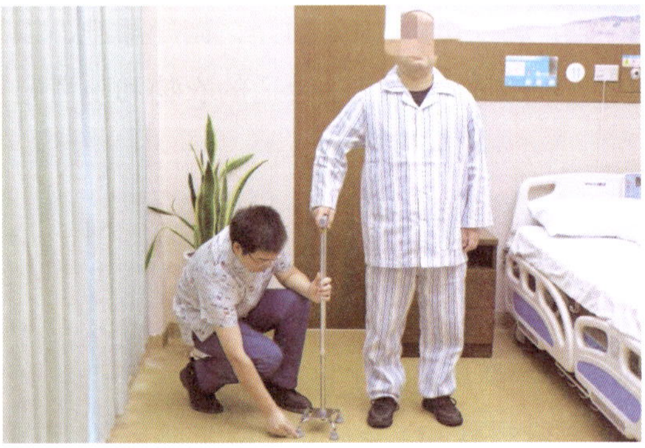

图 1–20　再次确认手杖连接处无松动，橡胶垫完好

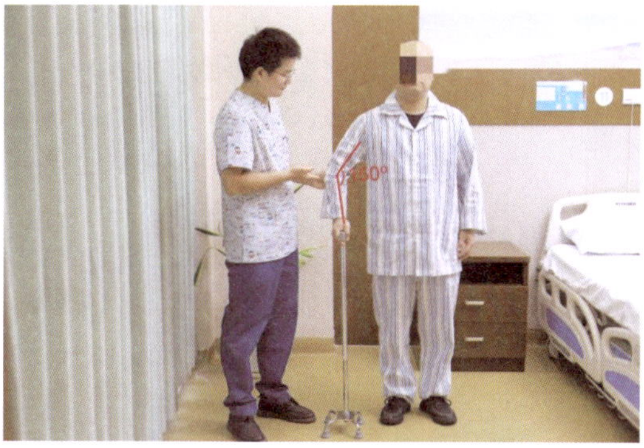

图 1-21　调节合适的手杖长度：落地高度，以屈肘 150° 为宜

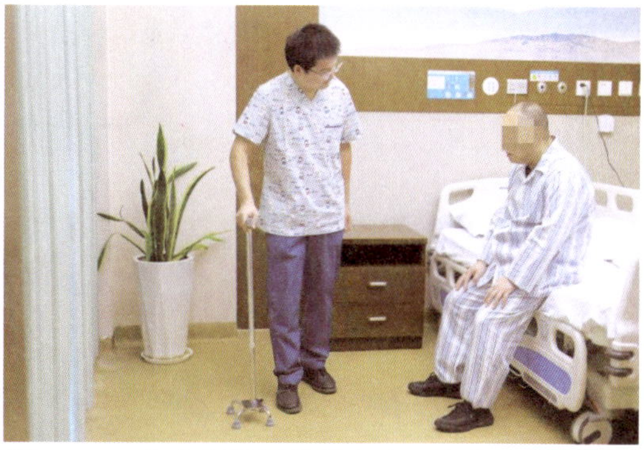

图 1-22　为患者讲解使用方法三点式：先手杖—后患脚 - 再健脚；二点式：先手杖和患脚 - 再健脚；上楼梯：先健脚 - 再手杖 - 再患脚，下楼梯：先手杖—后患脚 - 再健脚上（下楼梯是健脚先上，患脚先下）

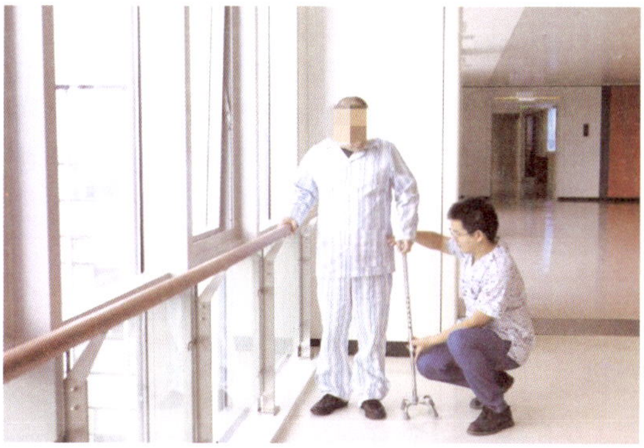

图 1-23　选择光线充足、地面平坦的场地，并为患者调整好手杖位置

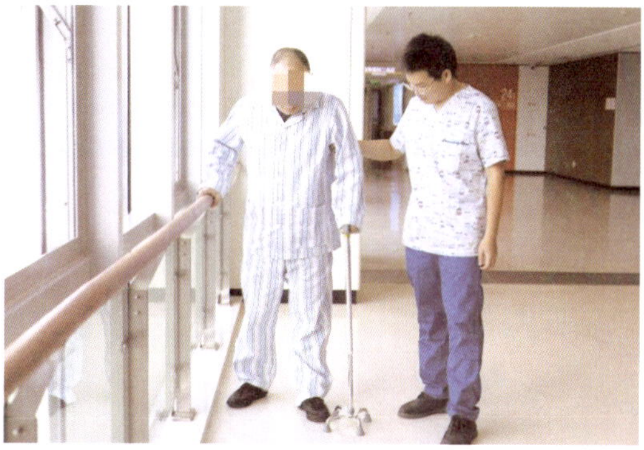

图 1-24　扶患者站起，手杖距离脚外侧 15cm，护理员站同侧，让患者平视前方，行走前先站稳，步伐不宜太大

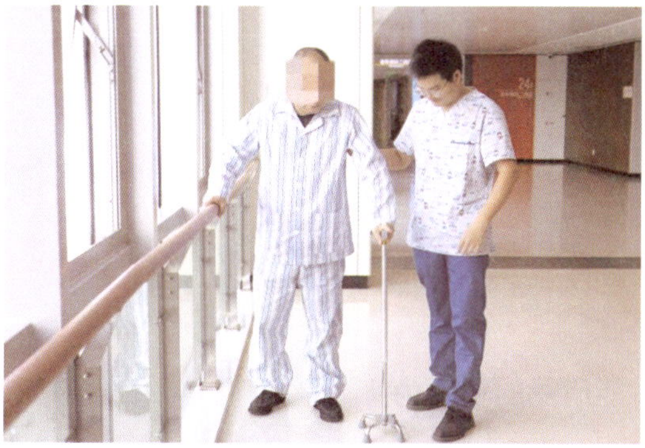

图 1-25　手杖应握于健侧，因手杖和患肢同出，将身体的部分重量分担到手杖，减轻患肢负重

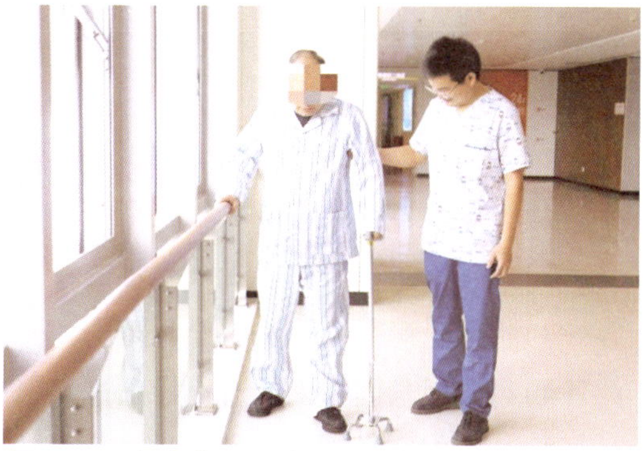

图 1-26　行走前以手臂力量支撑身体，重心在健腿

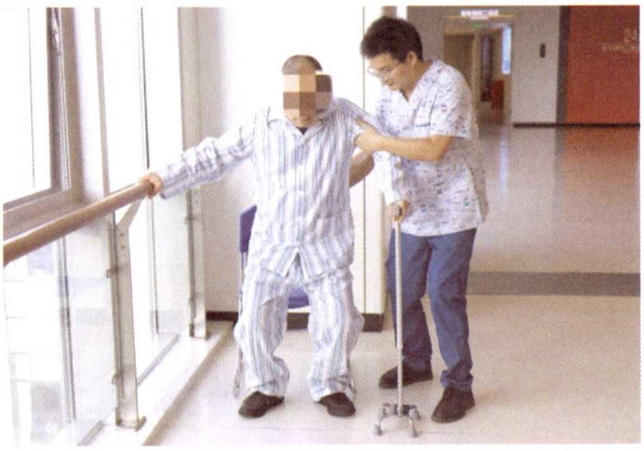

图 1–27　观察患者面色，患者感觉体力不支时可坐椅子休息，询问患者需求，渐进性增加行走的活动量

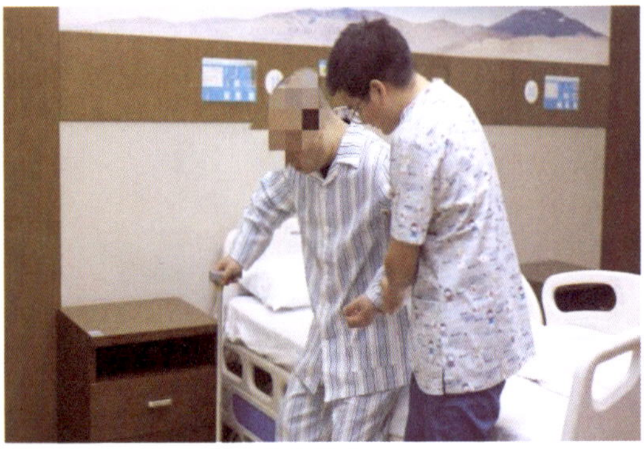

图 1–28　送患者回病房休息

## 二、腋杖使用的操作规程

### 【案例导入】

患者刘某，男性，因外伤致下肢骨折，术后，医嘱行患肢康复行走锻炼，如何在护士指导下协助患者使用腋杖进行行走？

### 【操作目的】

（1）帮助提供支撑和平衡。

（2）帮助患者正确使用腋杖，防止跌倒和受伤，促进肢体功能恢复。

### 【风险点及处理】

跌倒

（1）根据患者身高，调节腋杖高度至合适位置，减轻负荷。

（2）选择安全、平整、光线充足的场地。

（3）指导正确行走姿势，全程陪同。

（4）行走时长因人而异，循序渐进，以患者能耐受的程度为宜。

（5）训练时穿大小合适的衣物和防滑鞋。

## 【操作要点】

（1）操作前："一评二选三调节"，评估患者配合程度及活动能力，选择合适场地，按患者身高调节好腋杖高度。

（2）操作中："一讲二慢三陪同"，讲解腋杖的使用方法，协助患者慢慢行走，全程陪同。

（3）操作后："一休二询"，根据情况停下休息，询问患者感受及需求。

## 【操作前准备】

（1）护理员准备：着装规范、修剪指甲、洗手。

（2）患者准备：着装合体、鞋子防滑、知晓目的。

（3）环境准备：环境宽敞、光线明亮，地面平整、无积水及障碍物等。

（4）用物准备：腋杖、椅子。

## 【操作流程】

见图 1–29 ～图 1–38。

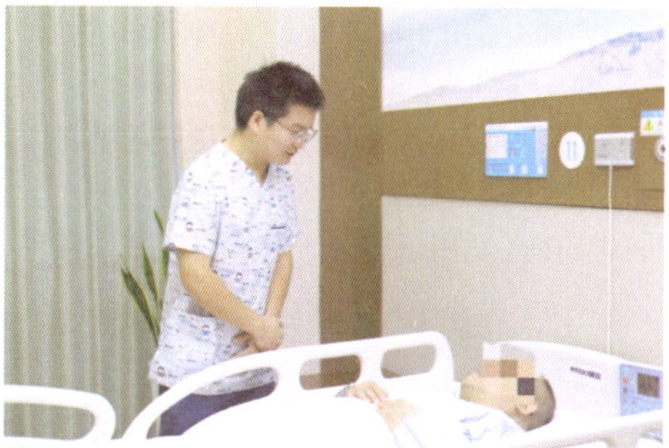

图 1–29　将检查好的用物携至患者床旁，告知患者目的，取得配合

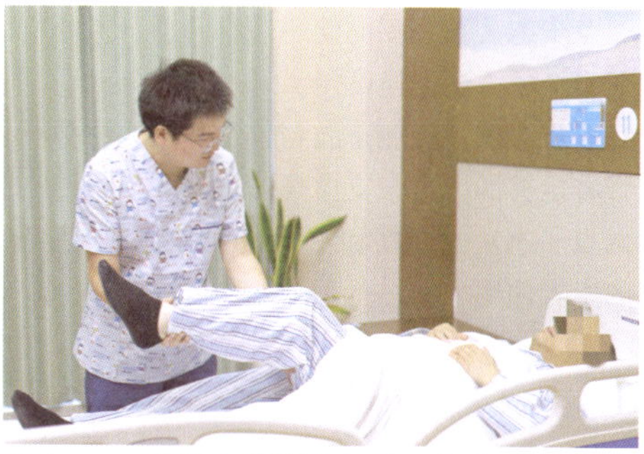

图 1–30　评估患者配合程度，关节活动能力，有无伤口及管道

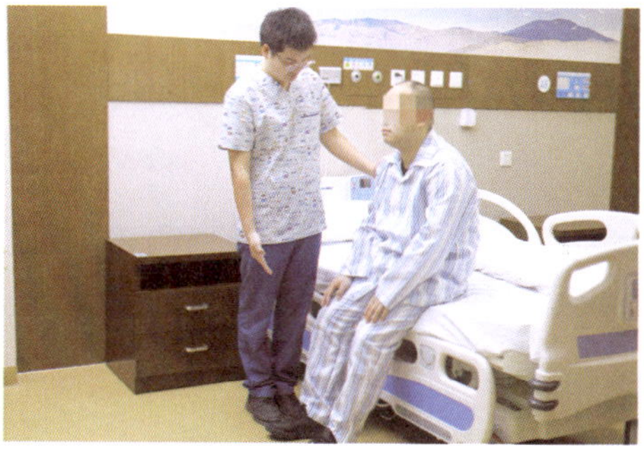

图 1–31　穿好大小合适的衣物及防滑鞋

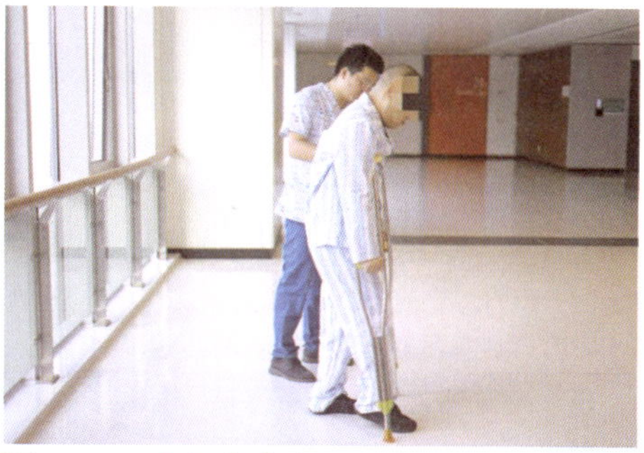

图 1–32　选择光线充足、地面平整的场地

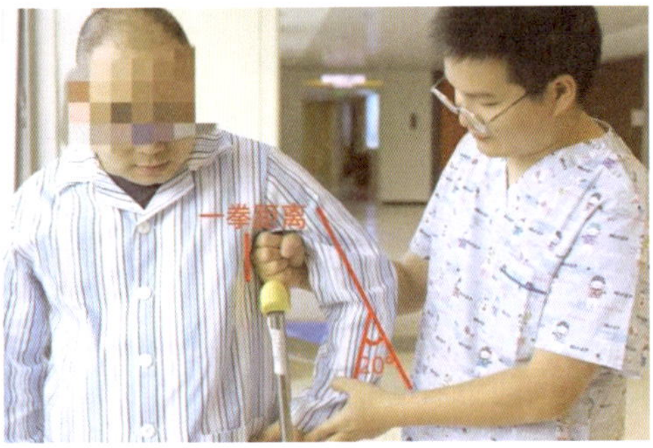


图 1-33　再次确认腋杖链接无松动，调节至合适高度；站立时，腋杖距离腋窝一拳

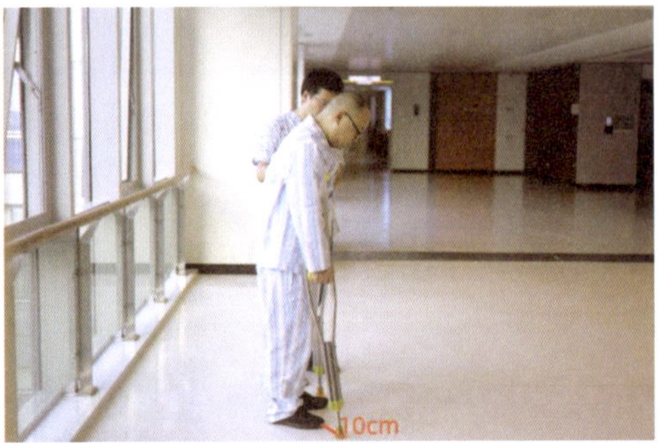


图 1-34　拄拐时，肘关节应弯曲大约 20°；拐杖底座放置于足前外侧 10cm

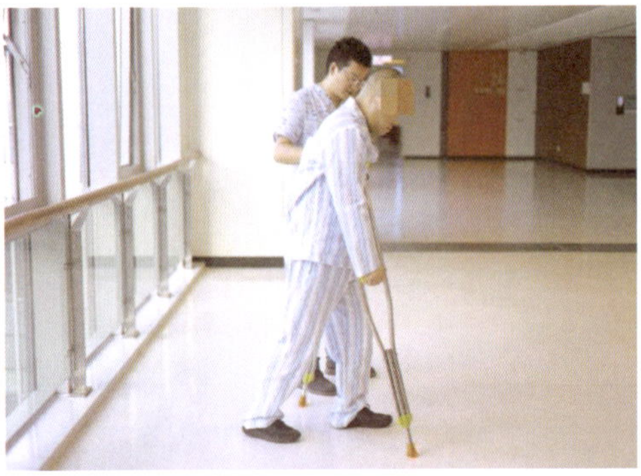

图 1-35　行走步态的选择一

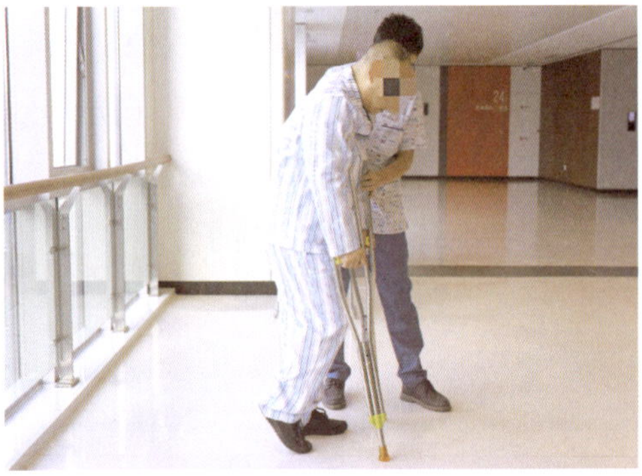

图 1-36　行走步态的选择二

①四点步态法：右拐向前→左脚向前→左拐向前→右脚向前（适用于双脚可支撑身体部分重量时，为最安全的方法但速度慢）

②三点步态法：患侧下肢（零负担）和双拐同时向前→健侧下肢向前（适用于具有良好的平衡力及双臂有足够的力量来支撑身体重量）

③两点步态法：右拐和左脚同时向前→左拐和右脚同时向前（适用于适合于肌肉协调好，且臂力强的患者使用）

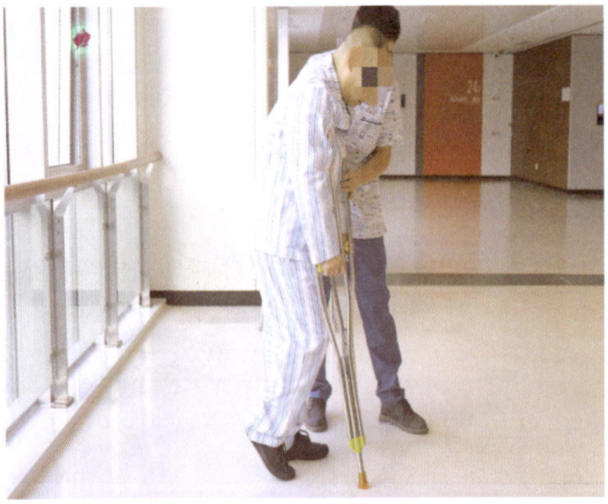

图 1-37　护理员站于患者健侧，观察患者面色，患者感觉体力不支时可坐椅子休息，询问患者需求，渐进性增加行走的活动量

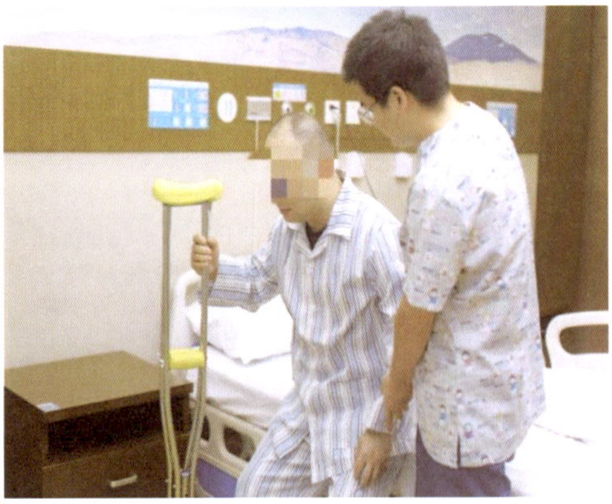

图 1-38　送患者回病房休息

## 三、框架式助行器使用的操作规程

### 【案例导入】

患者刘某，男性，因外伤致下肢骨折，术后，医嘱行患肢康复行走锻炼，如何在护士指导下协助患者进行行走锻炼？

### 【操作目的】

（1）帮助提供支撑和平衡。

（2）帮助患者正确使用助行器，防止跌倒和受伤，促进肢体功能恢复。

### 【风险点及预防】

跌倒

（1）根据患者身高，调节框架式助行器至合适高度，减轻负荷。

（2）选择安全、平整、光线充足的场地。

（3）指导正确行走姿势，全程陪同。

（4）行走时长因人而异，循序渐进，以患者能耐受的程度为宜。

（5）训练时穿大小合适的衣物和防滑鞋。

### 【操作要点】

（1）操作前："一评二选三调节"，评估配合度及活动能力，选择合适场地，按患者身高调节好助行器高度。

（2）操作中："先患后健全陪同"，先移动患肢，再移动健肢，全程陪同。

（3）操作后："一休二询"，根据情况坐下休息，询问患者感受及需求。

### 【操作前准备】

（1）护理员准备：着装规范、修剪指甲、洗手。

（2）患者准备：着装合体、鞋子防滑、知晓目的。

（3）环境准备：环境宽敞、光线明亮，地面平整、无积水及障碍物等。

（4）用物准备：框架式助行器、椅子。

## 【操作流程】

见图 1-39 ～图 1-53。

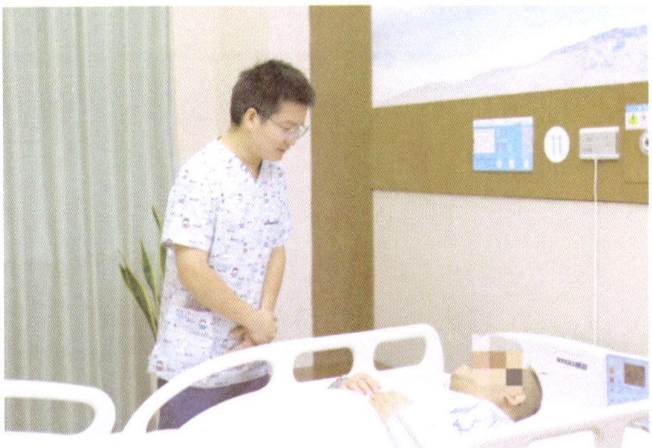

图 1-39　将检查好的用物携至患者床旁，告知患者目的，取得配合

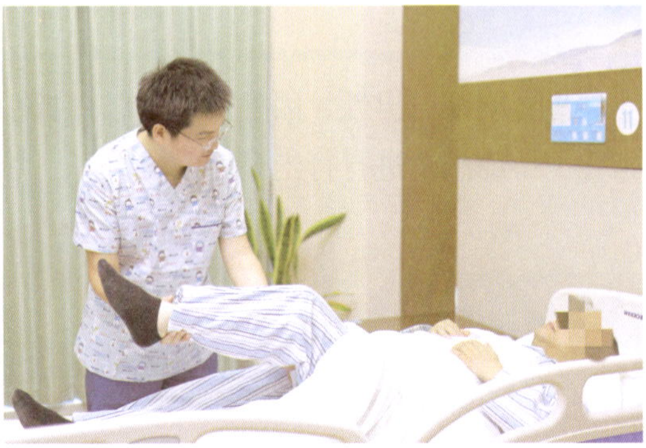

图 1-40　评估患者配合程度，关节活动能力

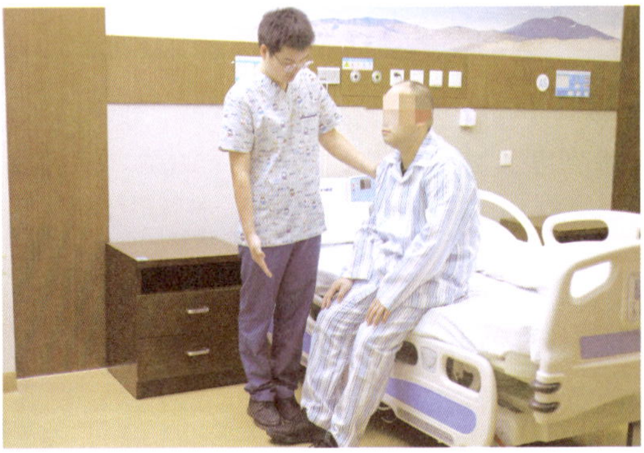

图 1-41　穿好大小合适的衣物及防滑鞋

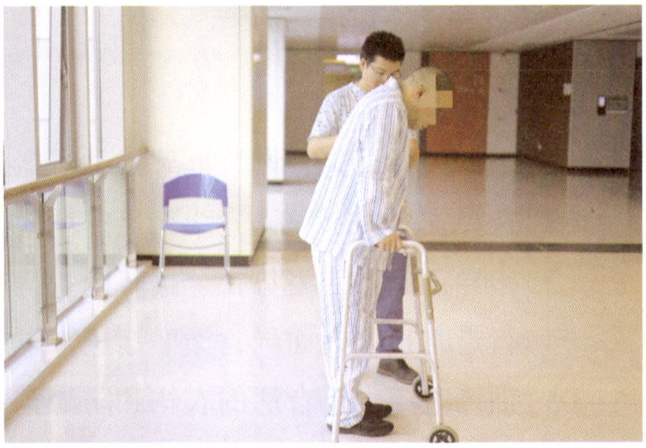

图 1-42　选择合适的场地，确保行走区域地面干净无水及障碍物，以免滑倒或跌倒

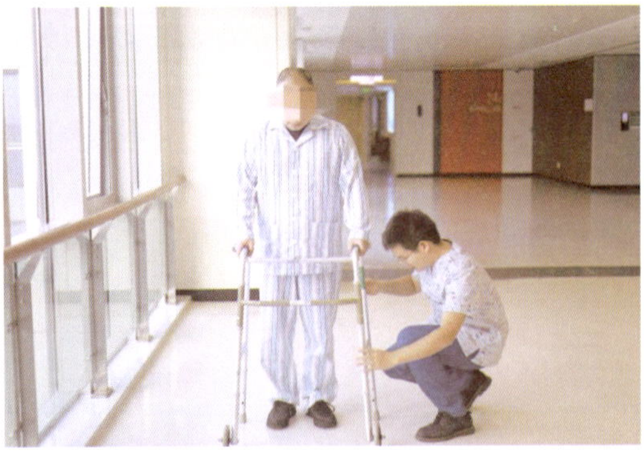

图 1-43　再次确认助行器结构稳固，无松动部件，橡皮垫、螺丝等完好

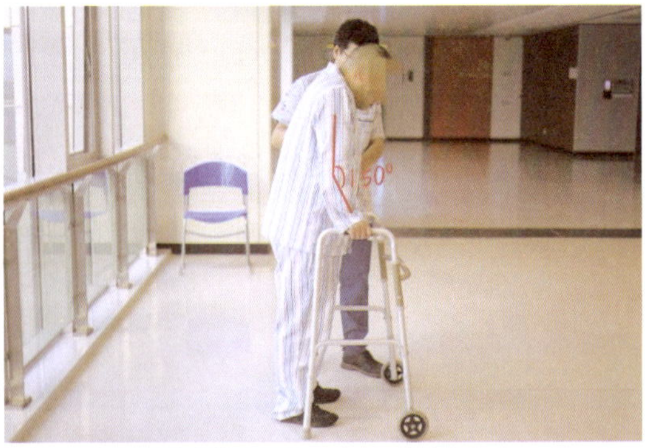


图 1-44　调整高度：患者身体自然站立，双手自然下垂在身体两侧。调整助行器的手柄高度，使其与手腕腕痕齐平，使肘关节弯曲角度约为 150°

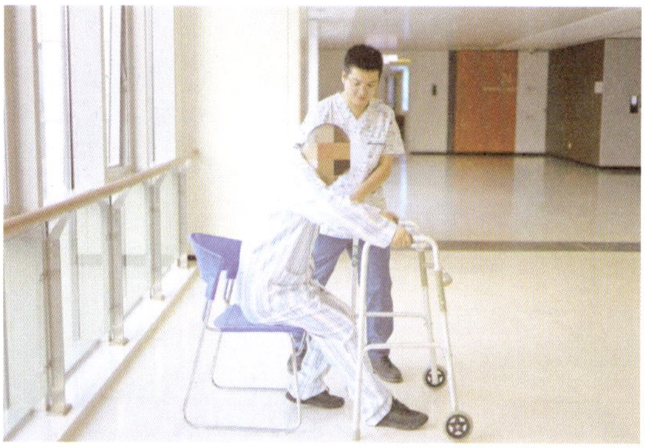

图 1-45　为患者进行操作方法讲解及演示后，患者站立时确认椅子稳固，将助行器放在椅子正前方。健侧腿支撑在地面，患侧手握住助行器手柄，健侧手扶住椅子边缘。双手一起支撑用力，同时健侧腿发力站起，保持身体平衡

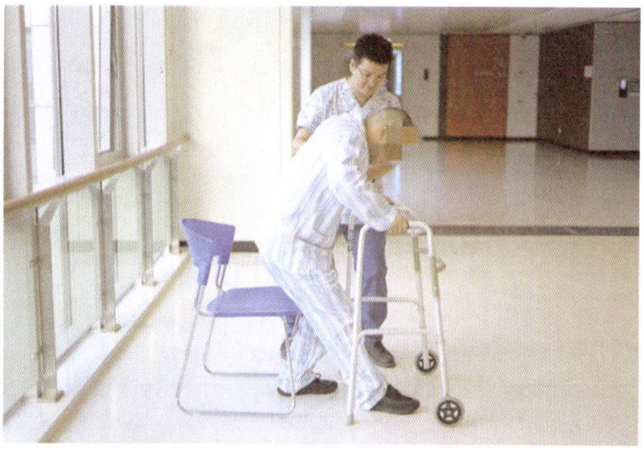

图 1-46　坐下时健侧腿后移，碰到椅子边缘。患侧腿略向前伸，双手向后扶住椅子边缘。缓慢坐下，保持身体平衡

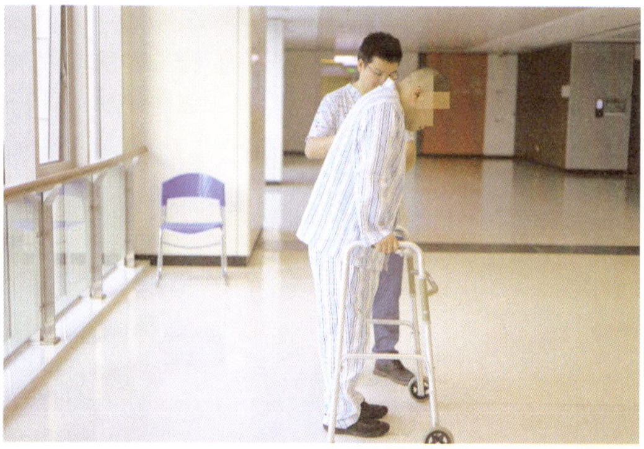

图 1-47　步行时先站位准备，站在助行器中间，双手握住手柄，将身体重量放在健腿和助行器上。保持双脚脚后跟与助行器后腿在一条直线上

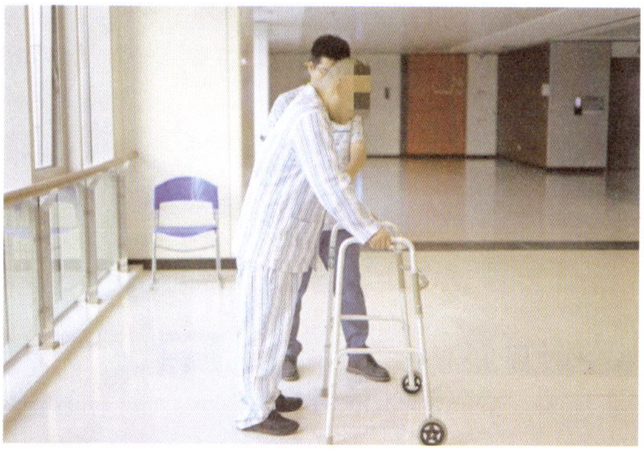

图 1-48　向前移动助行器，将助行器前移 20 ～ 30cm（具体距离可根据个人身高和步长调整）

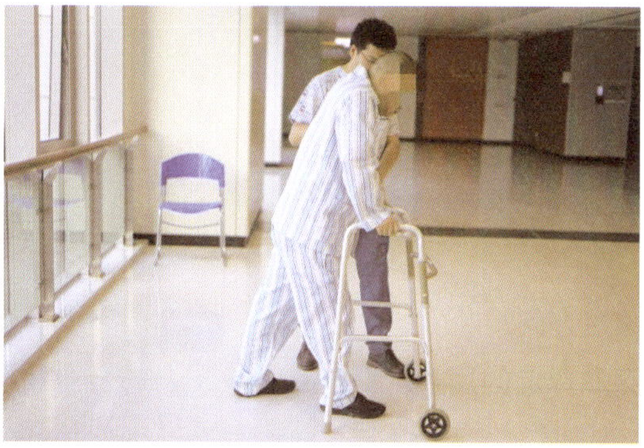

图 1-49　迈出患肢：迈出患肢与助行器齐平的距离，将重心前移到手腕，用助行器支撑身体重量

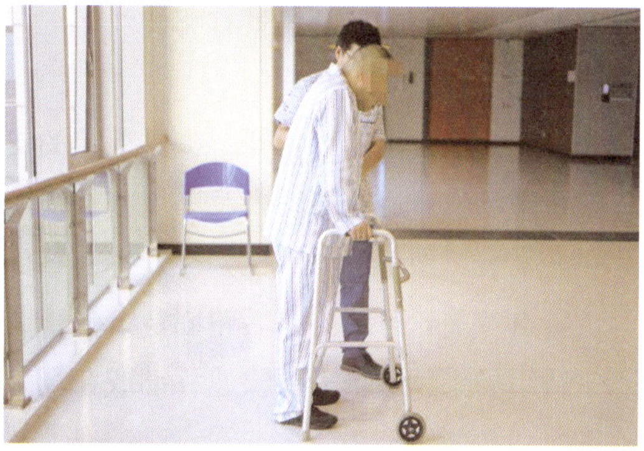

图 1-50　移动健肢：移动健肢到与患肢齐平的位置，站稳后再重复上述步骤

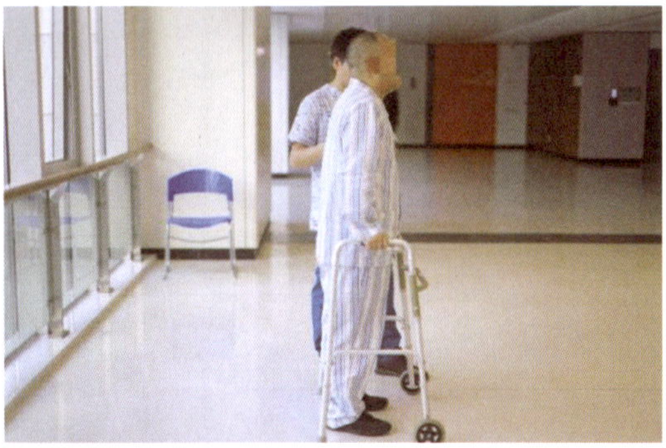

图 1–51　重复步骤 2 至 4，完成步行。在行走过程中，保持平视前方，抬头挺胸，步伐以达到助行器的一半为宜，以免重心不稳而跌倒

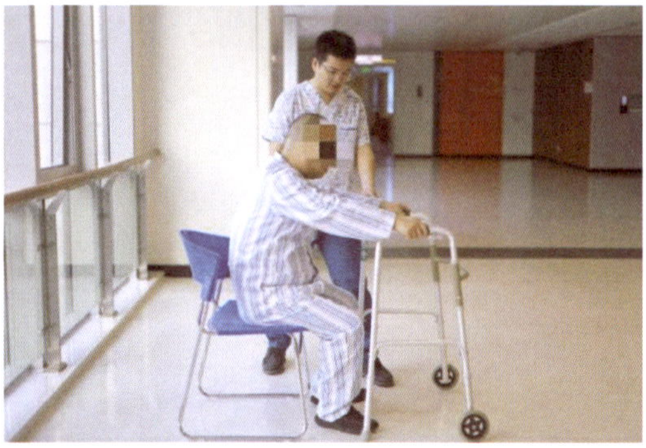

图 1–52　护理员站于患者身旁，观察患者面色，感觉体力不支时可坐椅子休息，放松局部，询问患者需求，渐进性增加行走的活动量

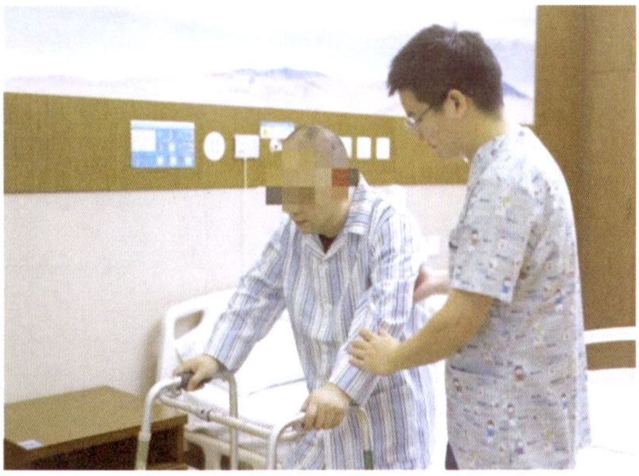

图 1–53　送患者回病房休息

## 【知识拓展】

助行器使用类型及场景有哪些？

1. 标准助行器

特点：最常见的助行器，提供稳定的支撑。

适用场景：适用于室内及平坦室外环境，帮助用户保持平衡，减轻下肢负担。

2. 前轮式助行器

特点：前轮可转向，后轮固定，便于灵活操控方向。

适用场景：适合需要快速移动或在复杂环境中行走的用户。

3. 四轮助行器（带刹车）

特点：四轮均带有刹车装置，安全性更高。

适用场景：适合坡道行走或需要频繁停车的用户，确保安全稳定。

4. 折叠式助行器

特点：便于携带和存放，适合旅行或家庭空间有限的用户。

适用场景：旅行、户外活动等。

5. 坐式助行器

特点：结合了助行与休息功能，设有座椅，方便用户累了时坐下休息。

适用场景：长时间行走或体力较差的用户。

## 第三节　保护性约束使用的操作规程

### 【案例导入】

患者刘某，男性，因创伤性脑出血急诊入手术室治疗，术后转入普通病房，出现意识谵妄躁动，拒不配合，经过医护共同评估后，开立了保护性约束医嘱，已告知家属并签订好保护性约束同意书，如何在护士指导下为该患者实行保护性约束？

### 【操作目的】

（1）防止因兴奋、冲动或严重消极等情绪导致自伤或伤害他人。

（2）保证治疗和护理操作顺利进行。

### 【风险点及预防】

造成患者二次损伤

（1）选择合适的约束部位和约束方式。

（2）约束部位使用棉布或衬垫，松紧以伸入二指为宜。

（3）定时松解约束，查看约束部位皮肤情况。

### 【操作要点】

（1）操作前："一评二查三选择"，评估关节活动度，查看约束部位皮肤情况，选择约束方法。

（2）操作中："一垫二查三固定"，约束部位垫棉垫，查看松紧二指为宜，固定在床栏。

（3）操作后："一查看二定时"，查松紧、看皮肤，定时松解。

## 【操作前准备】

（1）护理员准备：着装规范、修剪指甲、洗手。

（2）患者准备：已取得家属同意，并签订知情同意书。

（3）环境准备：温度适宜，环境安静。

（4）物品准备：约束带或约束手帕、棉垫。

## 【操作流程】

见图 1-54 ～图 1-63。

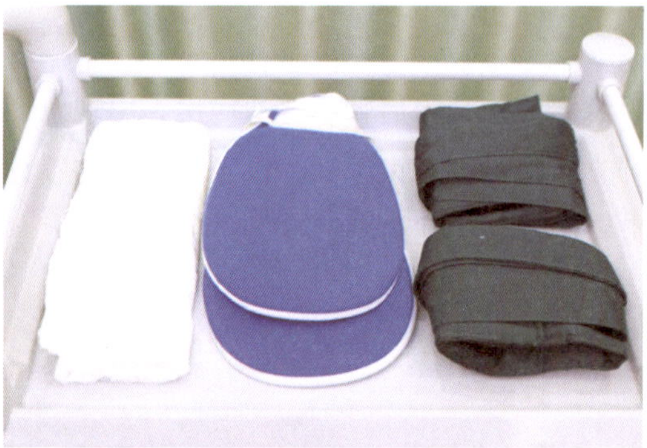

图 1-54　备齐用物，携至患者床旁

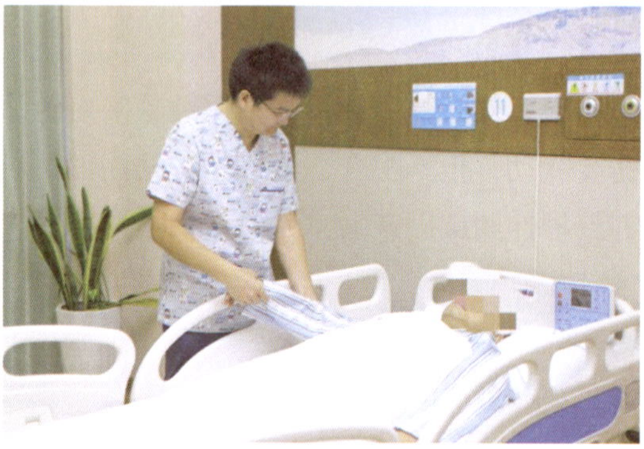

图 1-55　评估患者关节活动度及皮肤和血运情况

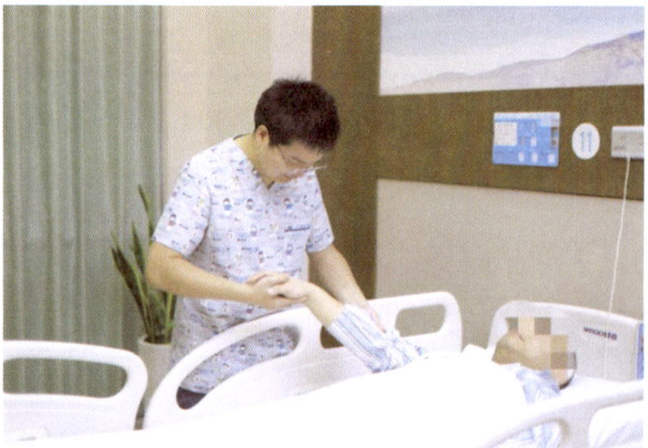

图 1-56　取下患者身上可能会损伤皮肤的物体，协助患者取合适卧位

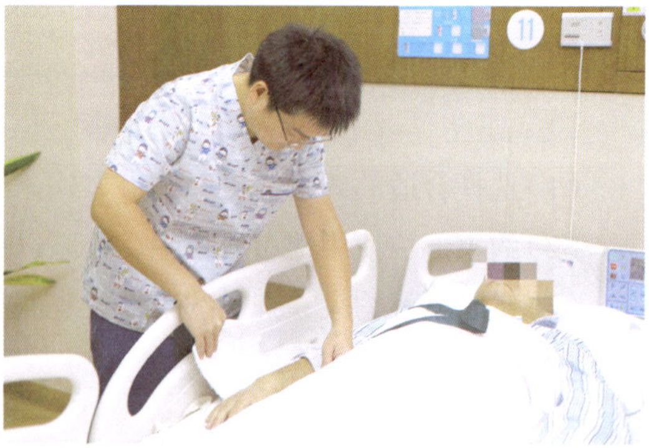

图 1-57　选择合适的约束工具及约束部位，用棉垫或纱布垫进行皮肤保护

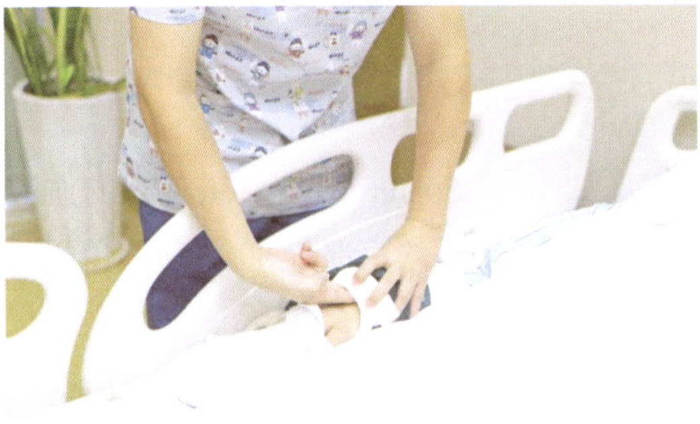

图 1-58　将约束带套在棉垫或纱布垫外，稍拉紧（约束带松紧以能伸入 2 指为宜，不影响血液循环为宜）

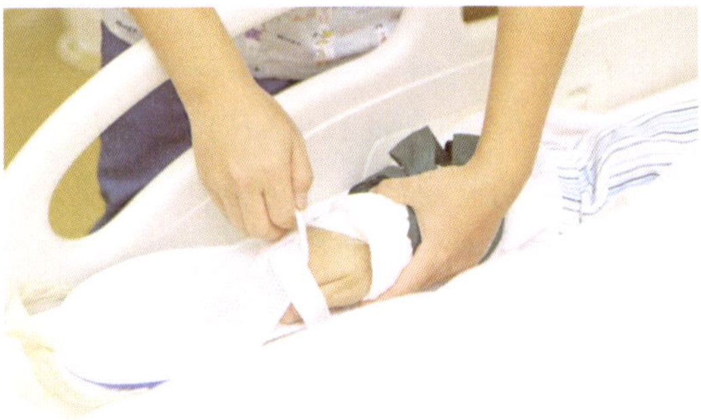

图 1-59　对于需要双重固定的，可以再用球拍约束再次固定，方法相同

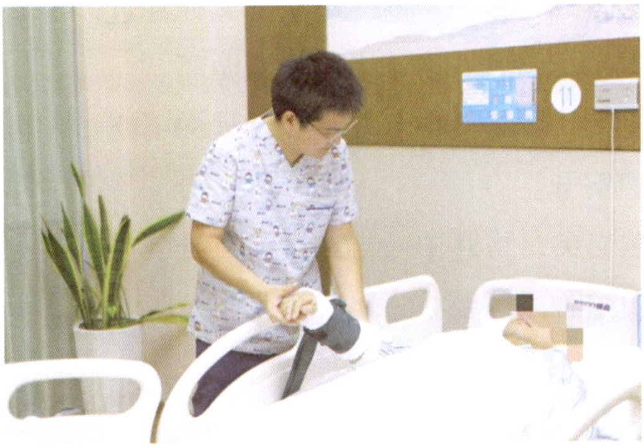

图 1-60　将约束带固定在床档上，使其肢体处于功能位，保持其适当的活动度

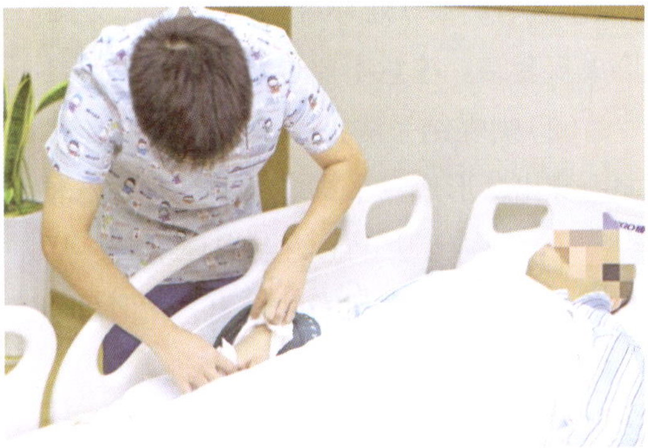

图 1-61　观察患者的局部皮肤，肢体末梢循环情况及约束效果

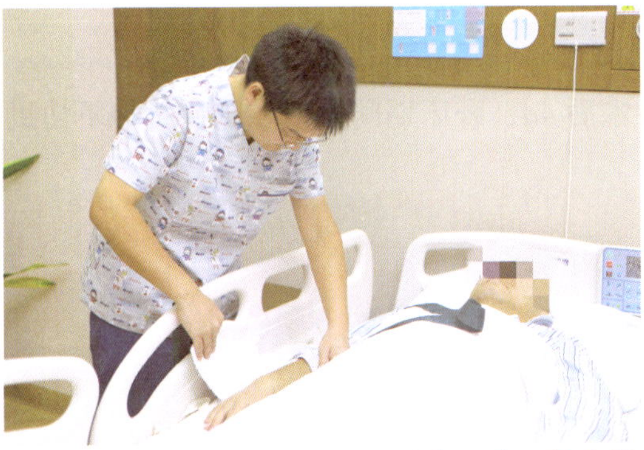

图 1-62　每 15 ～ 30min 巡视患者一次，约束带每 2h 松解一次，必要时进行局部按摩

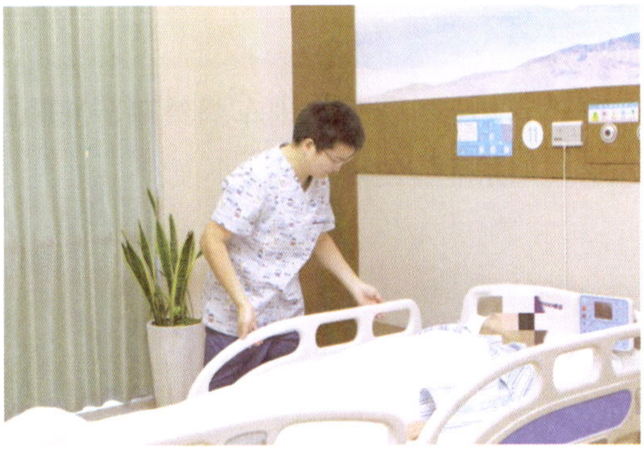

图 1-63　整理床单位，拉起床栏

【知识拓展】

1. 保护性约束过程中如何做到科学监测与护理？

（1）定期监测：约束过程中，医护人员应定期（如 15 ～ 30min）观察约束部位的血液循环情况以及约束带的松紧程度，并及时调整。每 2h 轮流松解约束部位 30s，以避免长时间约束导致的不适和损伤。

（2）皮肤护理：保持约束部位的皮肤清洁、干燥，避免受压部位出现红肿、破溃等皮肤损伤。

（3）心理支持：与清醒患者保持沟通，了解其感受和需求，提供必要的心理支持和安慰。对于躁动患者，要警惕约束带的脱落或被松解，确保患者的安全。

2. 约束带有哪些系法？

（1）双套结系法：①将约束带穿过床栏或固定装置，预留合适长度。②在患者肢体（如手腕、脚踝）处环绕一圈，然后交叉形成一个“X”形。③将一端从交叉处穿过，拉紧形成双套结。注意不要过紧，以能插入 1 ～ 2 根手指为宜，防止影响血液循环。

（2）蝴蝶结系法：①束带绕过肢体，两端交叉。②将其中一端从交叉处向下绕过，再向上穿出，形成一个蝴蝶结。这种系法便于快速解开。

（3）平结系法：①约束带环绕肢体后，两端交叉，将其中一端在交叉点处绕另一端一圈。②再将这一端从圈中穿出，拉紧即可。不过这种系法要注意防止松脱。

## 第四节　尿壶、便盆使用的操作规程

【案例导入】

患者刘某，男性，因车祸致双下肢骨折，术后 4d，卧床期间如何在护士指导下协助患者使用尿壶、便盆进行大小便？

【操作目的】

管理大小便排泄，保持卫生和舒适。

## 【风险点及处理】

污染床单位

（1）使用尿壶时，尤其是男性患者使用时，要将尿壶口紧密贴合尿道口，女性患者使用尿壶也要紧贴会阴部，并保持尿壶稳定。

（2）使用便盆时，大头朝向患者头部、小头朝其脚部，紧贴皮肤放于患者臀下。

（3）对于可能会有溢出风险的情况，如患者腹泻或行动不便，可在患者臀下垫上护理垫，再放置尿壶或便盆。护理垫大小应足以覆盖臀部及可能接触到排泄物的区域，能够有效防止床单被污染。

（4）使用完毕后，及时移走便盆或尿壶，在拿取尿壶时，将壶颈朝上，以免倾倒。

## 【操作要点】

（1）操作前："一评二查三隐私"，评估配合程度、查看有无伤口、保护患者隐私。

（2）操作中："一定二朝上"，使用时固定好尿壶、便盆，以免移位，取尿壶时壶颈朝上。

（3）操作后："一评二洁"，评估大小便颜色及性质，清洁患者会阴部，清洗尿壶、便盆。

## 【操作前准备】

（1）护理员准备：着装规范、修剪指甲、戴口罩、洗手后搓热双手。

（2）患者准备：知晓目的，已妥善处理好各种管道。

（3）环境准备：室温适宜，关门窗，遮挡患者。

（4）用物准备：护理垫、尿壶、便盆、卫生纸、洗手液等。

## 【操作流程】

见图 1-64 ～图 1-80。

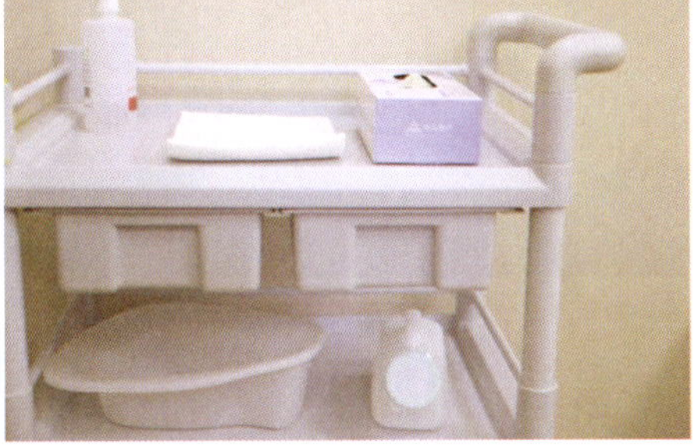

图 1-64　检查便盆边缘光滑，无毛刺及破损，冬季可套上便盆垫

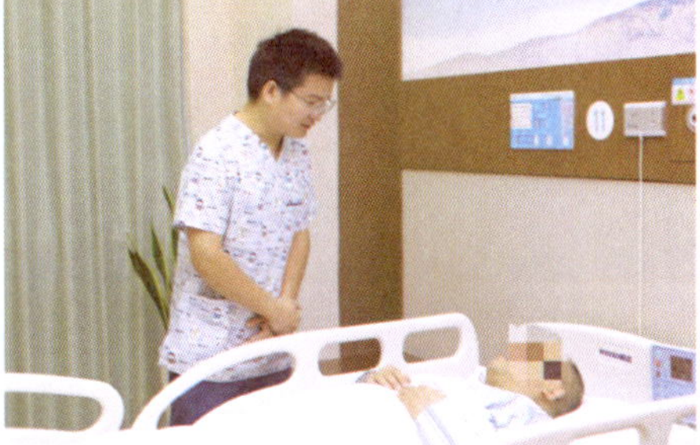

图 1-65　携用物至患者床旁，告知目的，取得配合

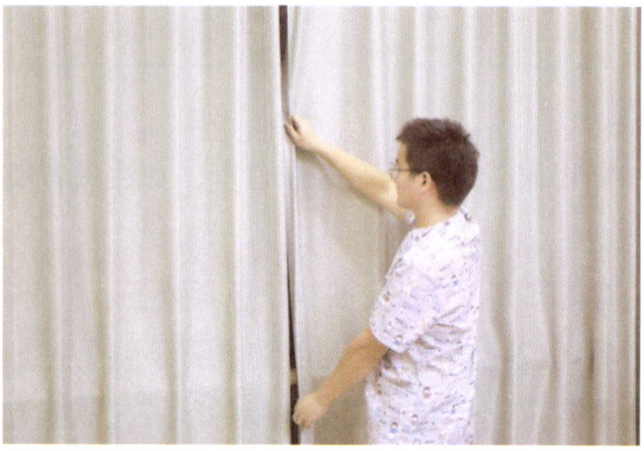

图 1-66　拉上围帘，保护患者隐私

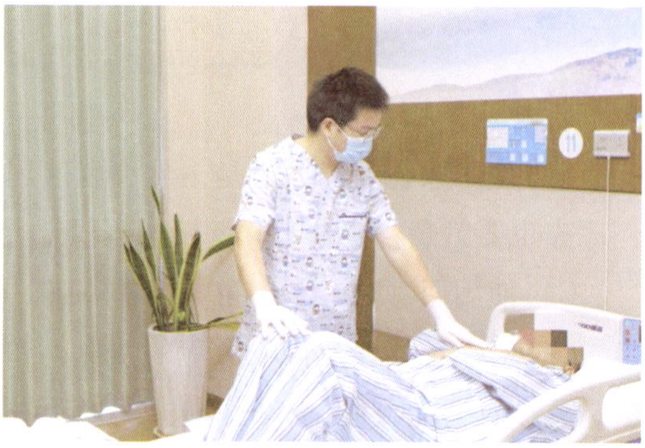

图 1-67　确认患者无伤口及管道，嘱患者双手放于胸前，双腿屈膝，协助其向护理员翻身

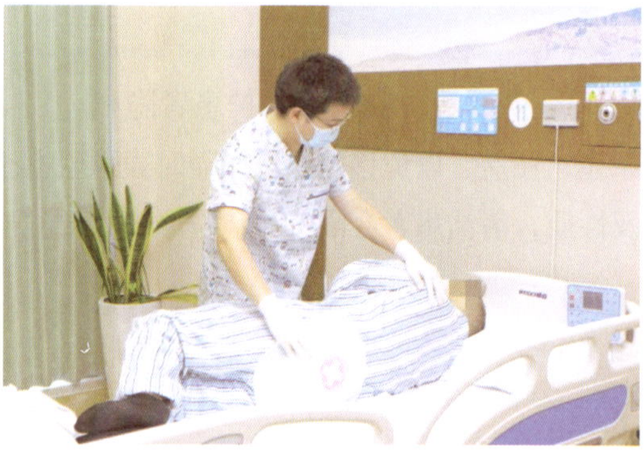

图 1-68　将患者裤子褪至膝盖下方，将便盆放于患者臀下，便盆扇形朝后（前窄后宽），中心对准肛门

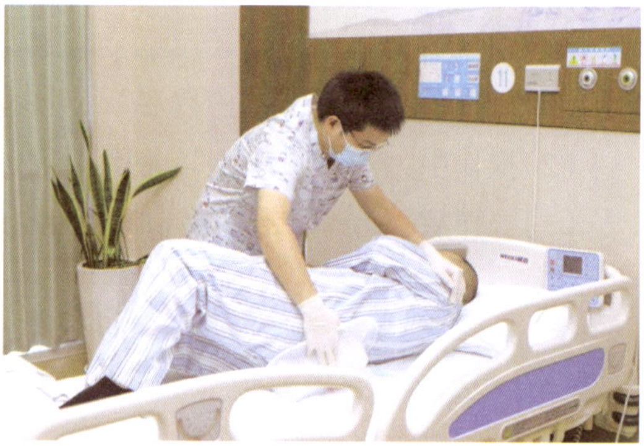

图 1-69　一手固定便盆，一手扶住肩部，快速翻回

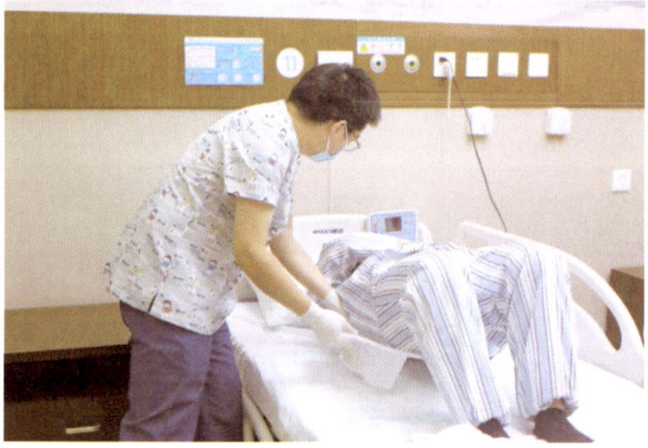

图 1-70　体重轻可配合的患者，可嘱患者双腿屈曲，护理员一手托举臀部，一手放入便盆

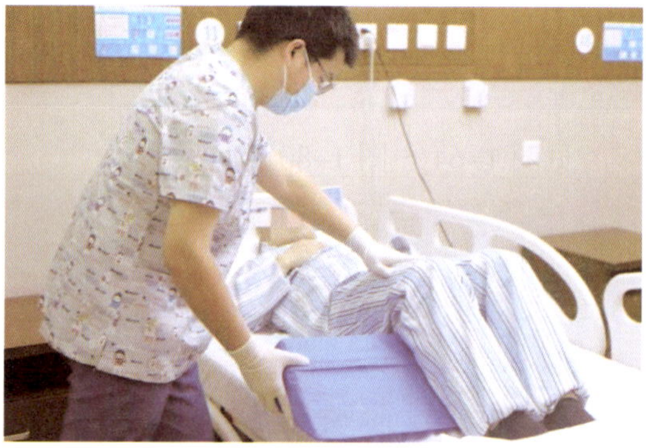

图 1-71　患者躺平后，双膝屈曲，膝盖下方可垫三角枕以免体位移动

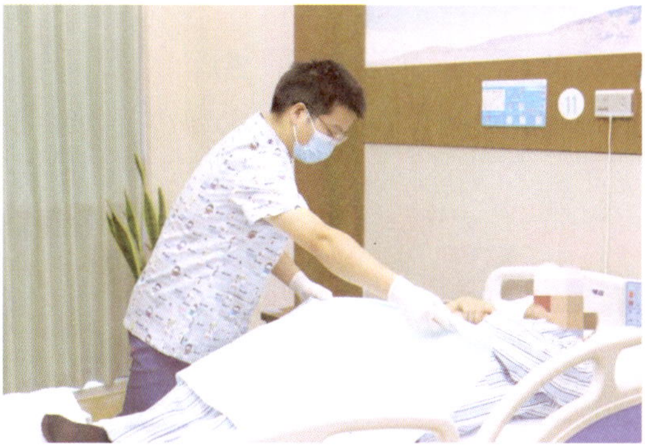

图 1-72　盖上护理垫，保护患者隐私

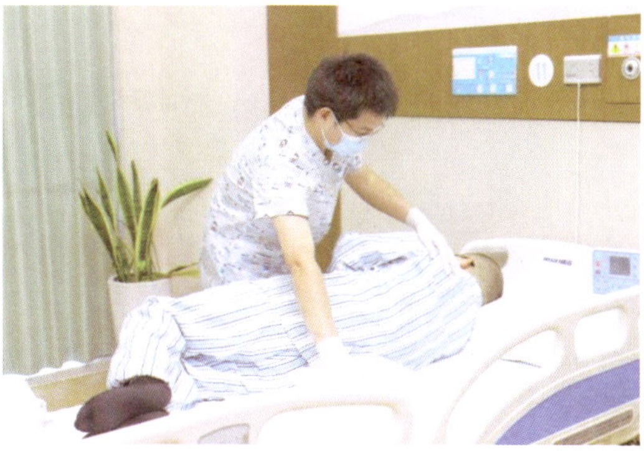

图 1-73　患者排泄结束后，一手固定便盆，将患者翻身后取下便盆

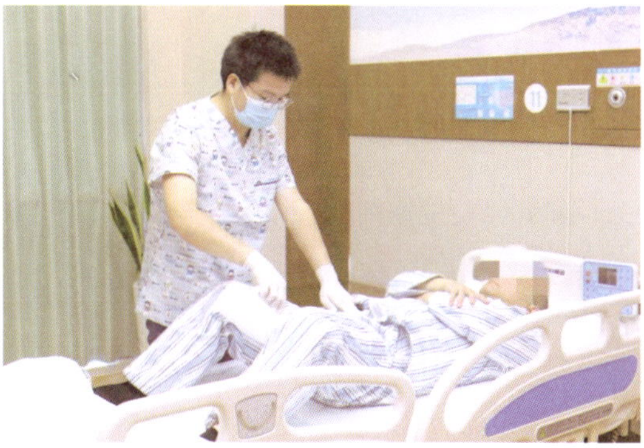

图 1-74　尿壶：患者使用尿壶时，将双腿屈曲分开，放置尿壶，贴紧后让患者进行排泄

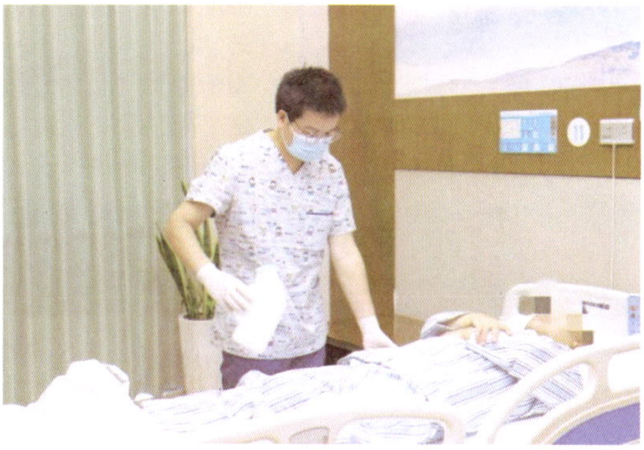

图 1-75　患者排泄结束后，拿走尿壶时，壶颈朝上，避免尿液洒出污染床单位

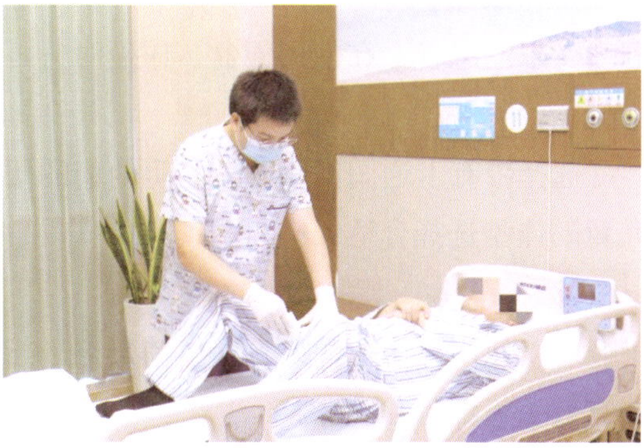

图 1-76　用纸巾将患者会阴从上到下擦拭干净

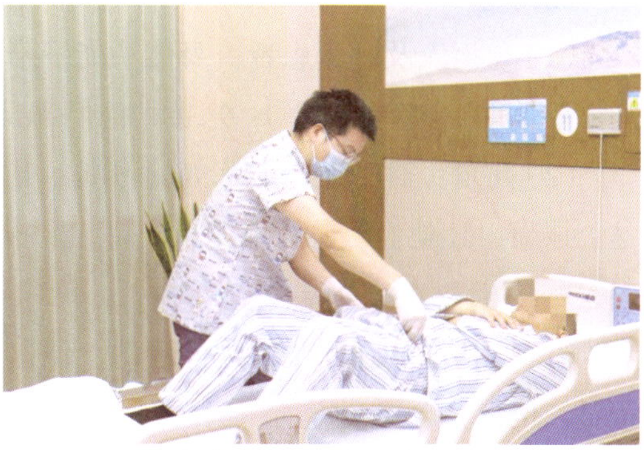

图 1-77　为患者整理衣裤，协助患者取舒适卧位，盖好被子

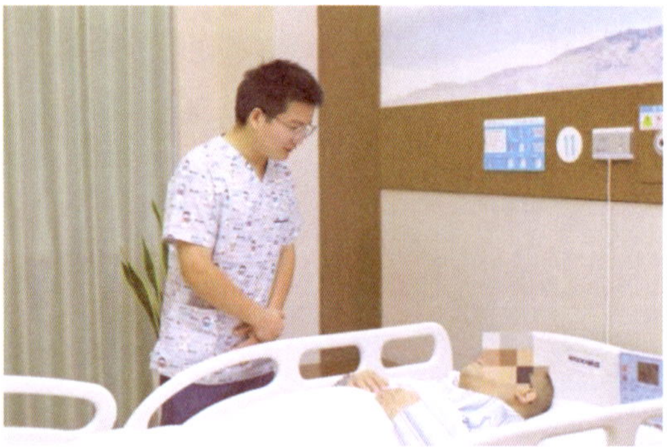

图 1-78　评估大小便性质，有异常的及时告知医护人员

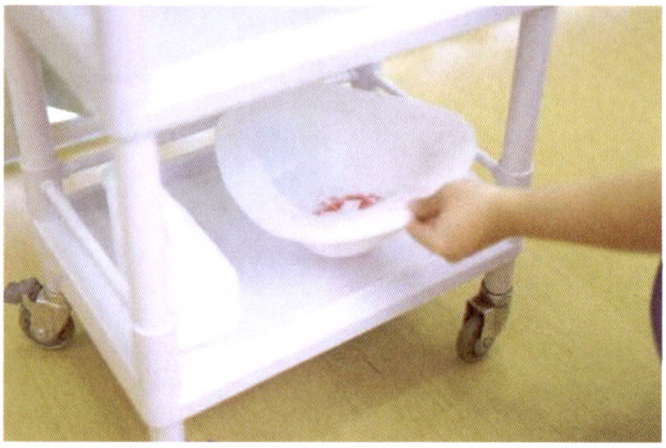

图 1-79　倾倒排泄物，清洗尿壶、便盆，晾干备用

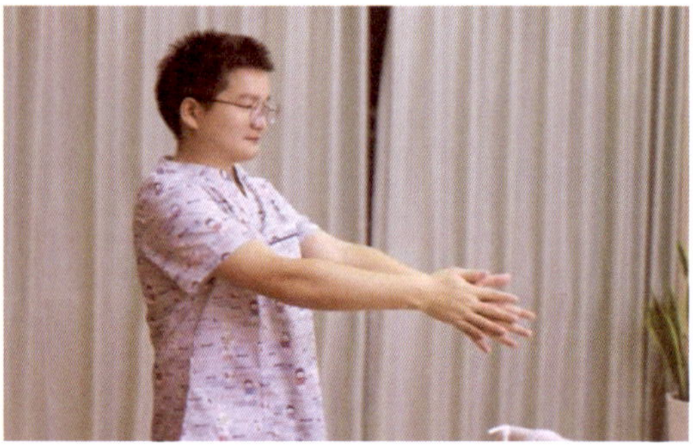

图 1-80　洗手

## 【知识拓展】

尿壶、便盆使用相关知识

1. 特殊人群

（1）老年人及卧床患者：身体功能下降和行动受限的患者，在使用便盆、尿壶时，可能需要辅助工具（如扶手），来帮助他们起身或坐下。

（2）儿童：对于还在训练如厕习惯的儿童，可选择带有卡通图案等比较吸引他们的便盆、尿壶，让他们更愿意使用。同时，要根据儿童的体型选择合适大小的器具。

2. 卫生与清洁要点

（1）消毒方式：除了常规的清洗，便盆和尿壶可以使用医用乙醇或者含氯消毒剂进行消毒。例如，含氯消毒剂一般浸泡 30min 左右能有效杀灭细菌和病毒。

（2）清洁频率：在医院等场所，便盆和尿壶通常是一人一用一清洁。在家庭护理场景下，也应该至少每天清洁一次，如果使用者有腹泻等情况，需要增加清洁次数。

（3）防止异味：清洁后可在便盆、尿壶内放置少量除臭剂或者干燥剂，但要注意不能影响下次使用的卫生和安全。

3. 材质相关知识

（1）塑料便盆和尿壶：比较轻便，价格相对便宜，但是耐用性可能稍差，容易出现划痕。而且有些塑料材质可能会对某些消毒剂敏感，在选择清洁剂时要注意。

（2）陶瓷便盆和尿壶：相对较重，不过质感好、容易清洁，使用寿命长。但是陶瓷易碎，使用和存放过程中要避免碰撞。

## 第五节　尿垫及纸尿裤使用的操作规程

### 【案例导入】

患者刘某，男性，因糖尿病来院就诊，偶有大小便失禁，如何在护士指导下为该患者更换尿垫及纸尿裤?

### 【操作目的】

保持会阴部的清洁与干燥。

### 【风险点及处理】

皮肤受损的可能

（1）选择大小合适的纸尿裤，尺码要符合患者体重和腰围，不能过紧或过松。过紧会勒伤皮肤，过松则容易漏尿。

（2）更换频率：一般 2 ～ 3h 更换一次，特殊情况时根据尿量和皮肤情况等决定。

（3）每次更换后温水擦拭或清洗会阴部，注意观察会阴部皮肤情况。

（4）可以适当使用护臀膏，这样能在皮肤和排泄物之间形成屏障，保护皮肤。

### 【操作要点】

（1）操作前：“一评二选”，评估患者体重、皮肤、配合程度，选择大小、种类合适的纸尿裤。

（2）操作中：“一清二护”，清洁皮肤，使用护臀膏。

（3）操作后："一查二看三询问"，一查纸尿裤松紧适宜无褶皱，二看纸尿裤前后方向，询问患者感受及需求。

## 【操作前准备】

（1）护理员准备：着装规范、修剪指甲、洗手、戴口罩。

（2）患者准备：知晓配合，取舒适体位。

（3）环境准备：温度适宜，拉围帘保护隐私。

（4）物品准备：纸尿裤，一次性尿垫，水盆，38 ～ 40℃温水，毛巾，纸巾，一次性手套。

## 【操作流程】

见图 1–81 ～图 1–98。

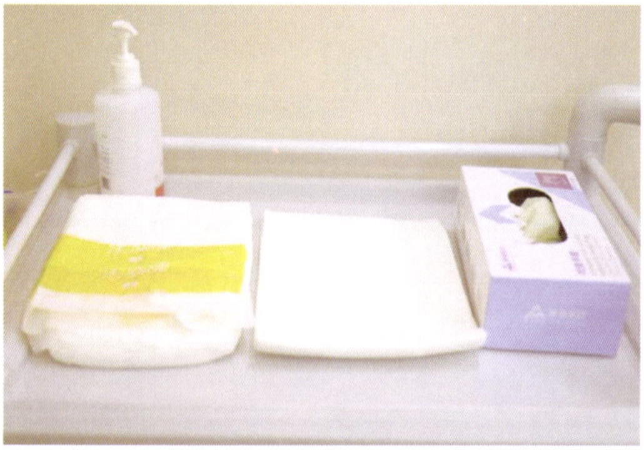

图 1–81　携用物至床旁，解释操作目的，取得配合

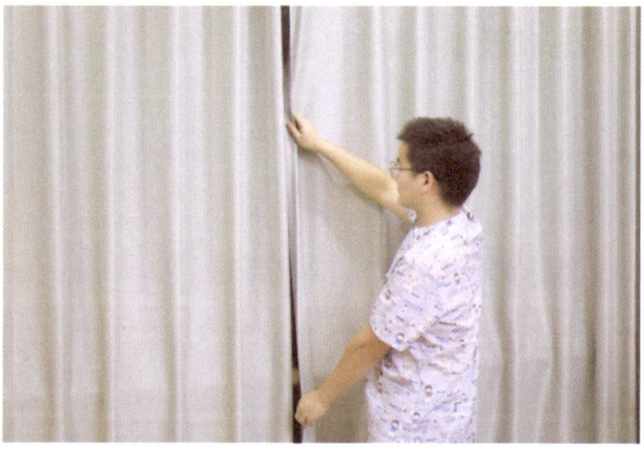

图 1–82　调节温度，拉好围帘，保护患者隐私

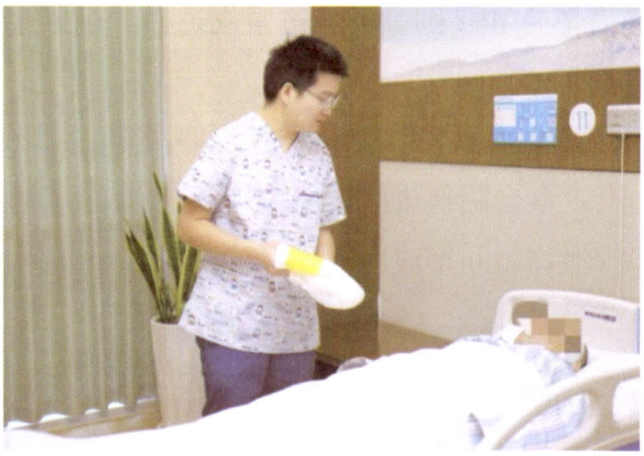

图 1–83　根据患者体重、皮肤情况，选择大小、材质合适的纸尿裤

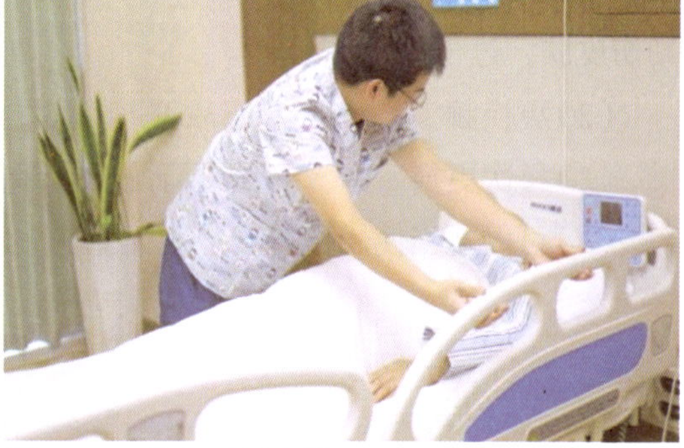

图 1–84　拉好对侧床栏

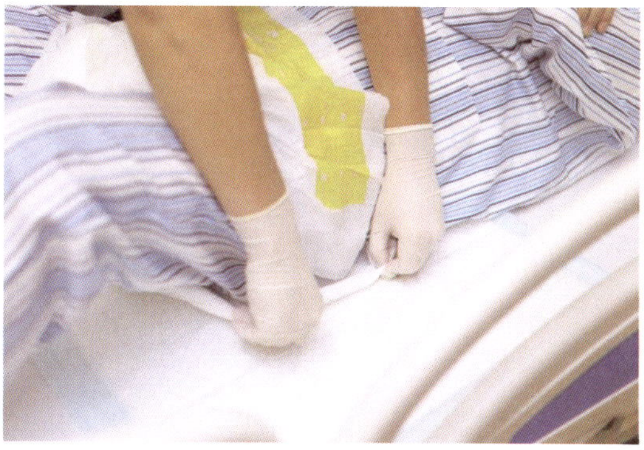

图 1-85　戴手套为患者去除污染的纸尿裤，下方的纸尿裤朝内折叠

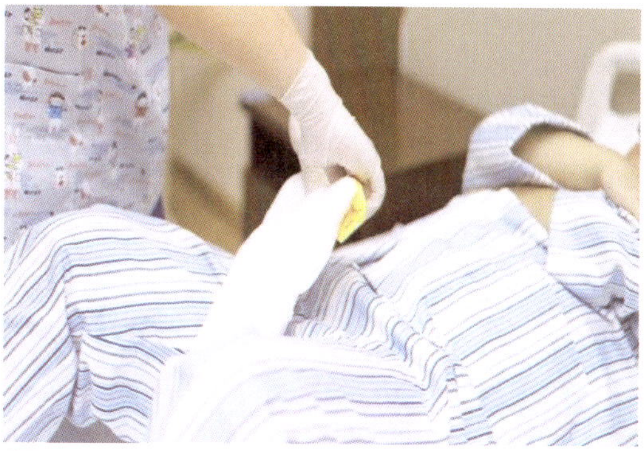

图 1-86　将上面纸尿裤朝下折叠，然后平塞于患者身下

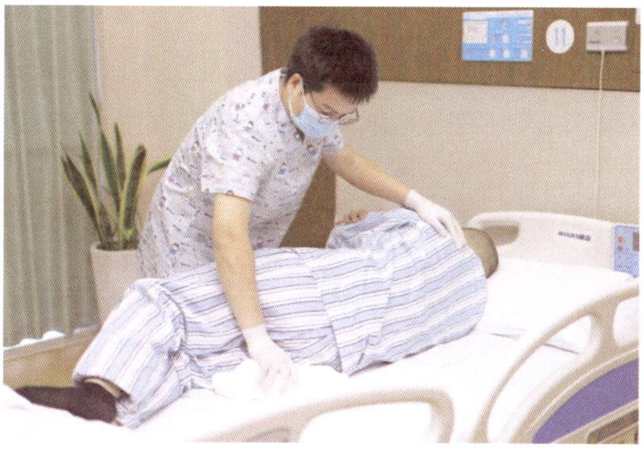

图 1-87　嘱患者屈腿，双手抱于胸前，朝护理员翻身，取出纸尿裤丢于污物桶

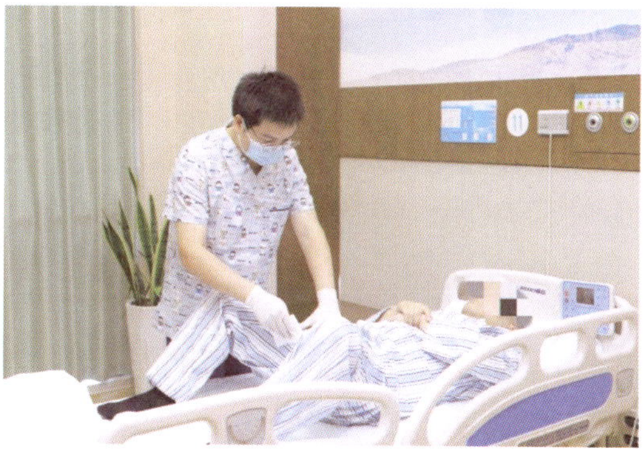

图 1-88　为患者清洁臀部，涂抹护臀膏，观察骶尾部皮肤

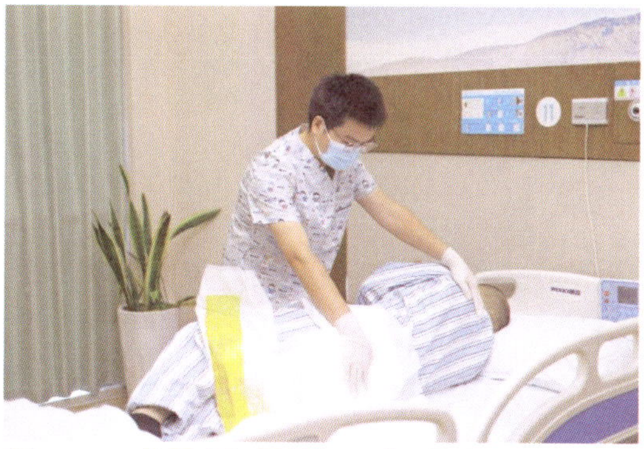

图 1-89　将干净纸尿裤打开放于臀部下方，后侧对准臀部，前面折叠好从双腿之间穿过

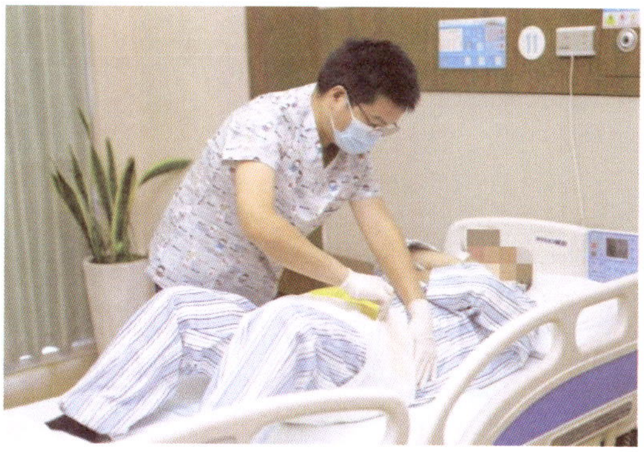

图 1-90　协助患者平卧位，将纸尿裤向上提拉至腹部，腰贴固定，松紧适宜

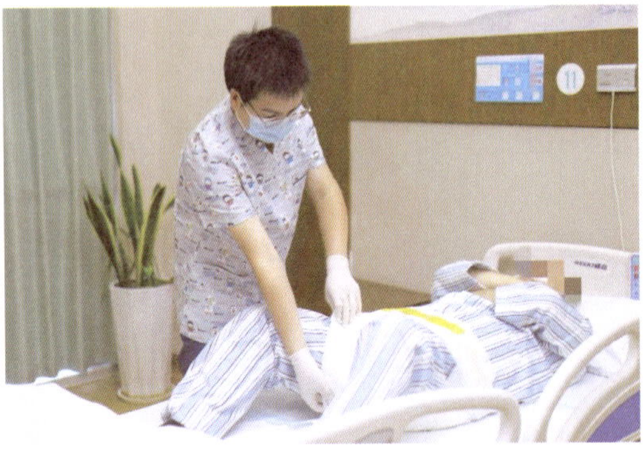

图 1–91　嘱患者屈腿，调整纸尿裤大腿内侧松紧部位，防止侧漏

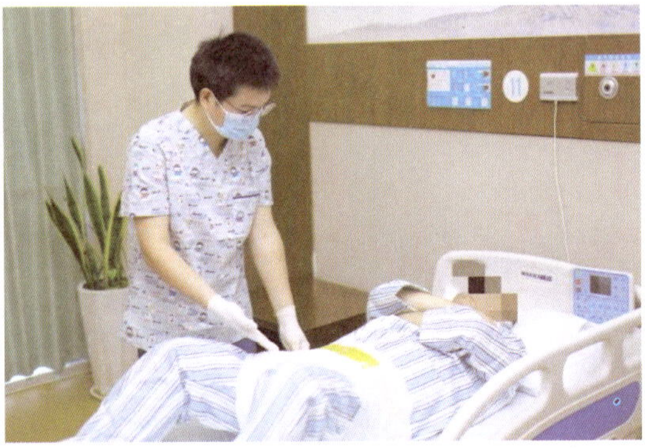

图 1–92　检查纸尿裤前后朝向（女性大头朝后，男性反之）

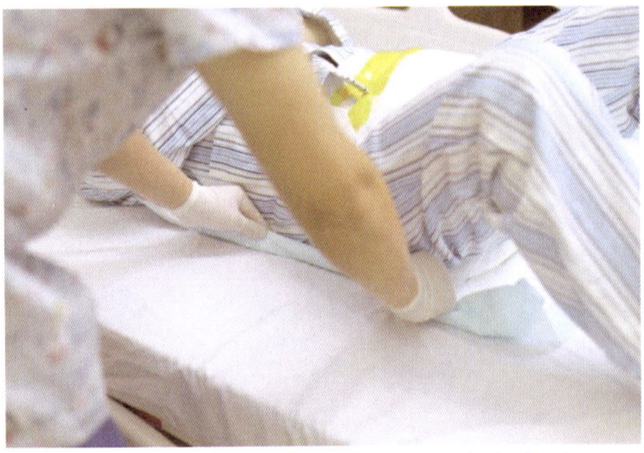

图 1–93　将污染尿垫朝上卷平塞至患者身下

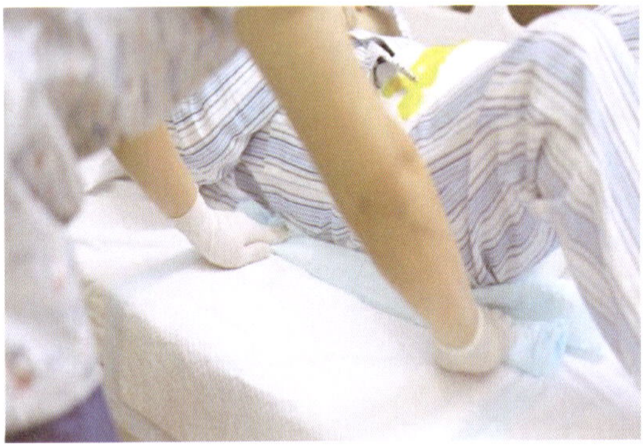

图 1–94　同时将干净的尿垫朝上卷好，放于患者身下

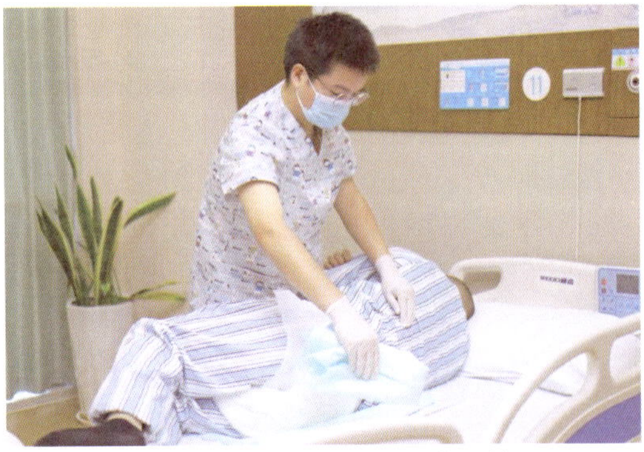

图 1–95　协助患者翻身，取出污染尿垫

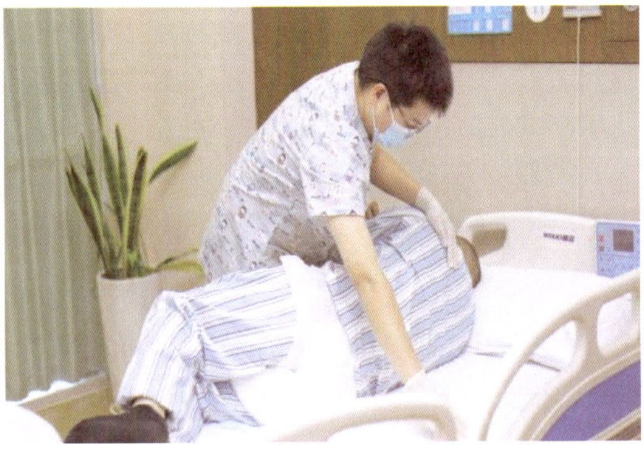

图 1–96　一手扶住患者肩部，另一手拉平对侧干净尿垫

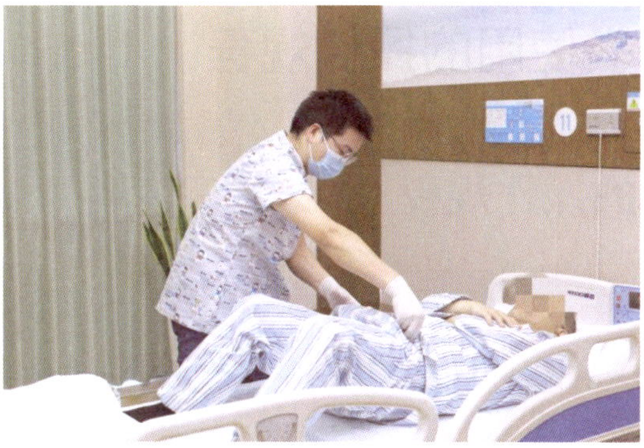

图 1-97　协助患者穿好衣裤，取舒适卧位

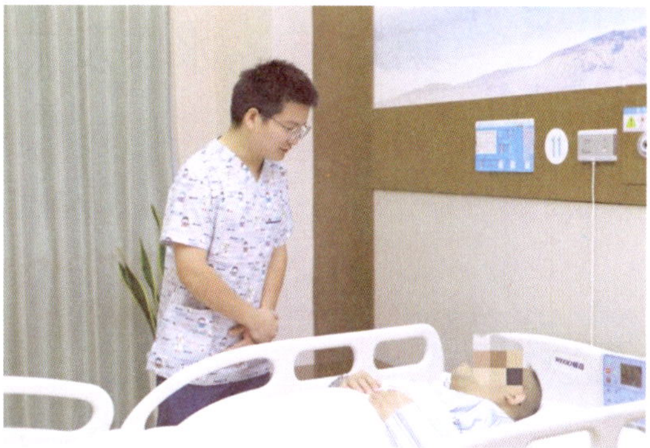

图 1-98　盖好被子，询问患者感受需求

## 【知识拓展】

使用尿垫或纸尿裤时如何预防皮肤问题？

### 1. 使用护肤品

①在清洁和干燥皮肤后，可以涂抹适量的护肤品（如护臀膏、润肤露等），以形成保护层，减少尿液和粪便对皮肤的刺激。②选择不含香料、乙醇等刺激性成分的护肤品，以减少过敏反应的风险。

### 2. 避免过度摩擦

①在使用尿垫或纸尿裤时，确保它们贴合身体但不紧绷，以减少对皮肤的摩擦。②对于长期卧床的使用者，可以定期更换体位，以减少特定部位的受压时间。

### 3. 观察与反馈

①密切关注使用者的皮肤状况，如有红肿、破溃等异常情况，应及时更换尿垫或纸尿裤，并咨询医生或专业人士的建议。②与使用者密切沟通，了解他们对尿垫或纸尿裤的舒适度和效果的反馈，以便及时调整使用方式或更换产品。

### 4. 避免使用过期产品

确保尿垫或纸尿裤在有效期内使用，避免使用过期产品导致皮肤问题。

### 5. 注意个人卫生

使用者在更换尿垫或纸尿裤前应先洗手，以减少细菌感染的风险。

### 6. 合理饮食与作息

对于老年人或需要长期卧床的使用者，应注意合理饮食和作息规律，保持身体健康状态，有助于减少皮肤问题的发生。

# 第六节　冰袋及热水袋使用的操作规程

## 一、冰袋使用的操作规程

### 【案例导入】

患者王某，女性，诊断为“腕关节韧带损伤”，腕关节肿胀明显，伤后72h内需要冷敷，应如何在护士指导下为患者进行冰袋冷敷？

### 【操作目的】

使局部的毛细血管收缩，起到散热、降温、止血、止痛及止肿胀等作用。

### 【风险点及预防】

冻伤

（1）定时查看患者冰敷部位皮肤温度、颜色、有无感觉异常。

（2）冰袋用毛巾或纱布包裹，不要直接接触患者皮肤。

（3）每次冷敷时间不宜过长，一般15～20min，期间时常观察皮肤，一旦发现皮肤苍白、发绀或者感觉麻木，要立刻停止冷敷。

（4）不要在循环差的部位长时间冷敷，如手肘、膝盖后侧等。

（5）如果是给肢体末端（如手指、脚趾）冷敷，更要谨慎，避免因局部血液循环不良而导致冻伤。

### 【操作要点】

（1）操作前：“一评二查”，评估患者配合程度，查看冰敷部位皮肤有无外伤、骨折、肿胀等。

（2）操作中：“一包二抬三检查”，包裹冰袋放于患处，抬高患肢，定时查看局部皮肤情况。

（3）操作后：“一查二询”，查看局部症状，询问患者感受及需求。

## 【操作前准备】

（1）护理员准备：着装规范、修剪指甲、洗手。

（2）患者准备：按需协助患者解大小便，知晓目的。

（3）环境准备：病房温度适宜，环境整洁无异味。

（4）用物准备：冰袋、毛巾。

## 【操作流程】

见图 1-99～图 1-108。

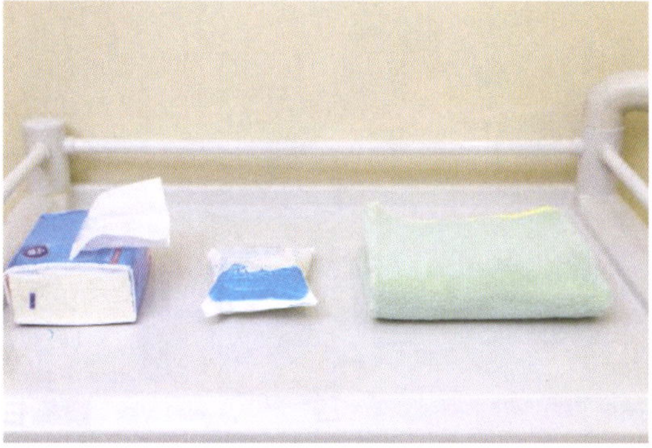

图 1-99　备齐用物，检查冰袋无破损

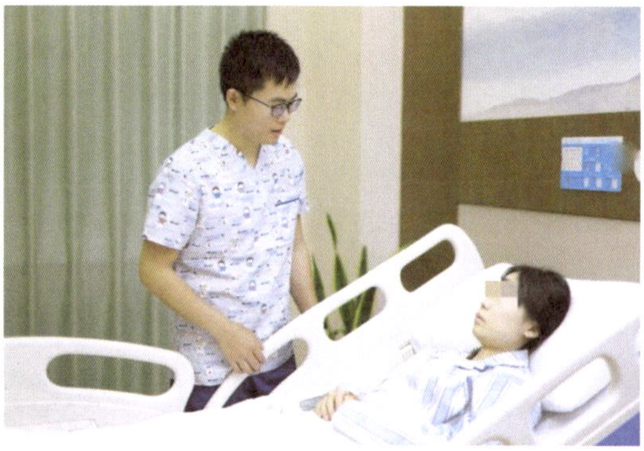

图 1-100　向患者解释操作目的，取得配合

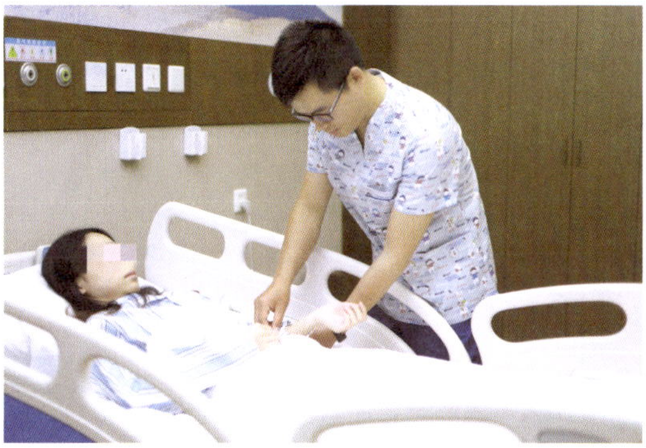

图 1-101　评估患者配合程度，查看冷敷部位皮肤无破损、肿胀等

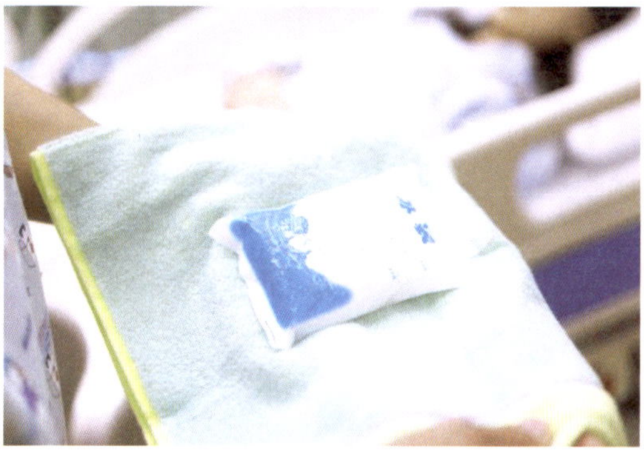

图 1-102　将冰袋用纱布或毛巾包裹

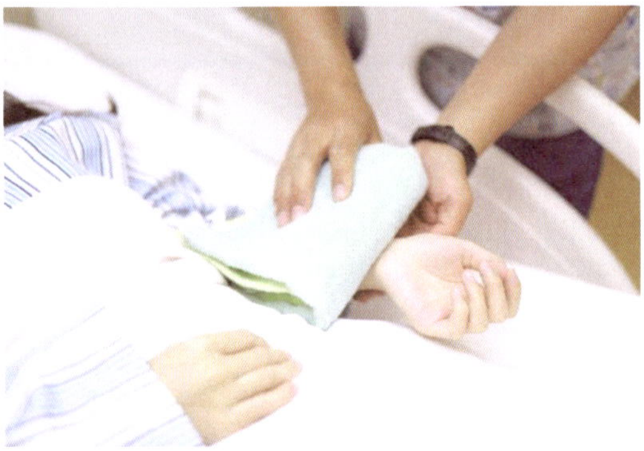

图 1–103　协助患者取舒适卧位，冰袋敷于患处

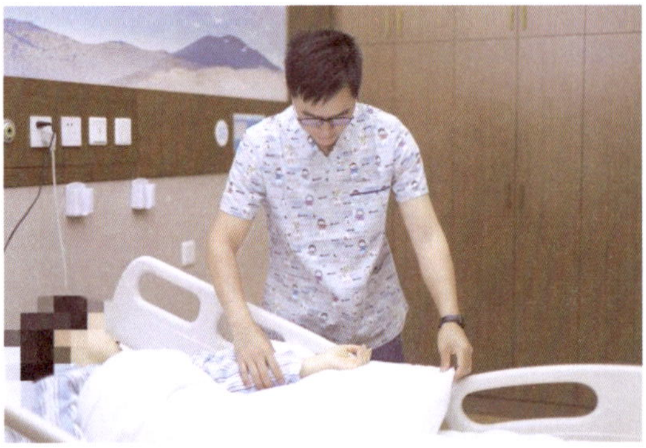

图 1–104　抬高患肢垫软枕，与心脏水平

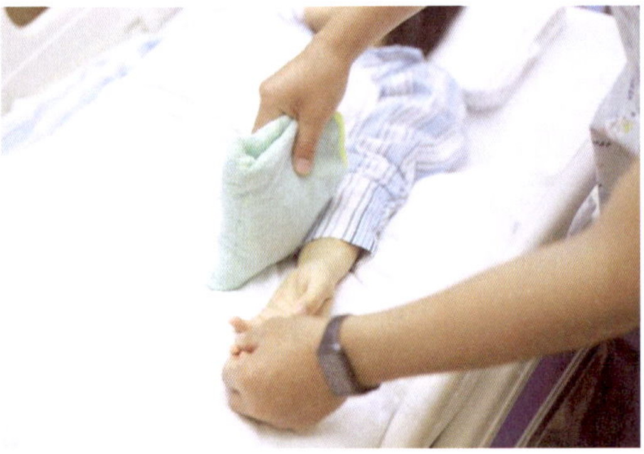

图 1–105　定时查看皮肤情况，一旦发现皮肤苍白、发绀或者感觉麻木，要立刻停止冷敷

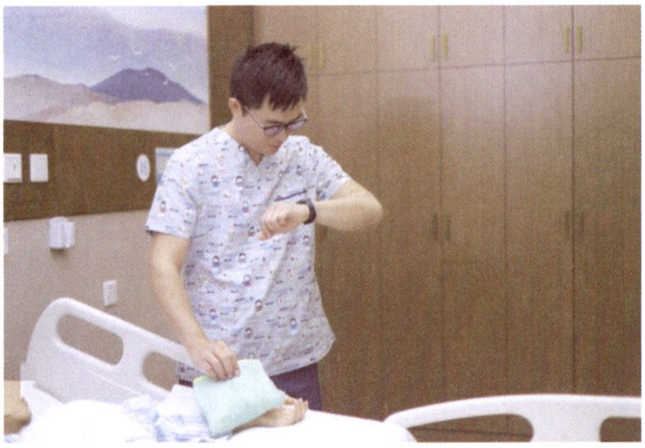

图 1–106　冷敷结束后，拿走冰袋

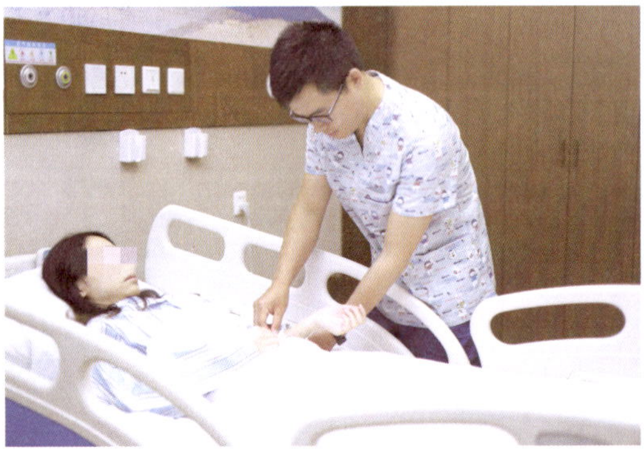

图 1–107　询问患者感受，再次查看冰敷皮肤情况

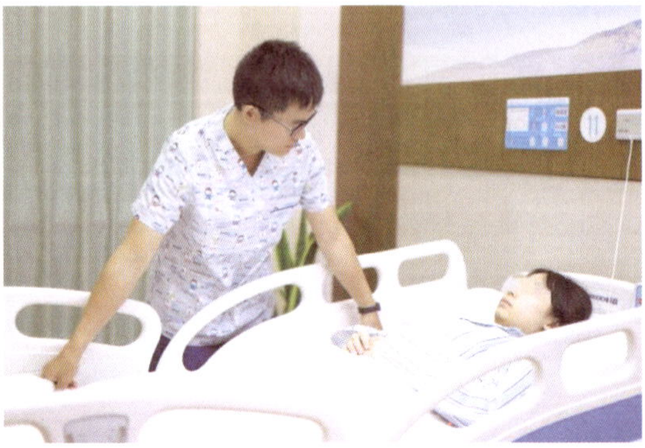

图 1–108　协助患者取舒适体位，整理床单位

## 【知识拓展】

使用冰袋冷疗的禁忌部位

（1）枕后、耳郭、阴囊处用冷疗易引起冻伤。

（2）心前区冷疗可导致心律失常，常有心慌等不适感。

（3）腹部用冷疗易引起腹泻。

（4）足底用冷疗可导致反射性末梢血管收缩，影响散热或引起一过性冠状动脉收缩。

## 二、热水袋使用的操作规程

### 【案例导入】

患者王某，女性，诊断为“腕关节骨折”，受伤后已超过72h，患肢发绀明显，需要局部热敷，应如何在护士指导下为患者进行热水袋局部热敷？

### 【操作目的】

保暖，解除痉挛、缓解疼痛，促进浅表炎症消散。

### 【风险点及预防】

烫伤

（1）检查热水袋有无破损和漏水。

（2）炎症部位热敷时，热水袋灌水1/3满，以免压力过大，引起疼痛。

（3）对于特殊患者，如儿童、老年人、意识障碍者，使用时热水袋布套需加厚，并有专人留陪，确保安全。

（4）热敷时间不宜过长，每次15～20min，并且要随时观察皮肤反应。

### 【操作要点】

（1）操作前：“一评二查”，评估配合程度，查看热敷部位皮肤有无外伤、骨折、肿胀等。

（2）操作中：“一包二抬三检查”，包裹热水袋放于患处，抬高患肢，定时查看局部皮肤情况。

（3）操作后：“一查二询”，查看热敷皮肤情况，询问患者感受及需求。

## 【操作前准备】

（1）护理员准备：着装规范、修剪指甲、洗手。

（2）患者准备：按需协助患者解大小便，取舒适体位。

（3）环境准备：室温适宜，环境整洁无异味。

（4）用物准备：热水袋、毛巾、量杯、温度计、软枕。

## 【操作流程】

见图 1–109 ～图 1–123。

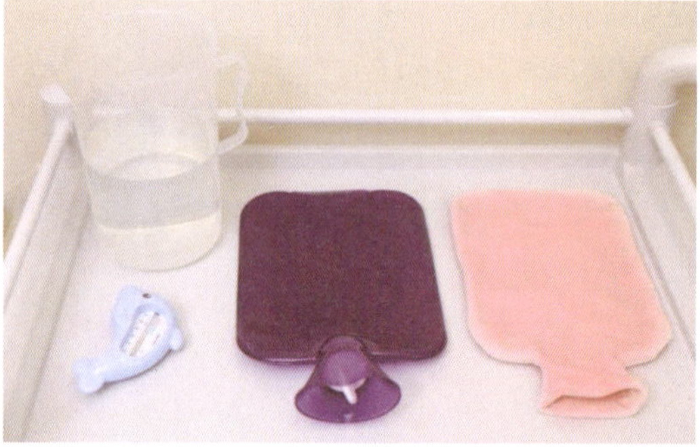

图 1–109　备齐用物，检查热水袋无破损、瓶盖完好无漏水等

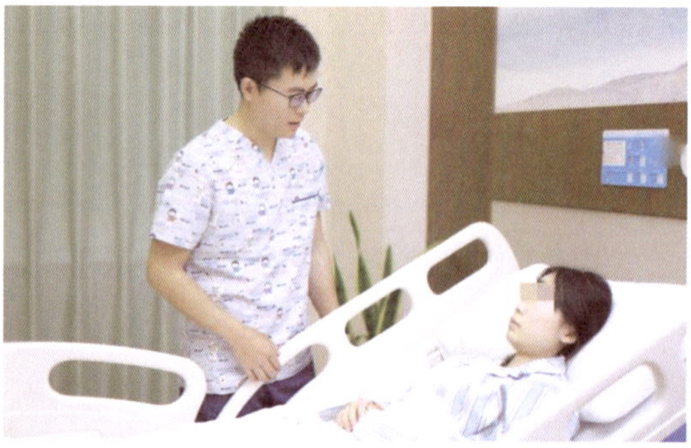

图 1–110　向患者解释目的，取得配合

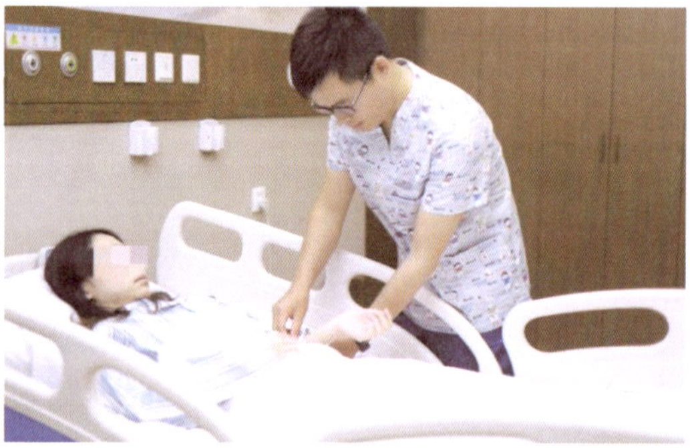

图 1–111　评估患者的配合程度及热敷部位皮肤情况有无破损及肿胀等

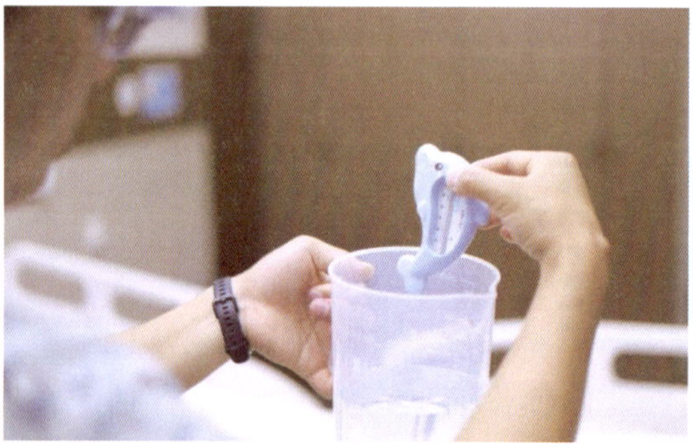

图 1–112　调节水温至 40 ～ 50℃，老年人不超过 50℃

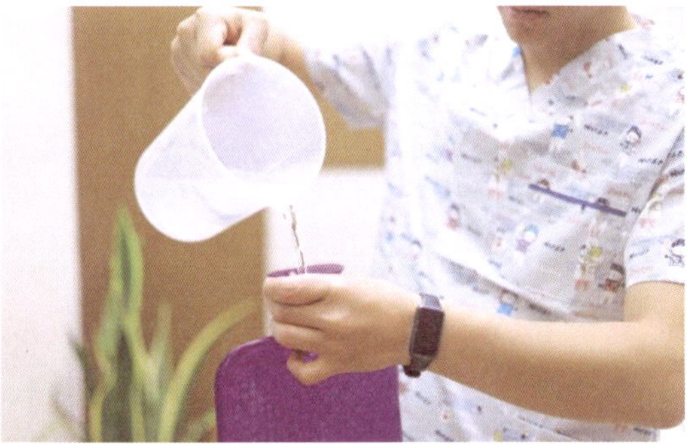
图 1-113　灌水至容器的 1/2 或 1/3

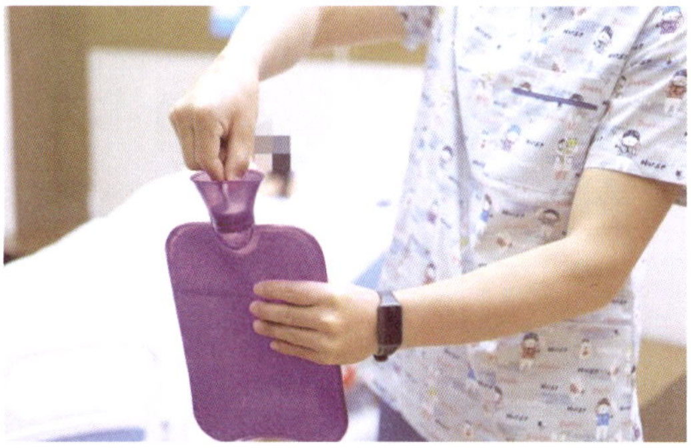
图 1-114　驱尽空气，扭紧瓶盖

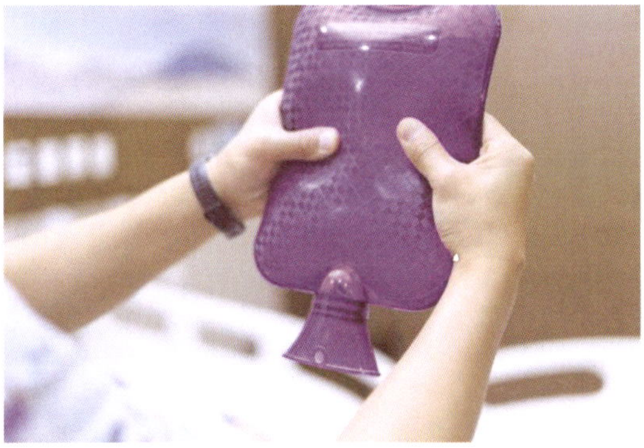
图 1-115　检查热水袋密闭性，无漏水

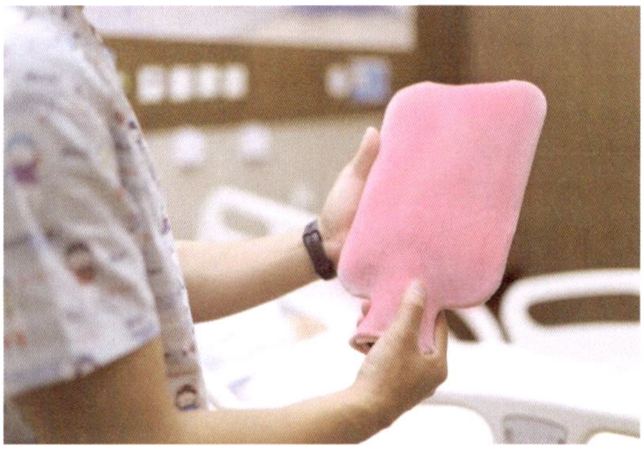
图 1-116　装入布袋套内或用毛巾包裹

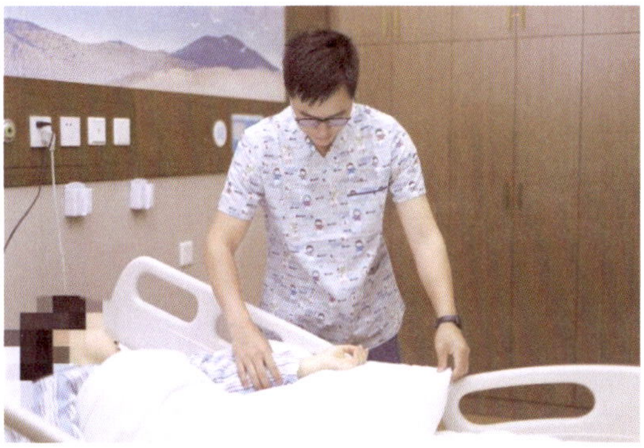
图 1-117　抬高患肢，垫软枕

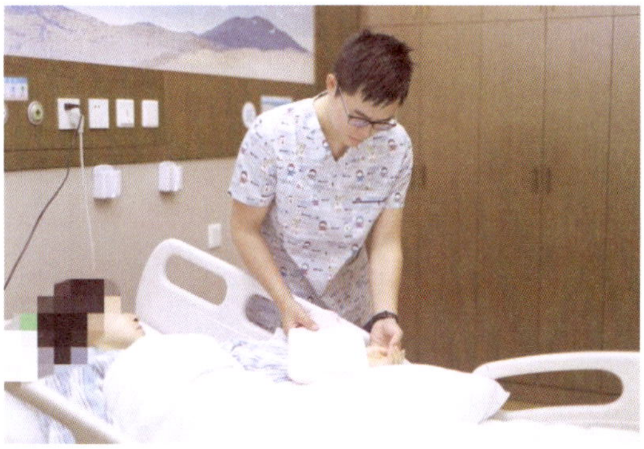
图 1-118　将热水袋放置于所需位置，袋口朝身体外侧

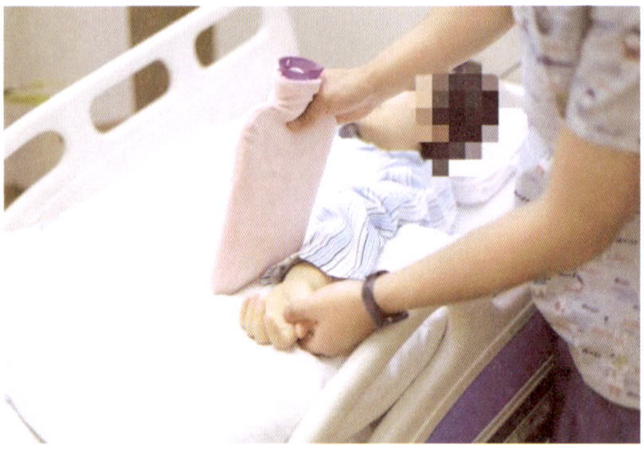

图 1-119　定时查看皮肤情况，询问患者感受

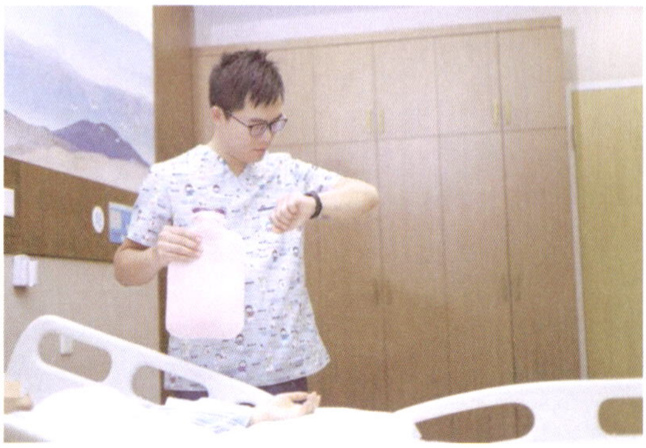

图 1-120　放置时间不得超过 30min，结束后取下热水袋

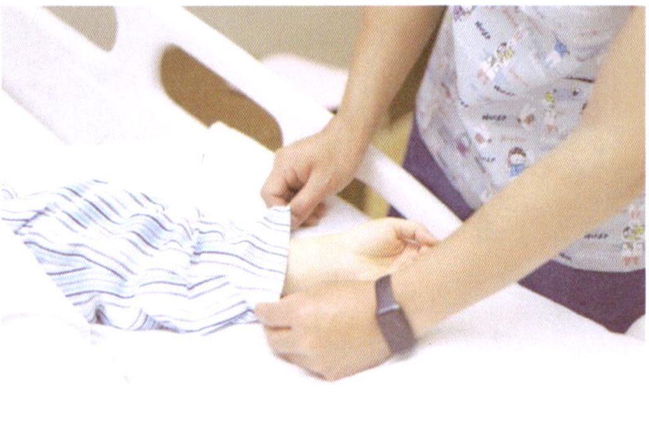

图 1-121　查看热敷部位皮肤情况，皮肤出现大片红斑，颜色变成深红或患者出现灼痛感时应立即停止热敷

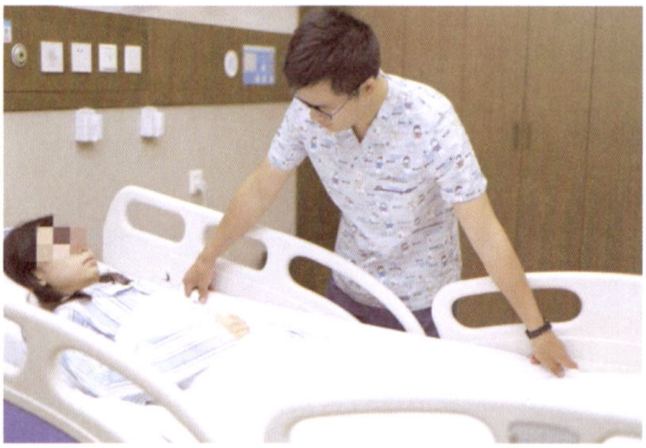

图 1-122　整理床单位，询问患者感受

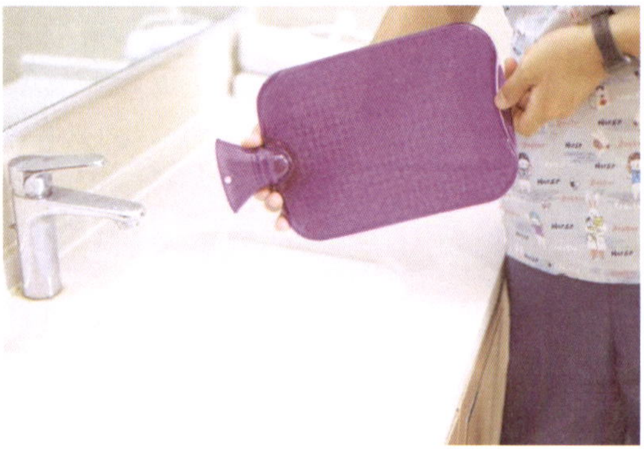

图 1-123　倒出热水袋内热水，清洗热水袋，晾干备用

## 【知识拓展】

使用热水袋热疗的禁忌证

（1）未明确诊断的急性腹痛。

（2）面部的危险三角区的感染。

（3）各种脏器出血、出血性疾病。

（4）软组织损伤或扭伤的初期（72h 以内）。

（5）心、肝、肾功能不全者，有皮肤湿疹、急性炎症者，孕妇，有金属移植部位者，麻痹感觉异常者慎用。

# 第二章　清洁照护的操作规程

## 第一节　床上洗头的操作规程

### 【案例导入】

患者王某，女性，因跌倒致腰椎骨折，术后第3天，患者诉头皮瘙痒，护理员在照护过程中，应如何在护士指导下为患者进行床上洗头？

### 【操作目的】

（1）除去污垢和脱落的头皮碎屑，清洁头发，减少感染机会。

（2）按摩头皮，促进头皮血液循环及头皮生长代谢。

（3）保持头发和头皮的清洁，提高患者的舒适度，增进身心健康，建立良好的护患关系。

### 【风险点及预防】

1. 头晕等不适

（1）避免空腹洗头，头晕严重时暂停洗头。

（2）动作轻柔，观察患者面色，询问感受，控制洗头时长。

（3）适当转移患者注意力。

2. 着凉

（1）控制室温，关好门窗，洗完头发后尽快吹干。

（2）冬季洗头时可根据患者习惯适当调高水温。

（3）病情危重和极度衰弱的患者不宜洗头。

3. 地面湿滑，发生人员跌倒

（1）洗头后尽快清理地面积水。

（2）床边放警示牌，做好提醒。

（3）拖地后可酌情开窗通风，床边物品摆放整齐。

## 【操作要点】

（1）操作前："一评二查"，评估患者配合程度及活动能力，查看其头部及颈部有无伤口及管道。

（2）操作中："一防二暖三缩短"，防水，保暖，缩短操作时长。

（3）操作后："一吹二梳三询问"，吹干头发，梳顺头发，询问患者有无不适及需求。

## 【操作前准备】

（1）护理员准备：着装规范、修剪指甲、洗手。

（2）患者准备：协助患者取舒适体位，妥善固定各种管道。

（3）环境准备：调节室温至 24℃以上，关门窗，用围帘遮挡患者。

（4）物品准备：大小毛巾各一、中单、纱布、棉球、洗发液及梳子、水温计、电吹风、床边淋浴器、快速手消毒液、污水桶（盆）。

## 【操作流程】

见图 2-1 ～图 2-12。

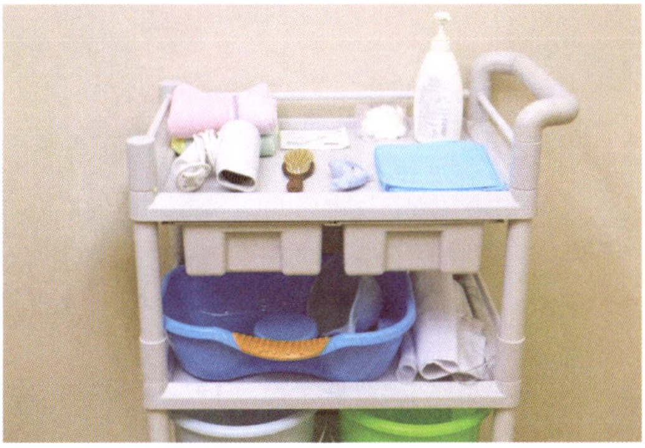

图 2-1　备齐用物，携至患者床旁，检查床边淋浴器质量完好无破损

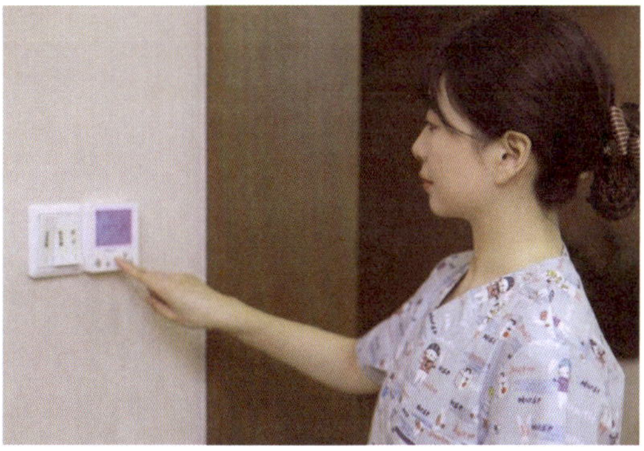

图 2-2　关好门窗，调节室温至 24℃以上

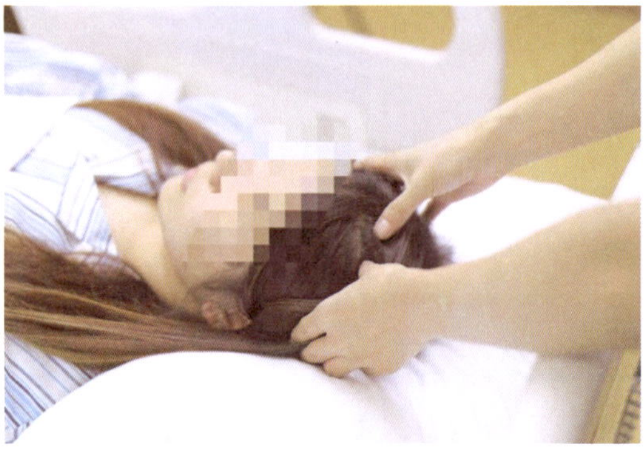

图 2-3　查看患者头颈部无外伤及管道，头皮无破损

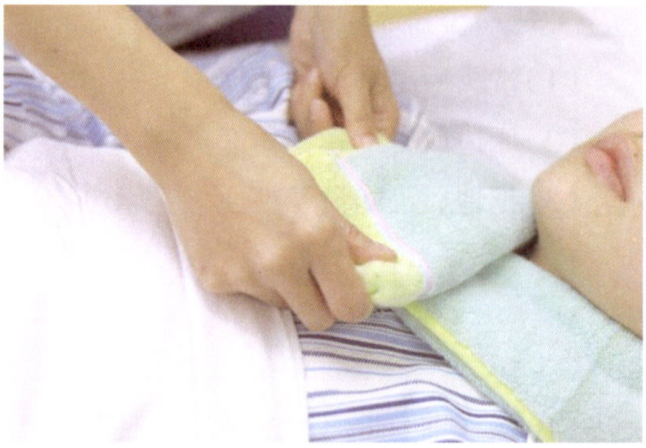

图 2-4　做好防水工作，松开衣领反折，将小毛巾围于颈上固定

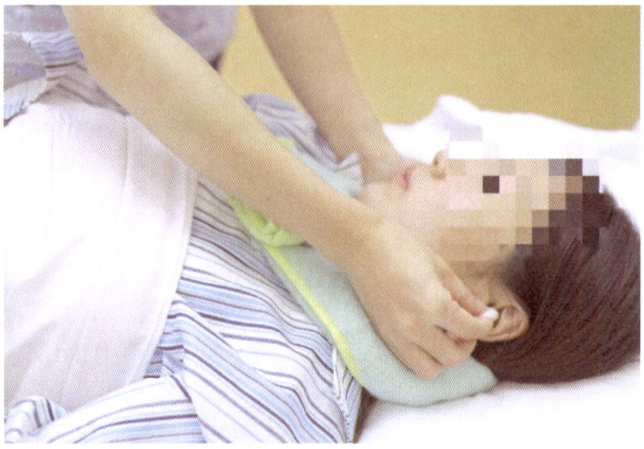

图 2-5　耳朵塞棉球

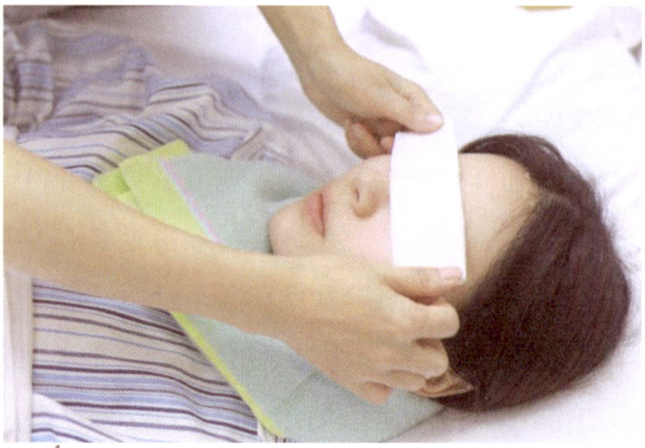

图 2-6　必要时用纱布覆盖眼睛

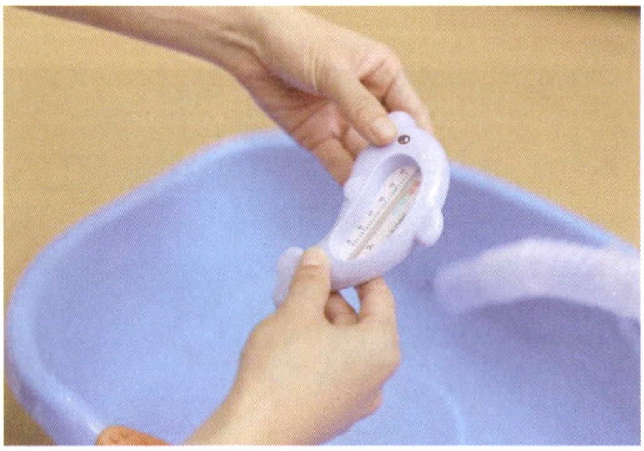

图 2-7　用水温计测试水温，不超过 40℃为宜或符合患者习惯

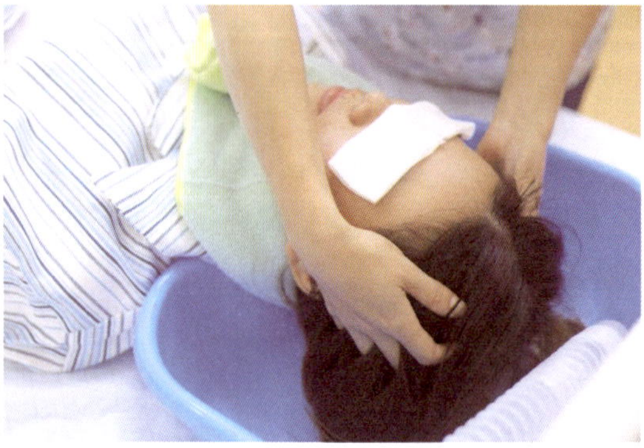

图 2-8　揉搓力度适中，避免用指甲抓而损伤头皮，其间注意询问患者力度是否合适

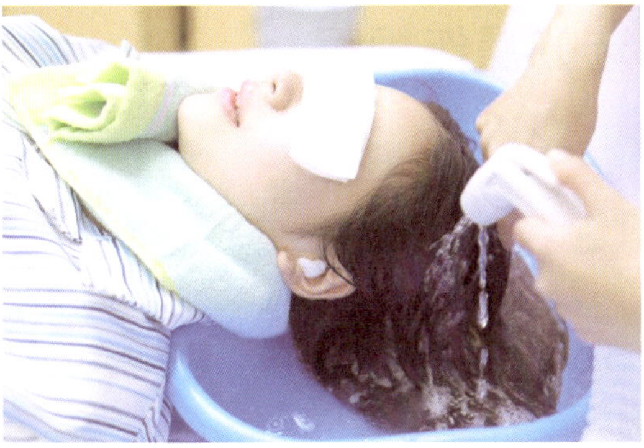

图 2–9　用床边淋浴器冲洗掉洗发液

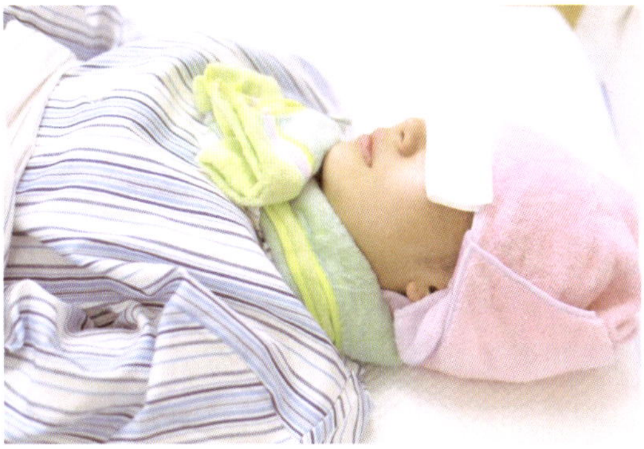

图 2–10　洗发后，用干浴巾包裹头发，检查有无打湿衣物及床单

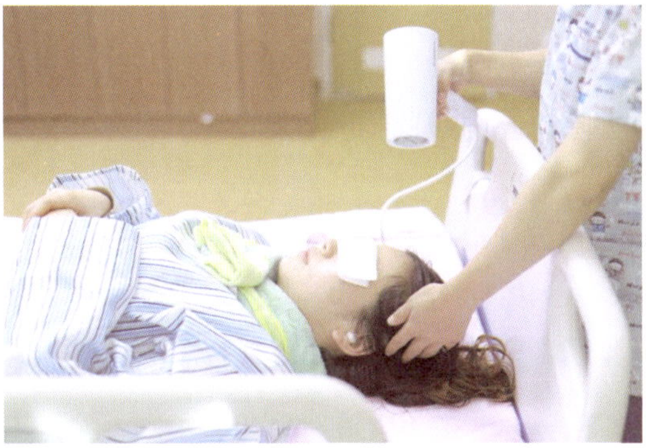

图 2–11　擦干多余水分，及时用吹风机吹干头发，避免着凉

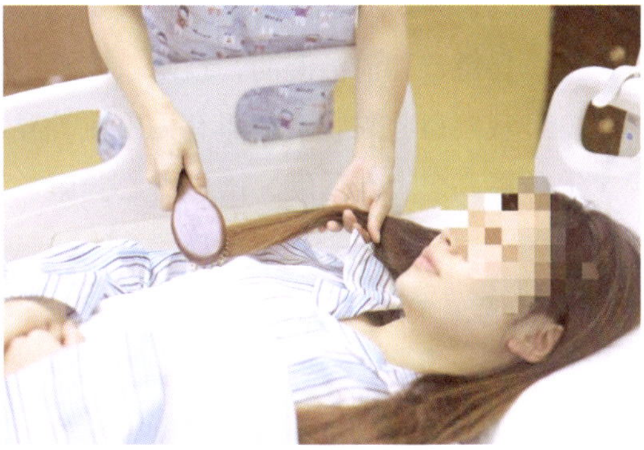

图 2–12　将头发分为左右两股，左手指缠绕左侧头发，从发梢开始逐步梳至发根，同法梳理对侧头发（头发打结严重时可用 30% 乙醇湿润）

## 【知识拓展】

1. 如何清洗头部有外伤或有管道的患者的头发

（1）干洗法：使用干洗粉或干洗喷雾来清洁头发，可先将干洗粉或喷雾直接喷洒在头发和头皮上，它可以吸附头发油脂，使头发变得清爽，并用宽齿梳梳理头发即可。

（2）湿巾擦拭法：使用湿巾或湿毛巾轻轻擦拭头发和头皮，再用干毛巾擦干头皮及头发。

2. 耳朵进水的处理办法

（1）吸水法：用干棉签或将纸巾搓细，伸进去，将水吸干。

（2）重力侧卧法：倾斜头部，拉扯耳朵，让水顺势流出来。

（3）张嘴呼吸法：头尽可能仰起来，稍微侧头，将进水的那一侧耳朵朝下，然后张嘴呼吸几下。

（4）哈欠通气法：打一个大大的哈欠，促使耳道内产生气流，从而使耳朵内部的水充分流出来。同理还可以嚼口香糖或打喷嚏。

# 第二节　口腔清洁的操作规程

## 【案例导入】

患者王某，女性，因口齿不清 3d 入院治疗，被诊断为“脑梗死”，患者右侧偏瘫卧床，口腔有异味，如何在护士指导下为患者进行口腔清洁呢?

## 【操作目的】

（1）保持口腔清洁湿润，预防口腔感染及相关疾病。

（2）观察口腔黏膜及牙龈有无出血等异常，去除口腔内残留物和异味。

（3）提高患者舒适度，增进身心健康。

## 【风险点及预防】

### 1. 牙龈出血

（1）动作轻柔，力度适合，对于凝血功能差的老人要防止碰伤黏膜及牙龈。

（2）昏迷患者需用开口器时，应从磨牙处放入，牙关紧闭者不可用暴力助其张口。

（3）对于一些特殊人群，如正在服用抗凝药的患者或血小板减少症患者，在对其口腔护理时，应更加格外注意，有问题时及时通知医护人员。

### 2. 窒息

（1）对意识不清楚的患者，应在护士指导下为患者实施口腔护理，避免因口腔护理溶液反流、误吸，导致患者发生呛咳、呼吸困难、吸入性肺炎、窒息等。

（2）对吞咽困难的患者，擦洗时头偏向一侧，棉签蘸水不可过湿，以免发生误吸。

## 【操作要点】

（1）操作前：“一评二查”，评估配合程度，查看有无义齿和口腔黏膜的情况。

（2）操作中：“一抬二轻三检查”，抬高床头，动作轻柔，查看有无出血。

（3）操作后：“一漱二查三询问”，协助患者漱口，查看患者口腔是否清洗干净、有无遗漏棉球及牙龈出血，询问患者或家属感受及需求。

## 【操作前准备】

（1）护理员准备：着装规范、修剪指甲、洗手。

（2）患者准备：按需协助患者解好大小便，妥善处理各种管道。

（3）环境准备：环境宽敞明亮，温度适宜。

（4）物品准备：毛巾、手电筒、润唇膏、大头棉签、漱口液、压舌板、开口器。

## 【操作流程】

见图 2-13 ～图 2-25。

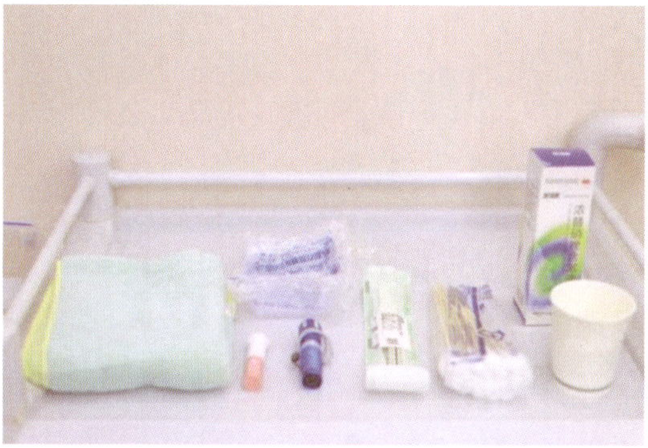

图 2-13　携用物至患者床旁，检查漱口水是否在有效期内

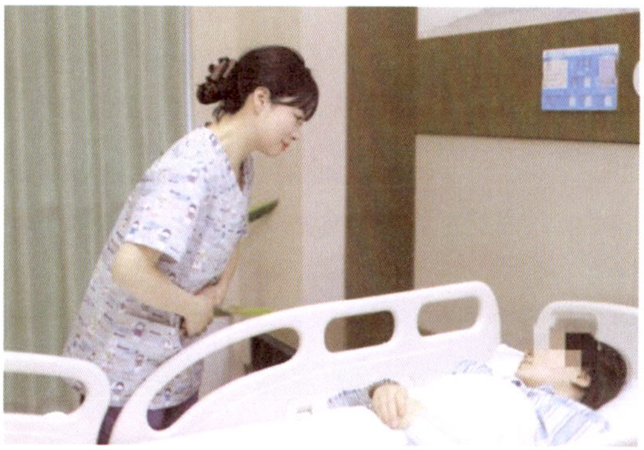

图 2-14　向患者解释操作目的，取得患者配合

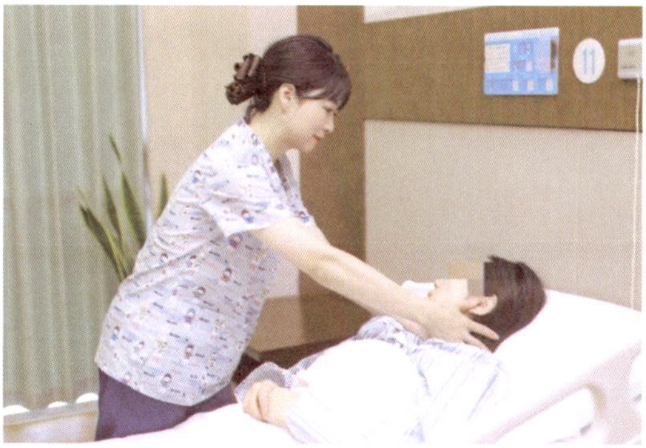

图 2-15　抬高床头，将患者头偏向一侧

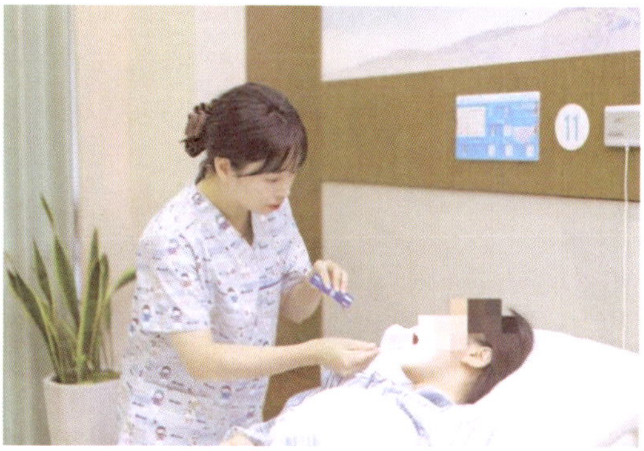

图 2-16　检查患者口腔有无溃疡和义齿

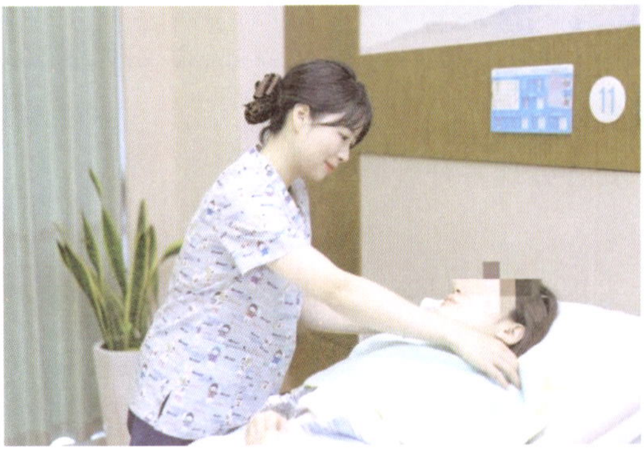

图 2-17　将毛巾置于患者颈部

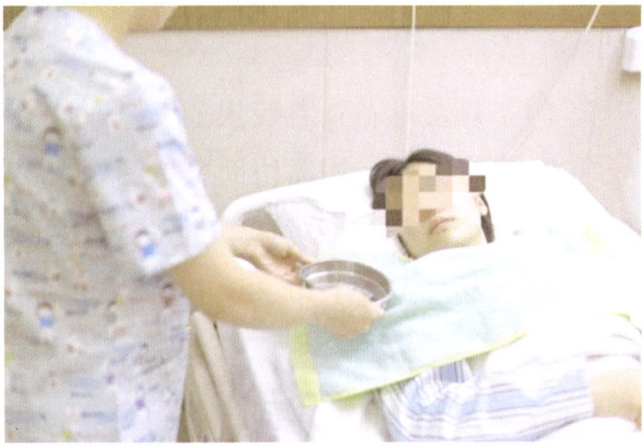

图 2-18　弯盘置于患者右侧嘴角处

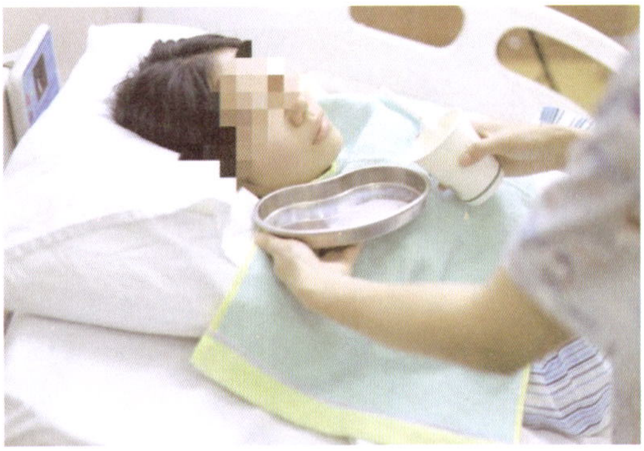

图 2-19　协助患者漱口

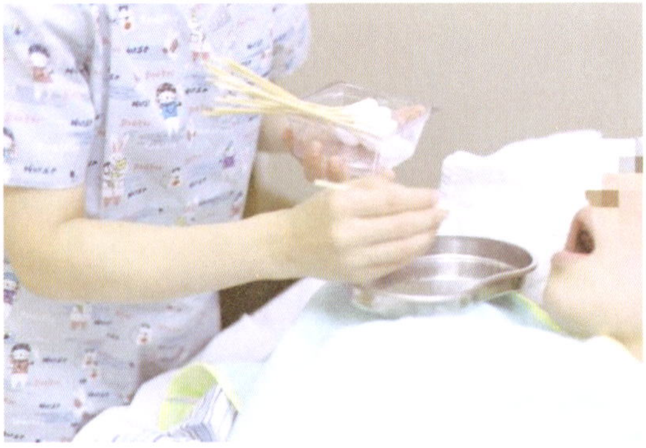

图 2-20　擦洗患者口唇

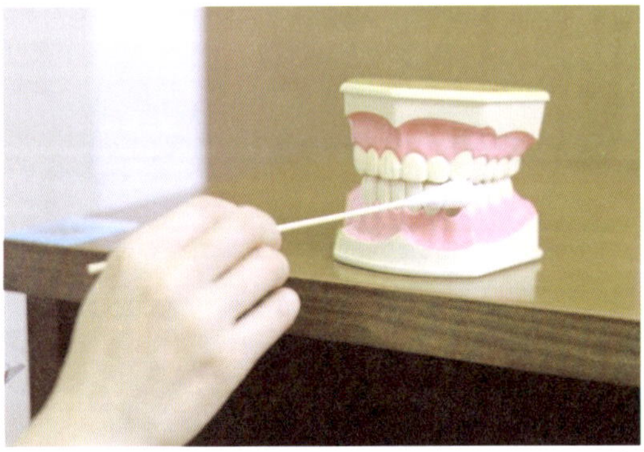

图 2-21　擦洗患者牙齿，擦洗顺序：左外侧 - 右外侧 — 左上内侧 — 左上咬合面 — 左下内侧 — 左下咬合面 — 左侧颊部 — 右上内侧面 — 右上咬合面 — 右下内侧 — 右下咬合面 — 右侧颊部 — 上腭面 — 舌面 — 舌下 — 口唇（清理舌面时按 Z 字形擦洗，上颚和舌下纵向擦洗，避免患者出现咽部刺激等恶心感）

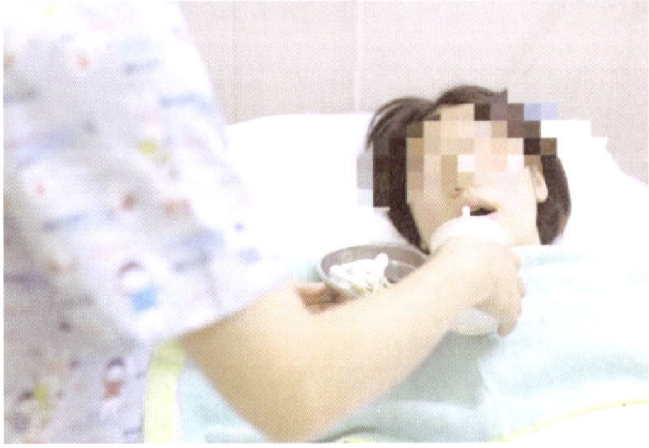

图 2-22　清理结束后协助患者漱口

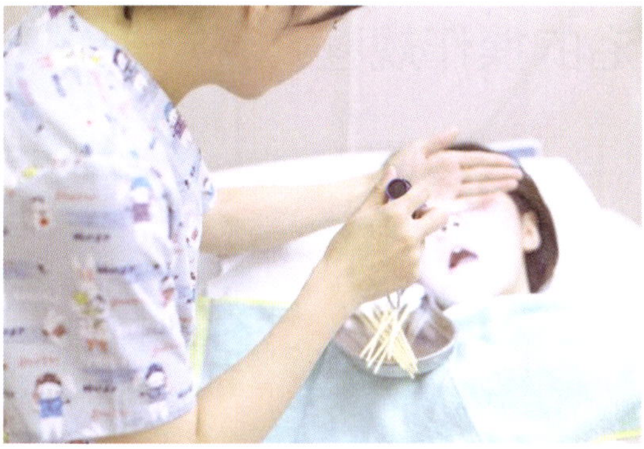

图 2-23　检查口腔是否擦洗干净，有无遗漏棉球，有无出血

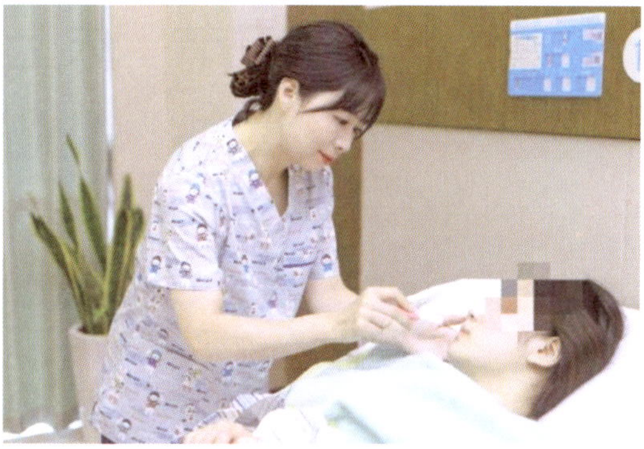

图 2-24　用毛巾擦净口角水渍，涂抹唇膏

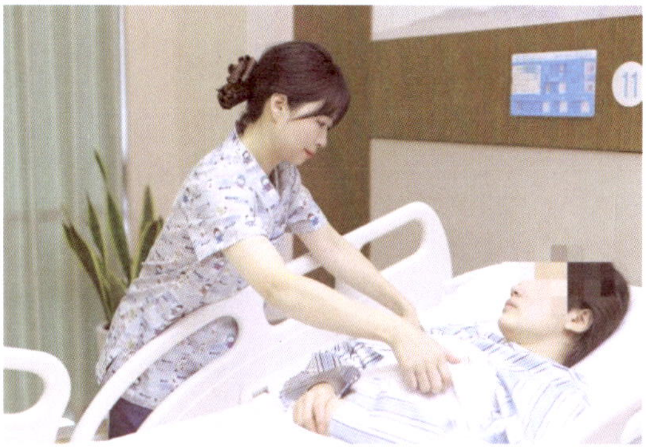

图 2-25　整理床单位，协助患者取舒适体位

## 【知识拓展】

见表 2-1。

表 2-1　常用的口腔护理溶液及作用

| 溶液名称 | 浓度 | 作用 |
|---|---|---|
| 生理盐水 | 0.9% | 清洁口腔，预防感染 |
| 过氧化氢溶液 | 1% ～ 3% | 防腐、防臭 |
| 碳酸氢钠溶液 | 1% ～ 4% | 碱性溶液，用于真菌感染 |
| 氯己定溶液 | 0.02% | 清洁口腔，广谱抗菌 |
| 呋喃西林溶液 | 0.02% | 清洁口腔，广谱抗菌 |
| 醋酸溶液 | 0.1% | 用于绿脓杆菌感染 |
| 硼酸溶液 | 2% ～ 3% | 酸性溶液，有抑制细菌作用 |
| 甲硝唑 | 0.08% | 厌氧菌感染 |

## 第三节　床上擦浴的操作规程

### 【案例导入】

患者王某，女性，因突发言语不清 6h 入院，诊断脑梗死，患者左侧偏瘫，应如何在护士指导下为患者进行床上擦浴?

### 【操作目的】

(1)除去皮肤污垢，保持皮肤清洁，增进患者舒适，满足患者身心需要。

(2)促进皮肤血液循环，增强皮肤排泄功能，预防感染和压力性损伤等并发症的发生。

(3)观察患者的一般情况，促进护患交流，增强患者战胜疾病信心，增进护患关系。

(4)促使患者身体放松，增加患者活动机会。

### 【风险点及预防】

1. 着凉

(1)控制室温，关闭门窗，做好保暖工作。

(2)冬季擦浴时，可根据患者习惯，适量调高水温。

2. 打湿地面，发生人员跌倒

(1)洗发后尽快清理地面积水。

(2)床边放置警示牌，做好提醒。

(3)拖地后可酌情开窗通风，床边物品摆放整齐。

3. 皮肤损伤

(1)选择柔软毛巾，动作轻柔 .

(2)对于皮肤干燥或容易受损的患者，可在擦浴后涂抹适量润肤霜。

### 【操作要点】

(1)操作前:“一评二调三保护”，评估配合度、有无伤口及管道，调高室温，拉围帘保护患者隐私。

(2)操作中:“一查二看三保暖”，查水温，观察患者面色，注意为患者保暖。

（3）操作后："一整二询三清理"，整理床单位，询问患者感受及需要，清理地面积水。

## 【操作前准备】

（1）护理员准备：着装规范、修剪指甲、洗手。

（2）患者准备：按需协助患者解好大小便，妥善处理各种管道。

（3）环境准备：环境宽敞明亮，调节室温至 24℃以上。

（4）用物准备：脸盆 3 个、毛巾 3 条、浴巾 1 条、沐浴液、润肤乳、护理垫、干净衣裤 1 套、清水桶 1 个、污水桶 1 个、橡胶手套、快速手消毒液。

## 【操作流程】

见图 2-26 ～图 2-63。

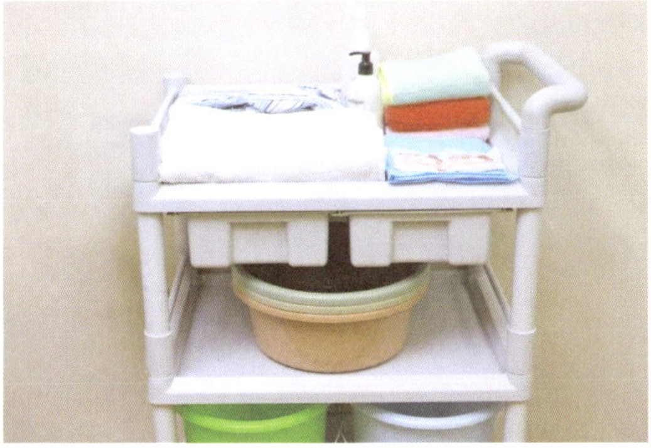

图 2-26　备齐用物，携至患者床旁

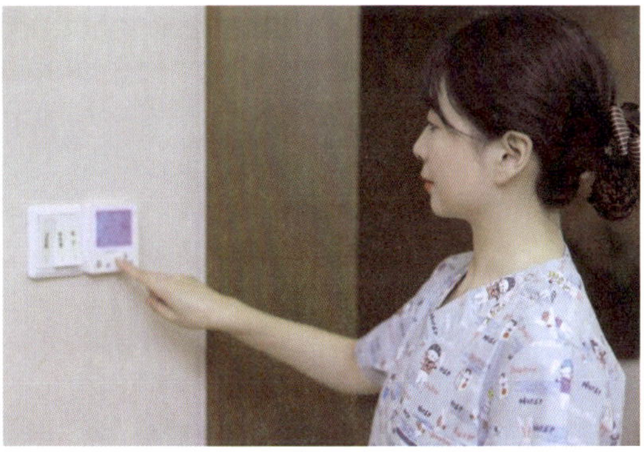

图 2-27　将室温调至 24℃以上

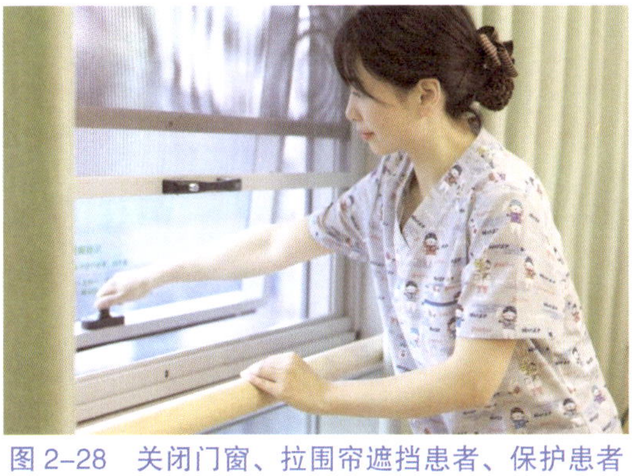

图 2-28　关闭门窗、拉围帘遮挡患者、保护患者隐私，告知操作目的，让患者取舒适卧位

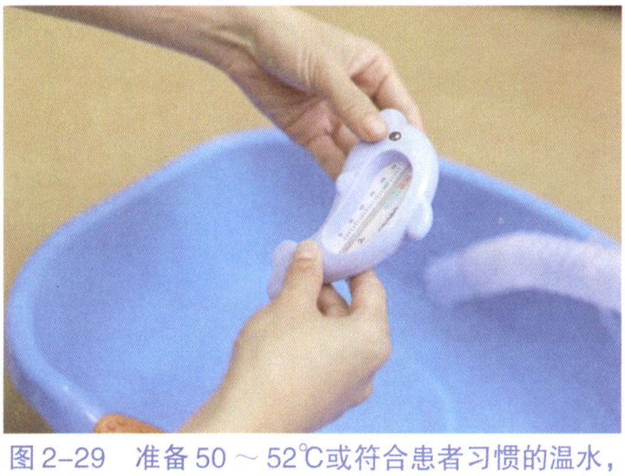

图 2-29　准备 50 ～ 52℃或符合患者习惯的温水，并用水温计测温

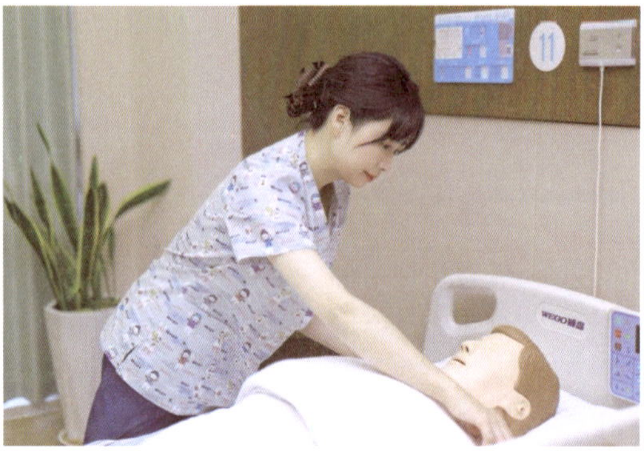

图 2-30　将浴巾铺在患者胸前

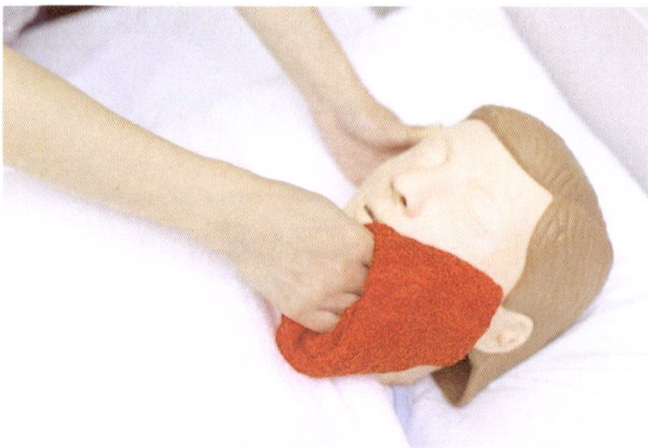

图 2-31　擦洗面部：将毛巾包裹手部，依次擦洗双眼—额部—鼻翼两侧—脸颊—耳后—颈部

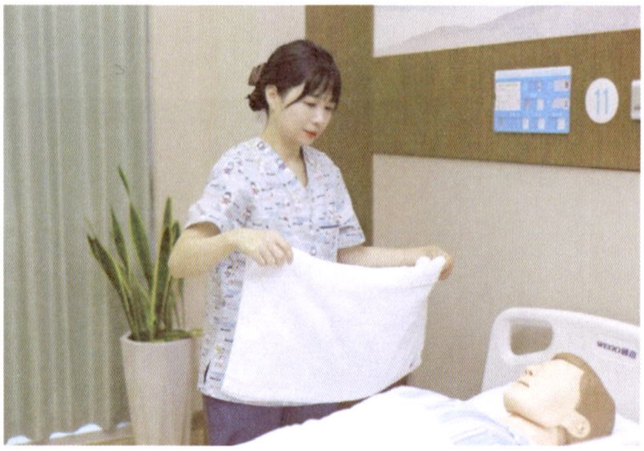

图 2-32　撤去患者胸前浴巾，叠放在枕头旁

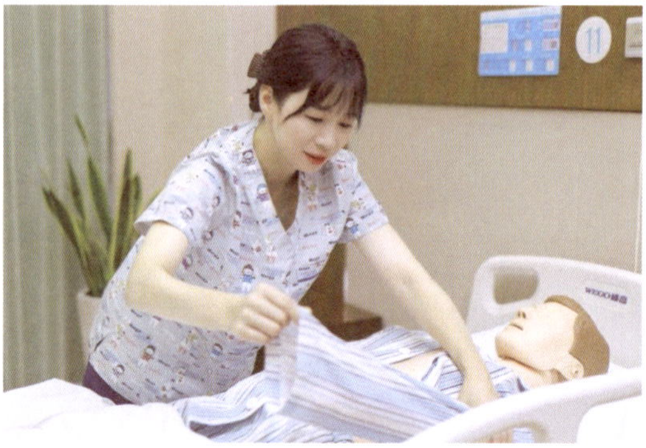

图 2-33　松开患者衣扣，脱去患者衣服

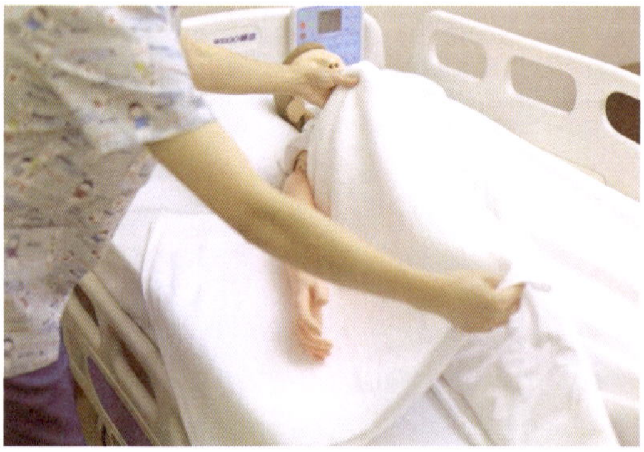

图 2-34　将浴巾半铺半盖于患者手臂

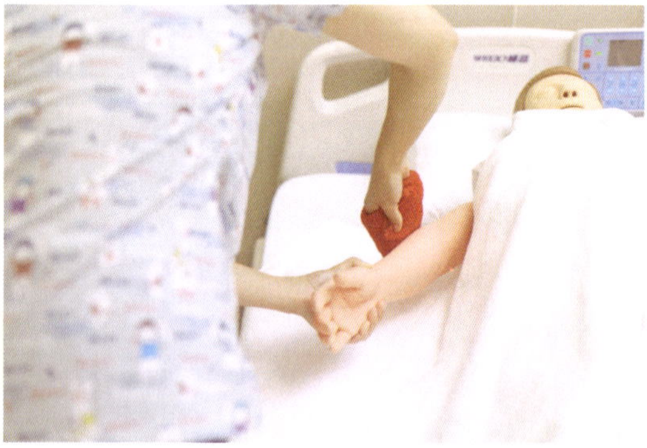

图 2-35　由前臂向上臂擦拭近侧手臂，肘部和腋下要重点擦洗，以打圈的方式

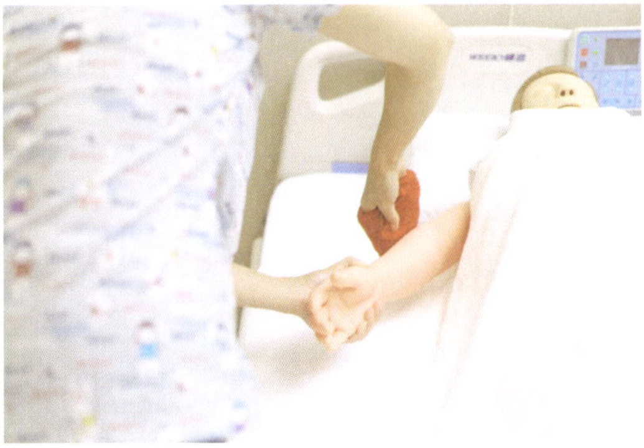

图 2-36　擦洗手掌、手背、手指、指缝。同法擦洗对侧手臂

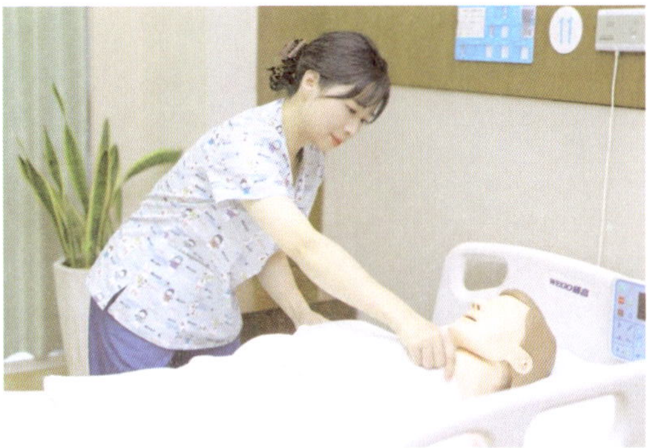

图 2-37　掀开被子上部，用浴巾遮盖患者身体

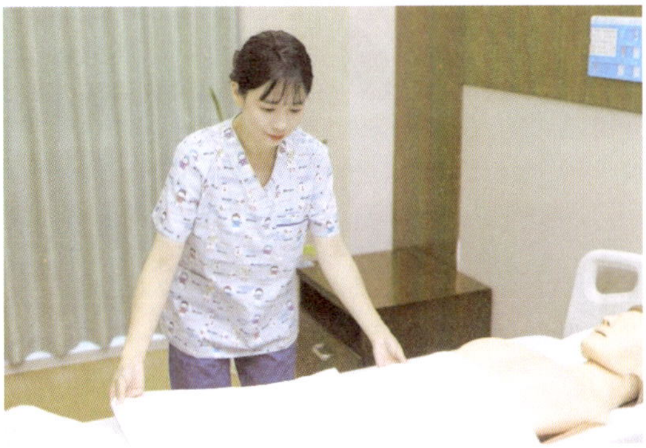

图 2-38　打开浴巾上部，遮盖患者腹部

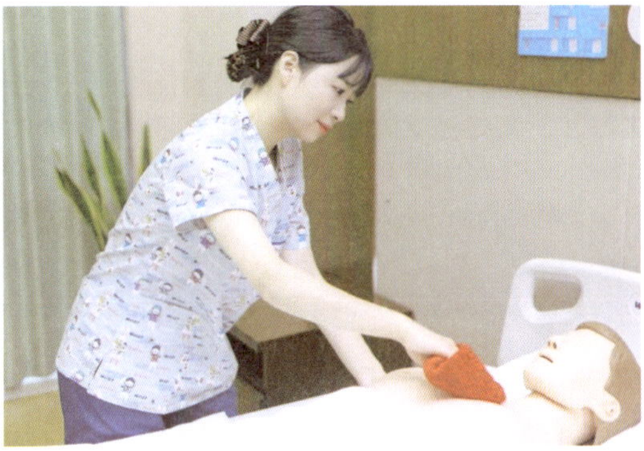

图 2-39　擦洗胸部

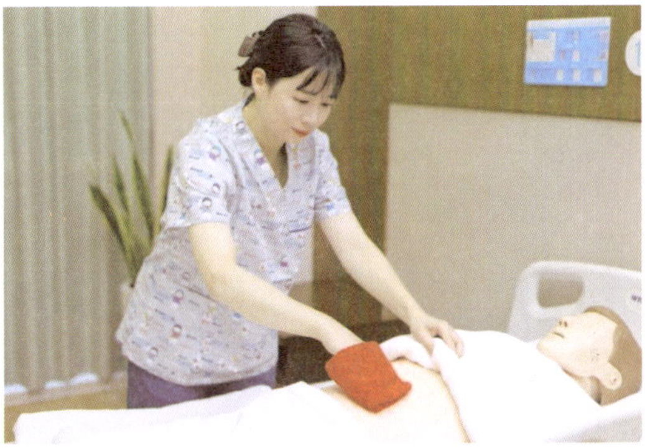

图 2-40　遮盖胸部、打开浴巾下部，擦洗腹部

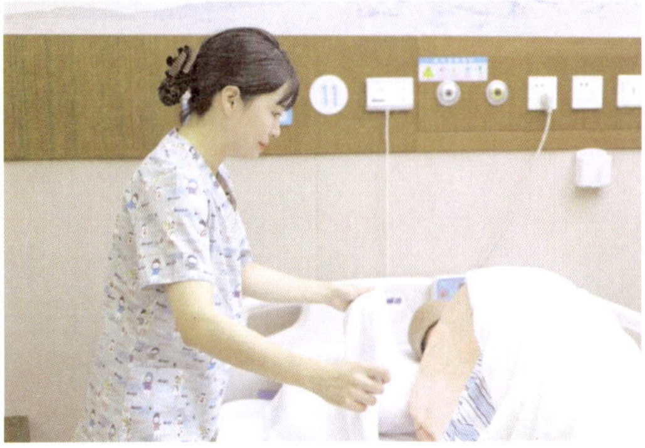

图 2-41　撤下浴巾、盖好被子，协助患者翻身侧卧、背部一侧被子向上折叠，用浴巾遮盖其背臀部

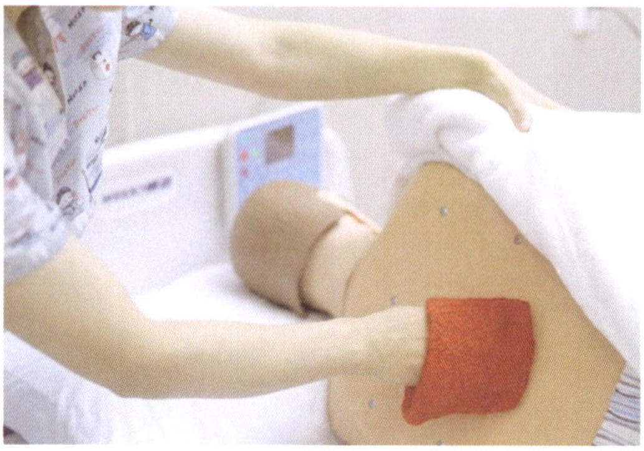

图 2-42　打开浴巾、擦洗背臀部

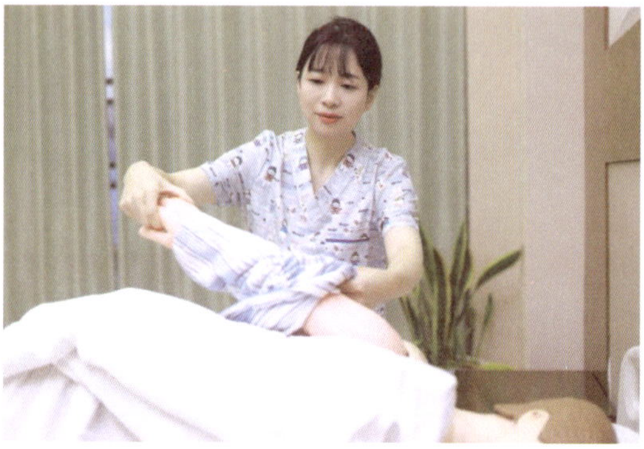

图 2-43　给患者更换上衣：先穿好上侧手臂衣袖，将另一侧衣袖塞到对侧

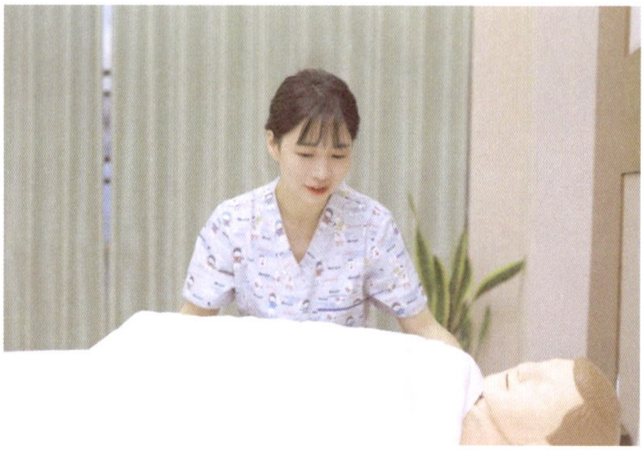

图 2-44　协助患者平卧

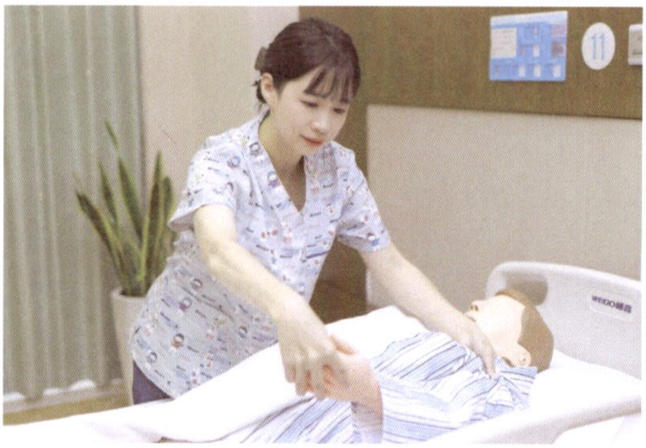

图 2-45　穿好对侧衣袖，盖好被子

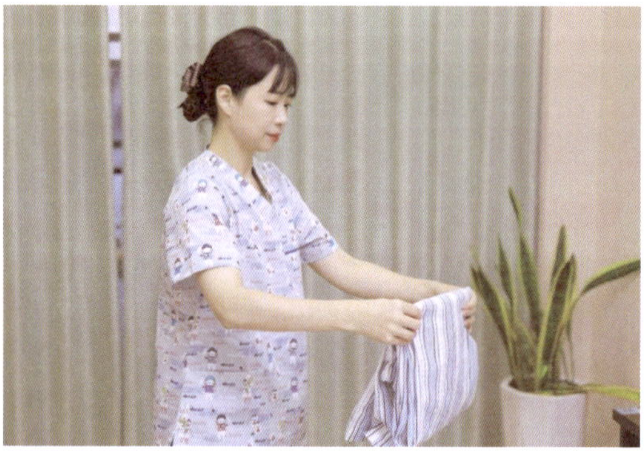

图 2-46　脱下患者裤子

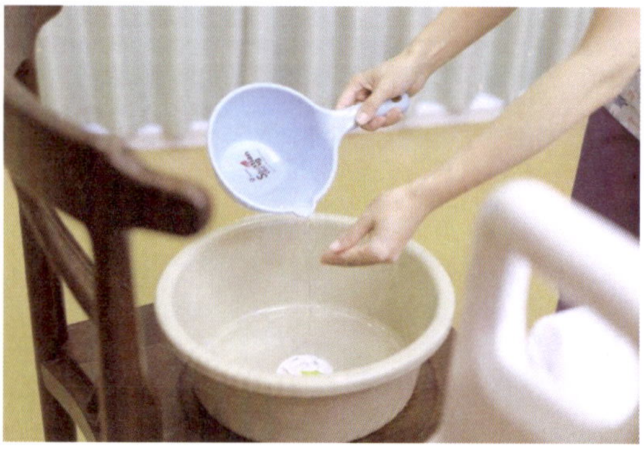

图 2-47　重新更换清洁温水和毛巾

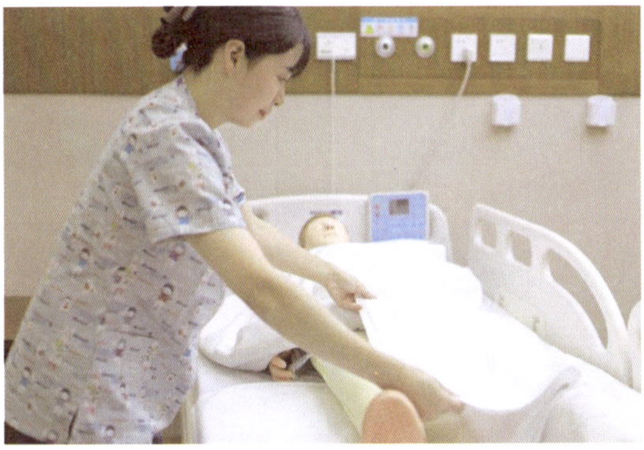

图 2-48　将浴巾半铺半盖于近侧腿下

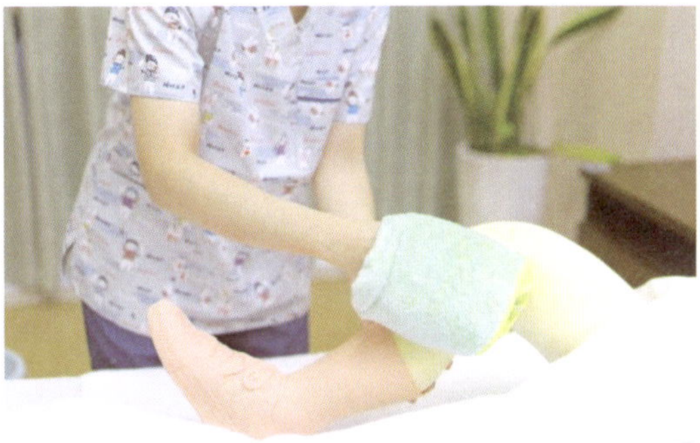

图 2-49　打开浴巾，一手固定下肢踝部呈屈膝状，另一手由小腿向大腿方向擦洗。注意对腘窝和腹股沟处重点擦洗。同法擦洗对侧

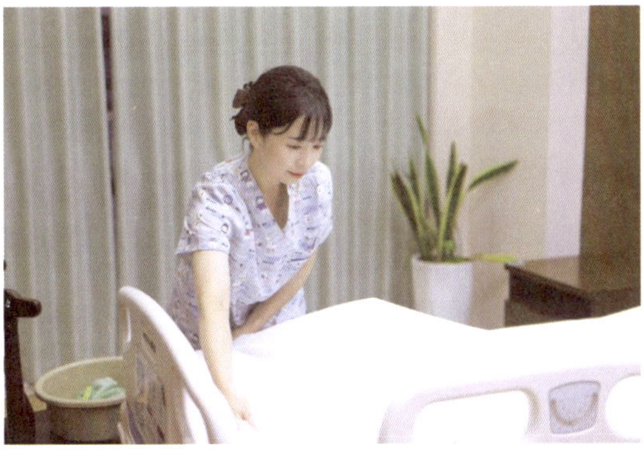

图 2-50　撤去浴巾、盖好被子

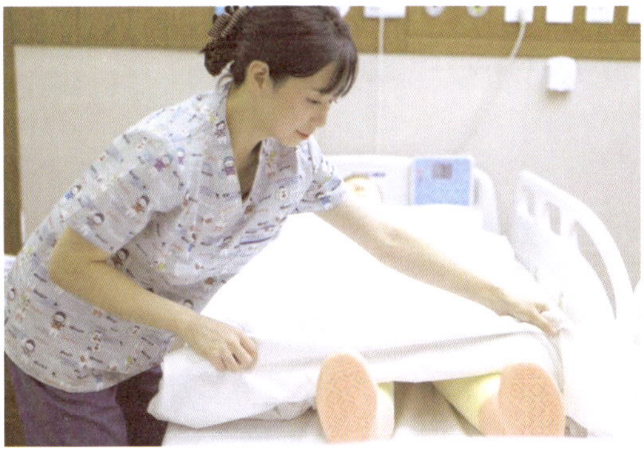

图 2-51　将被尾打开，露出双脚

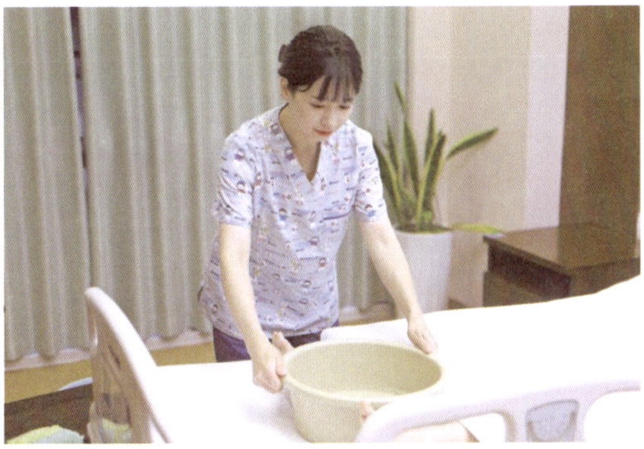

图 2-52　在双脚下垫上浴巾，将水盆放在患者两脚之间

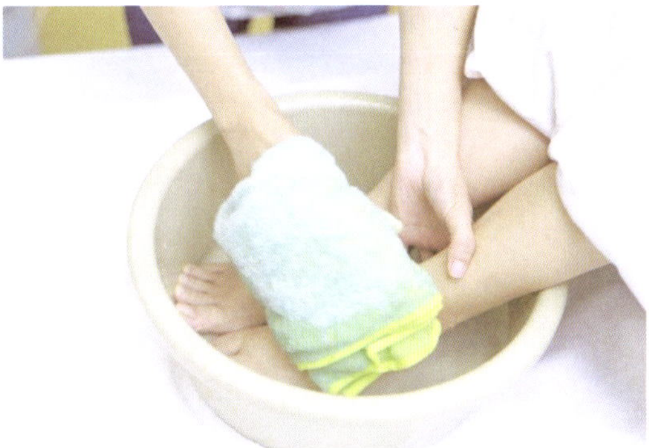

图 2-53　将患者双足微曲，放入盆内浸湿

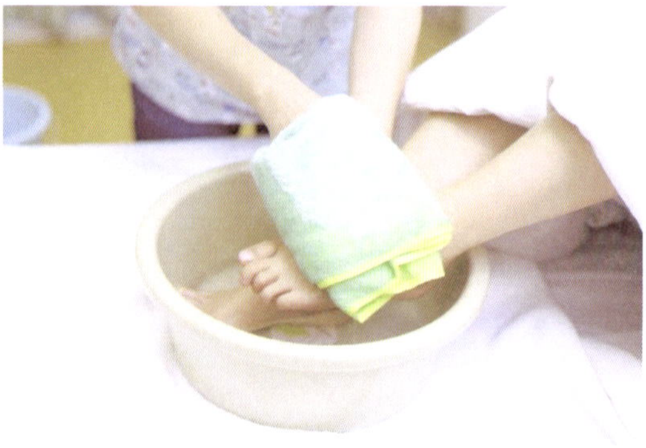

图 2–54　依次揉搓脚掌、脚背、足跟、趾缝、脚踝

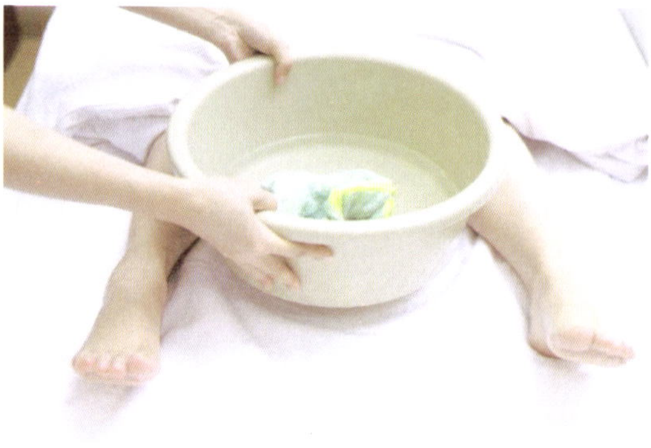

图 2–55　洗净双脚、撤去水盆

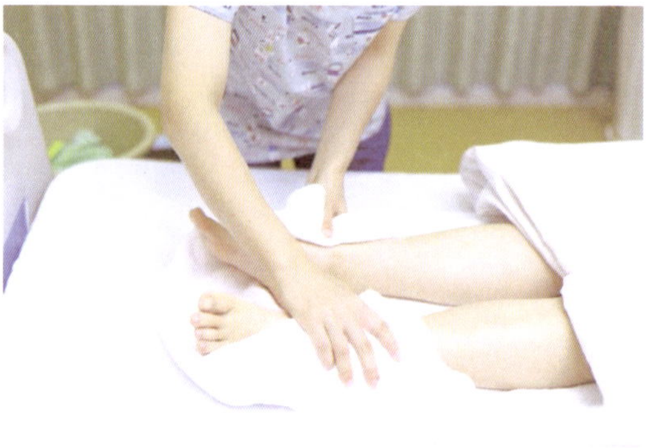

图 2–56　擦干双脚，撤去浴巾、盖好被子

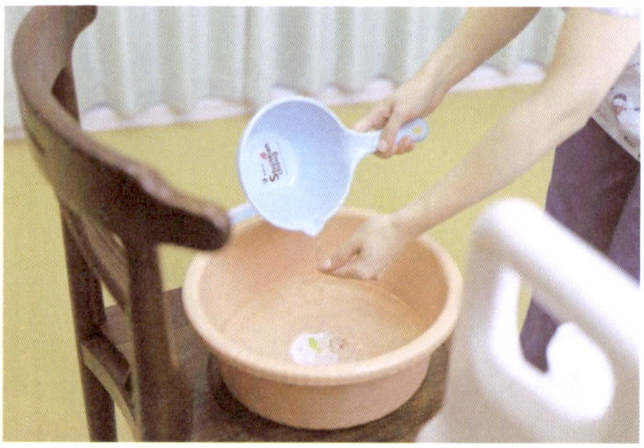

图 2–57　更换水盆、毛巾及清洁温水

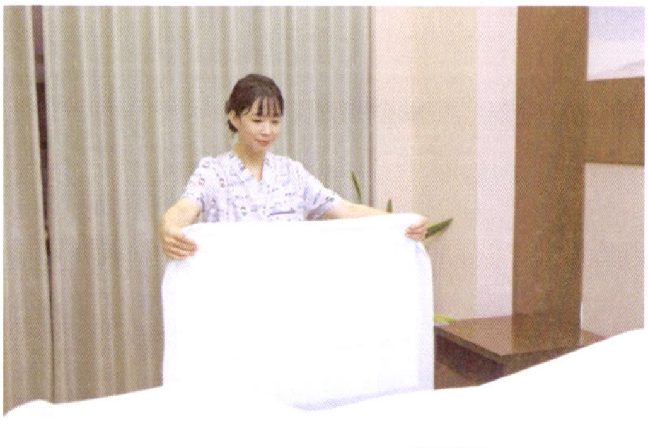

图 2–58　在患者臀下垫护理垫

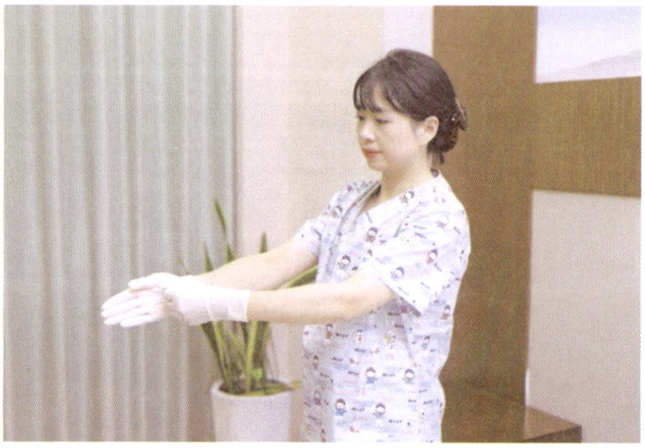

图 2–59　戴手套

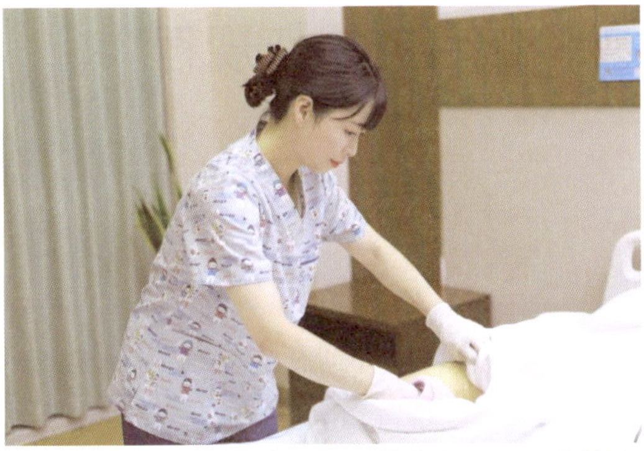

图 2-60　露出患者会阴部，按由上而下、由外向内的顺序擦洗会阴部、肛门，反复擦洗直至清洁无异味

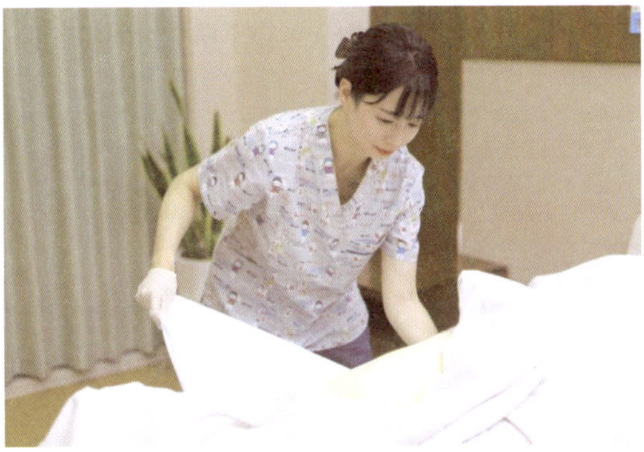

图 2-61　协助患者翻身，撤走护理垫

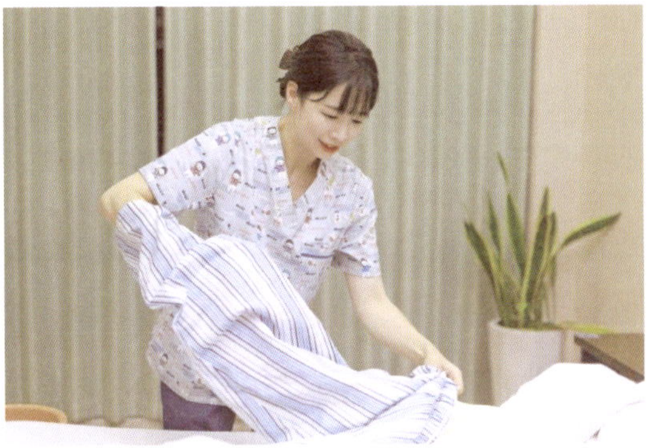

图 2-62　为患者更换清洁裤子

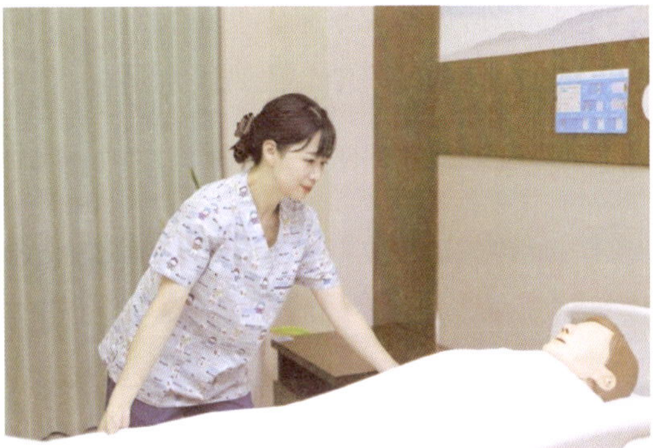

图 2-63　盖好被子，整理床铺，询问患者需求。处理用物，清理地面积水

## 【知识拓展】

如何对身上有伤口或管道的患者进行床上擦浴

（1）操作前告知患者配合的要点及注意事项，取得患者配合。

（2）检查妥善固定和保护各管道，有伤口的地方避免擦洗、浸湿。

（3）擦洗时可以用护理垫进行遮盖保护，避免伤口污染。

（4）必要时由双人配合擦洗。

# 第四节 更换衣服、床单、被套的操作规程

## 【案例导入】

王某，女性，因突发言语不清 6h 入院，患者右侧偏瘫，应如何在护士指导下为患者更换衣服、床单、被套？

## 【操作目的】

（1）保持床单位平整，使患者舒适，预防压力性损伤。

（2）保持病室整洁、美观、舒适。

## 【风险点及预防】

### 1. 坠床

（1）操作前检查床栏稳定性，是否已经固定。

（2）操作期间，拉好对侧床栏，对于烦躁患者需多人协助。

（3）使用约束带的患者单边轮换进行。

（4）操作结束后，应将摇把归位。

### 2. 着凉

保持室内温度适宜，准备好更换的衣服，加快更换速度。

### 3. 管道脱出

操作前检查患者管道，妥善固定并防止牵拉、压折。

## 【操作要点】

（1）操作前："一评二调三保护"，评估患者配合程度及活动能力及有无伤口，调高室温，关上门窗保护患者隐私。

（2）操作中："一序二暖"，对偏瘫患者注意穿脱顺序，脱"先健后患"；穿"先患后健"，做好保暖。

（3）操作后："一整二拉三询问"，整理衣裤、床单位、拉好床栏，询问患者感受及需求。

## 【操作前准备】

（1）护理员准备：着装规范、修剪指甲、洗手。

（2）患者准备：按需协助患者解大小便，妥善处理各种管道。

（3）环境准备：调节室温至 24℃以上，关门窗、遮挡患者。

（4）用物准备：清洁衣物、裤子，扫床刷一把，清洁床单、被罩、枕套，扫床车。

## 【操作流程】

### 1. 更换衣服

见图 2-64 ～图 2-96。

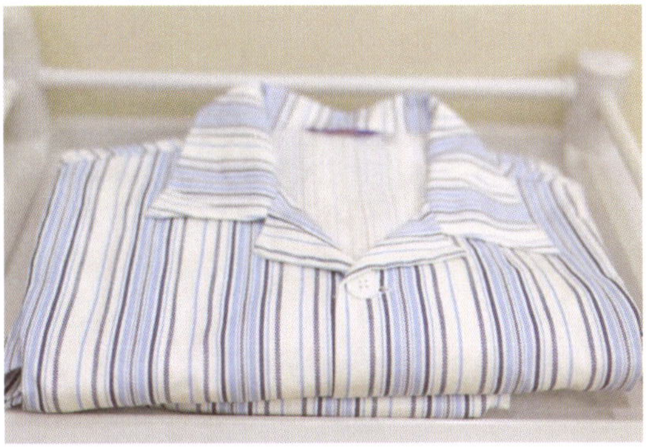

图 2-64　备齐用物，携至患者床旁

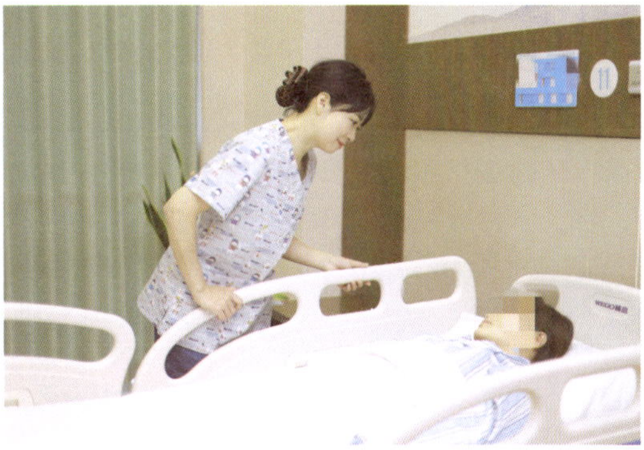

图 2-65　向患者解释操作目的，取得配合，查看患者无伤口及管道

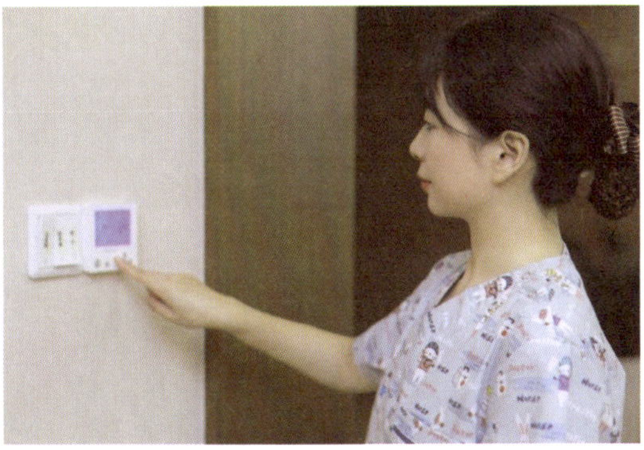

图 2-66　将室温调至 24℃以上、关好门窗、必要时拉屏风遮挡患者，保护患者隐私

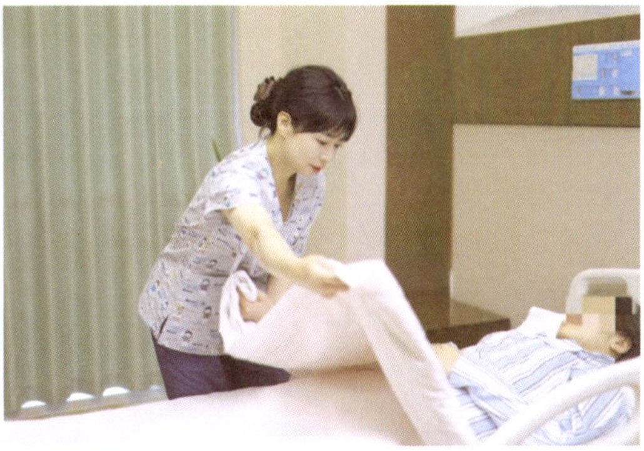

图 2-67　揭开患者盖被，折叠至床尾

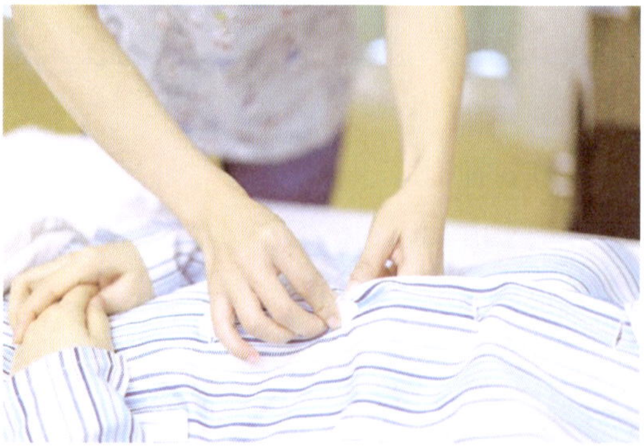

图 2-68　解开患者上衣纽扣

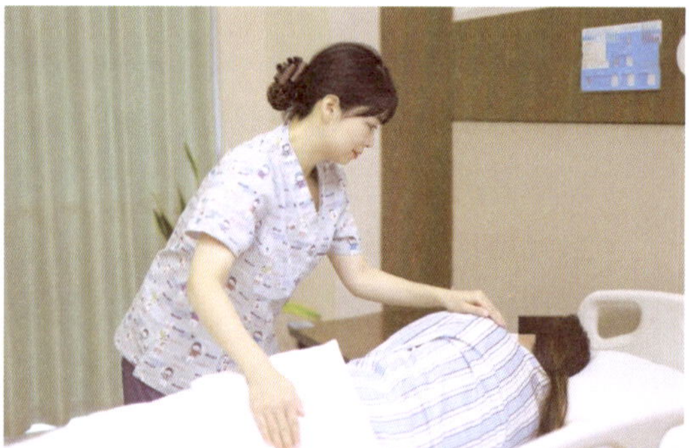

图 2-69　嘱患者弯曲双腿，双手放于胸前，一手扶住患者肩部、一手扶住患者髋部，协助患者朝护理员翻身

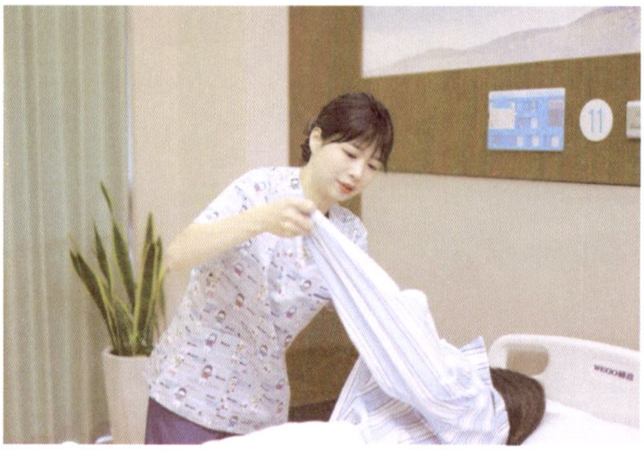

图 2-70　侧卧脱去一侧衣袖，注意偏瘫患者脱衣顺序："先健后患"

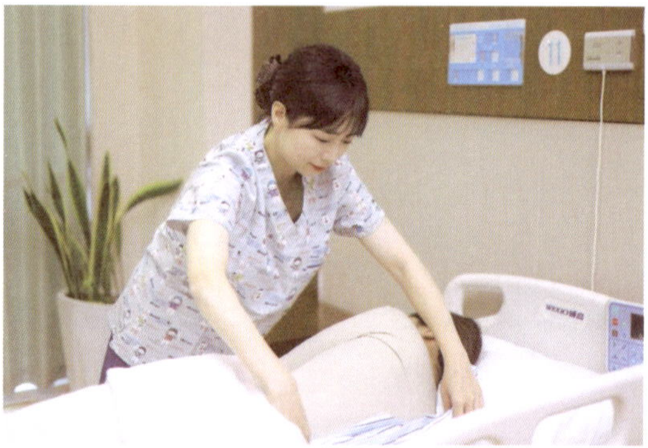

图 2-71　将脱下的衣物平塞在背后

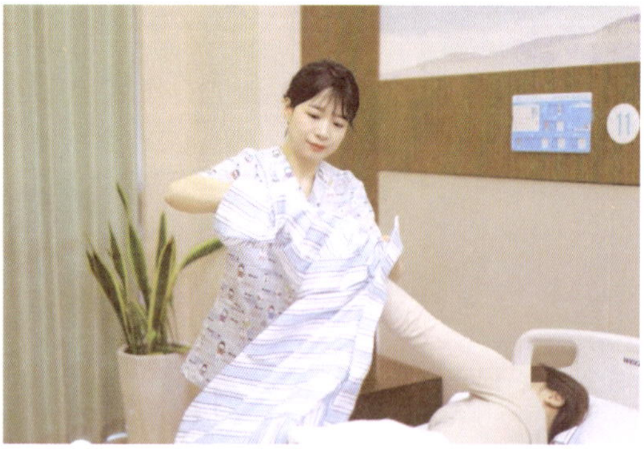

图 2-72　为患者穿好一侧干净衣袖，偏瘫患者注意穿衣顺序："先患后健"

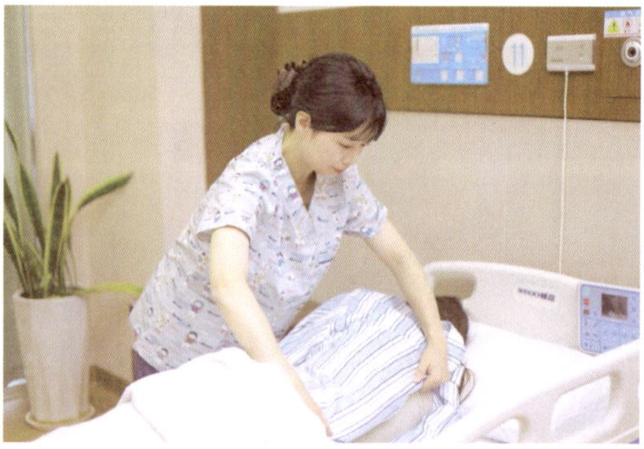

图 2-73　其余部分平整地塞在患者身下

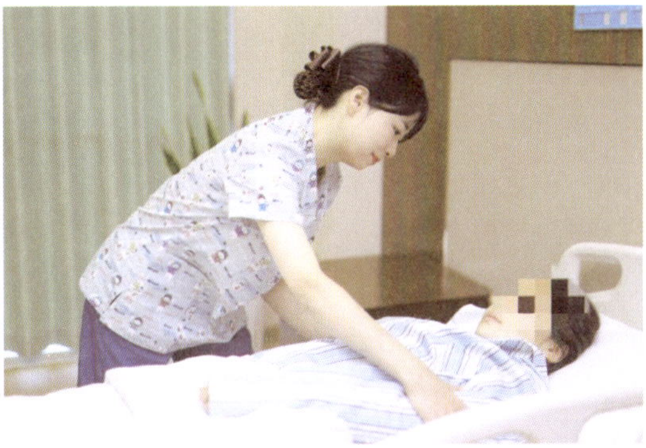

图 2-74　协助患者取平卧位

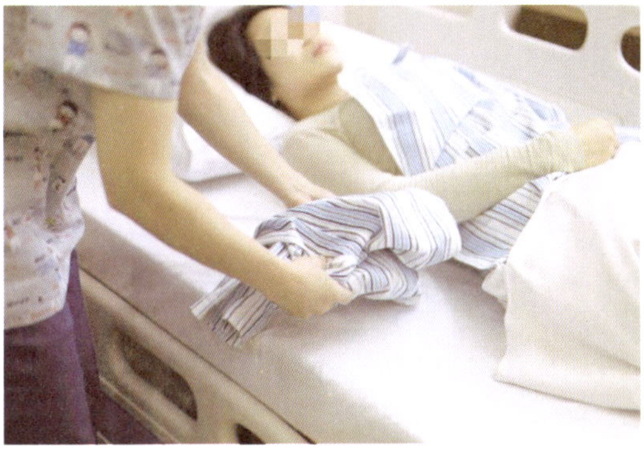

图 2-75　从患者的身下拉出被更换的上衣

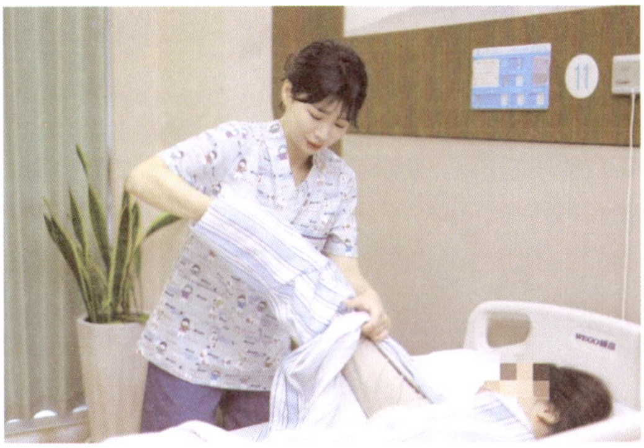

图 2-76　穿好另一侧干净衣袖

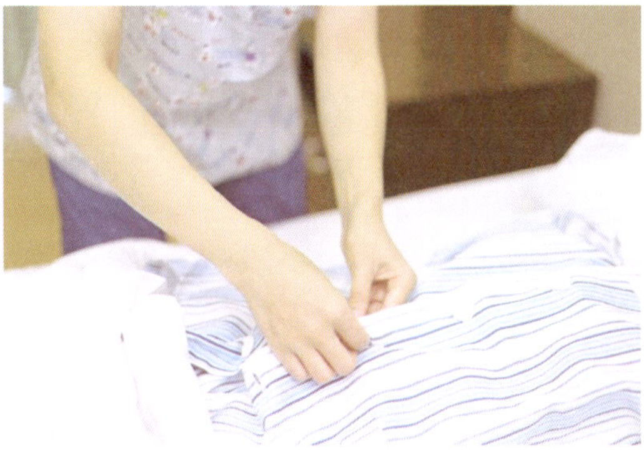

图 2-77　将两侧衣服拉拢，并扣好衣扣

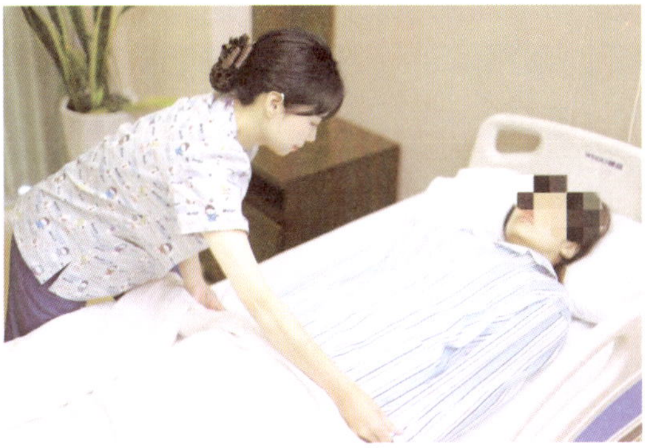

图 2-78　拉平患者的上衣衣袖

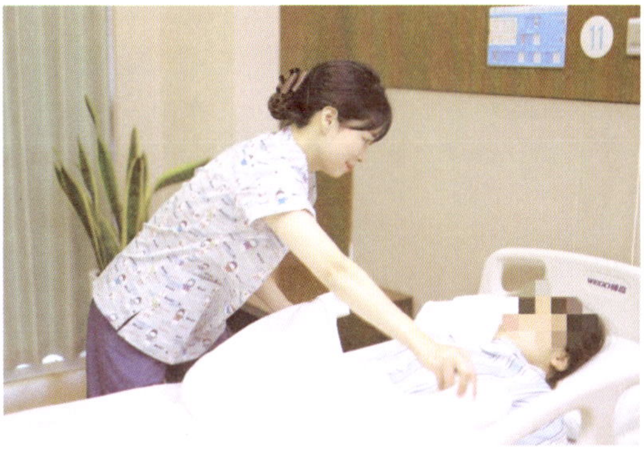

图 2-79　为患者盖好盖被

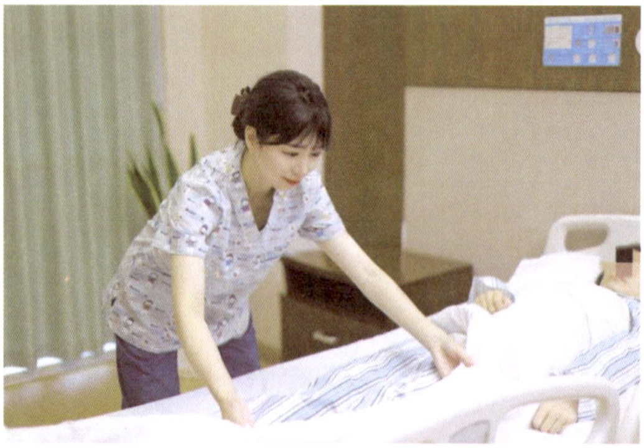
图 2-80　向对侧掀开患者下侧盖被

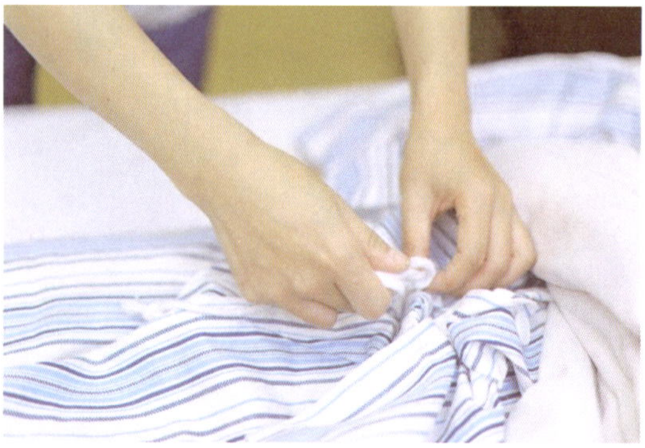
图 2-81　松开裤带或裤扣

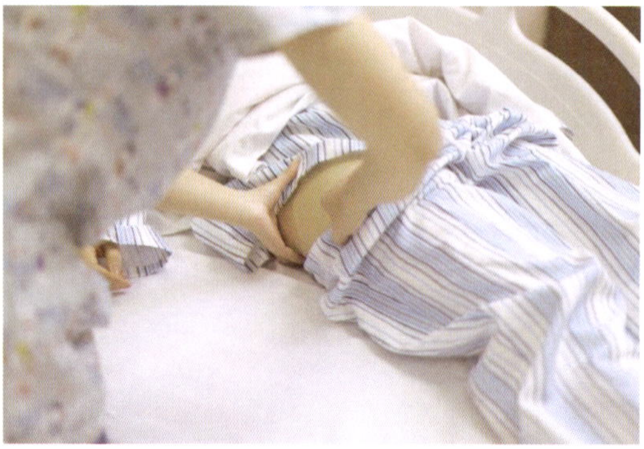
图 2-82　协助患者身体向左倾、顺势将右侧裤子向下拉至臀下

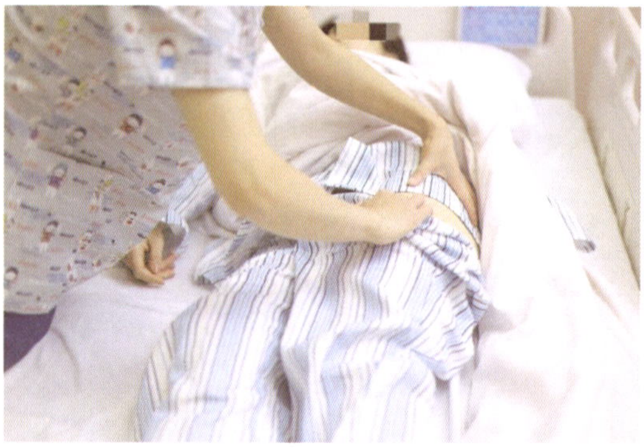
图 2-83　协助患者身体向右倾，将裤子左侧部分向下拉至臀下

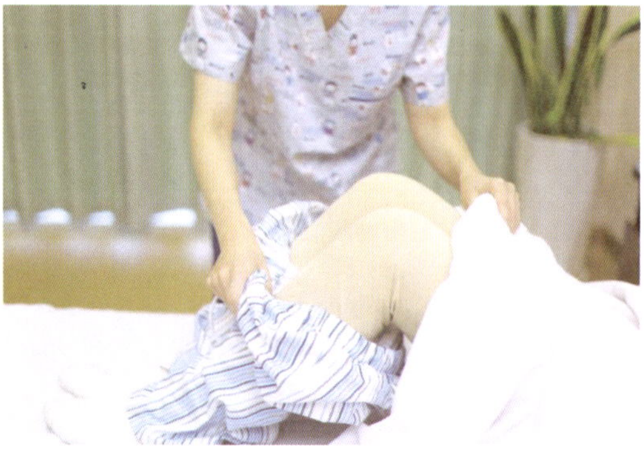
图 2-84　协助患者双腿弯曲，将裤子脱至膝盖下

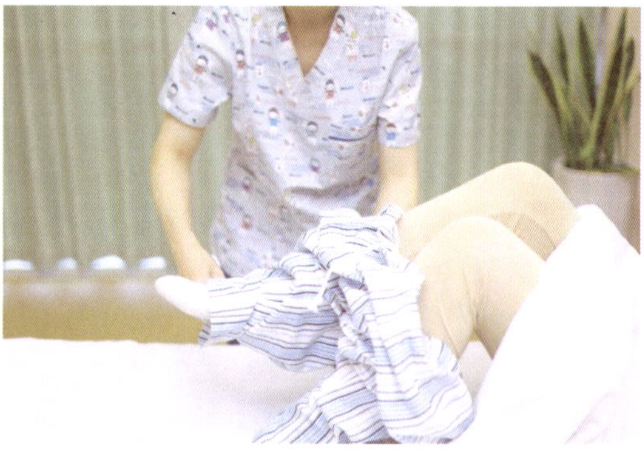
图 2-85　协助右腿抬起，脱下右侧裤腿

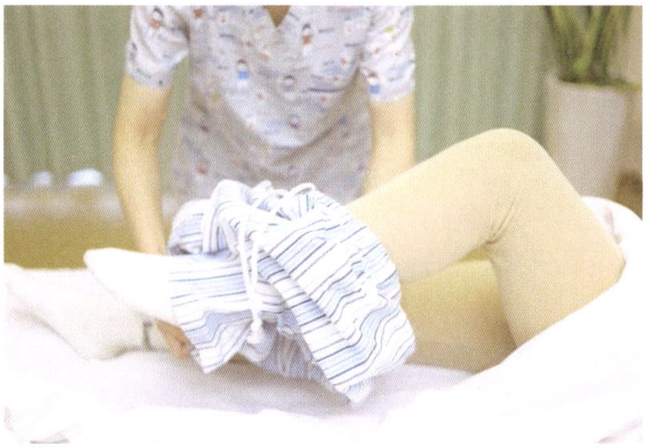
图 2-86　同法脱下左侧裤腿

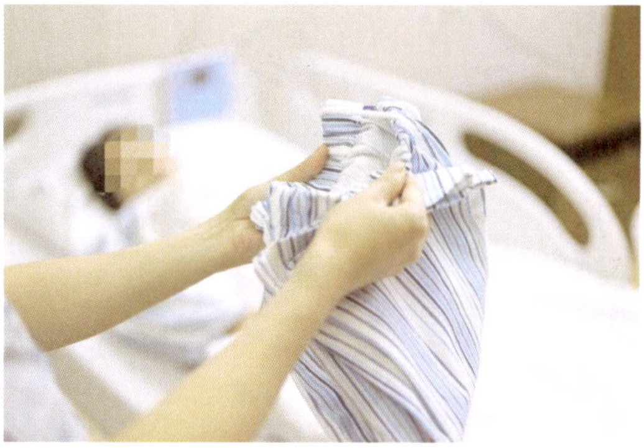
图 2-87　拿起清洁裤子，辨别正反面

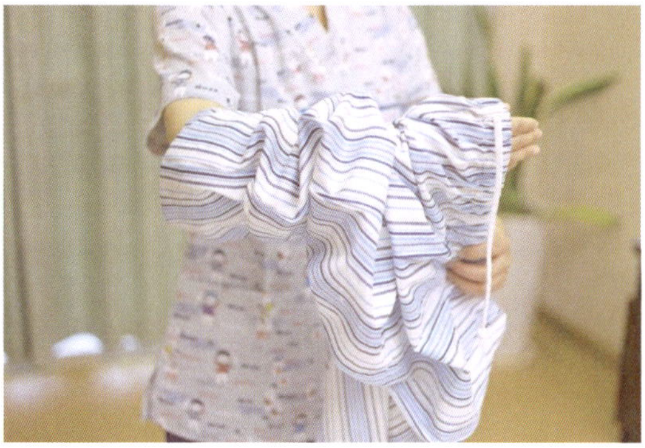
图 2-88　右手从裤管口套入至裤腰开口，裤带朝上

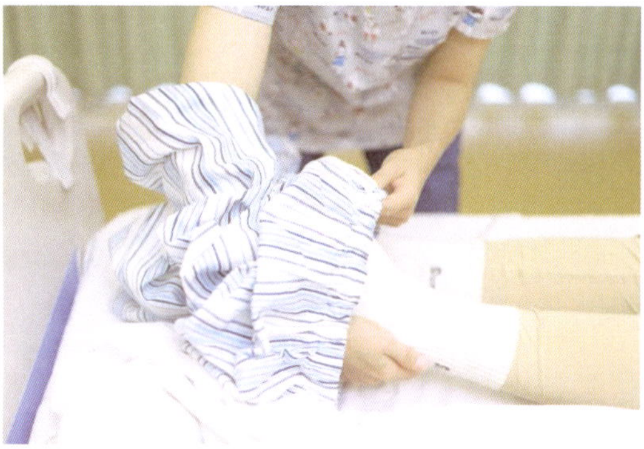
图 2-89　握住患者左脚踝

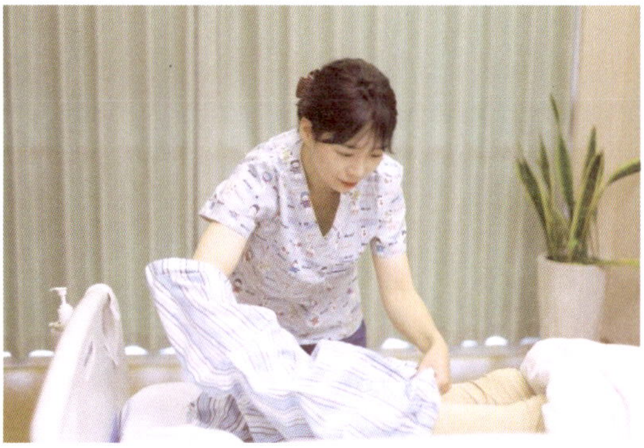
图 2-90　将裤管向患者大腿方向提拉，左脚露出裤管

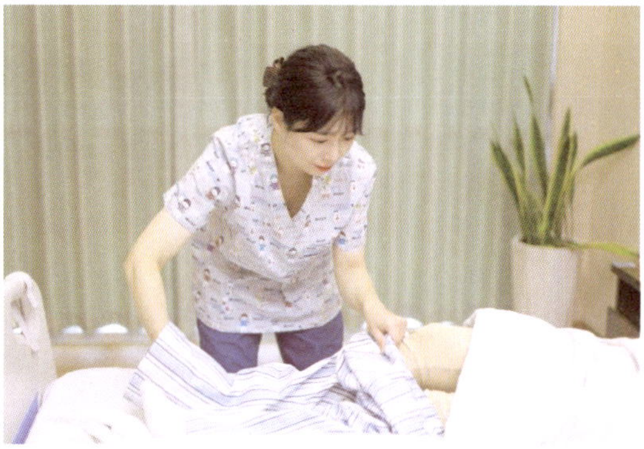
图 2-91　同法穿好右侧裤管

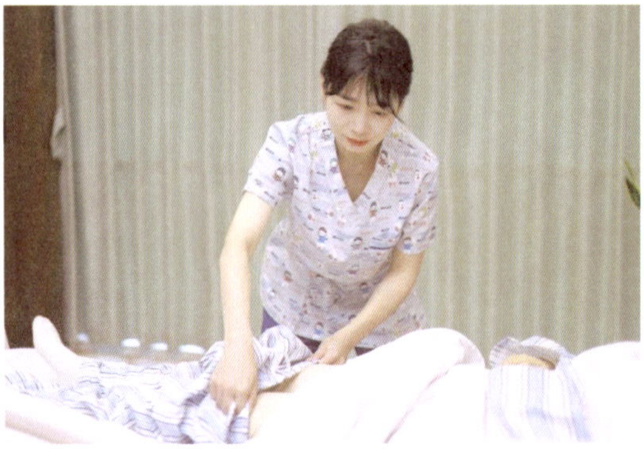

图 2-92　拉住两侧裤腰部分，向上提拉至患者臀部

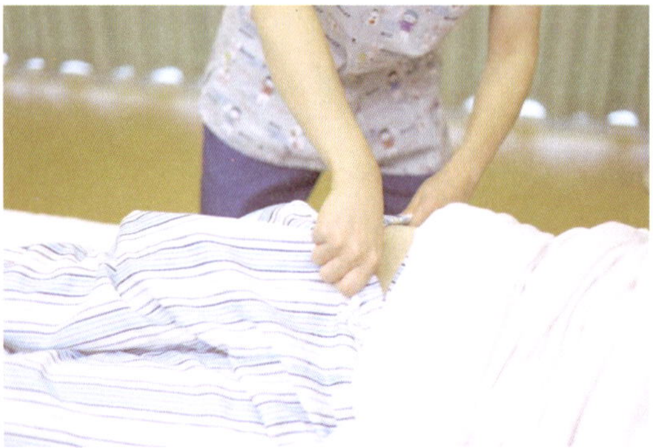

图 2-93　协助患者身体左倾，将右侧裤腰部分向上拉至腰部

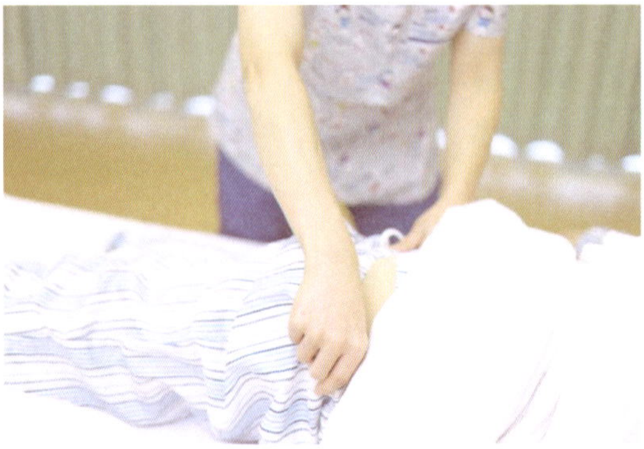

图 2-94　协助患者右倾，将左侧裤腰部分向上拉至腰部

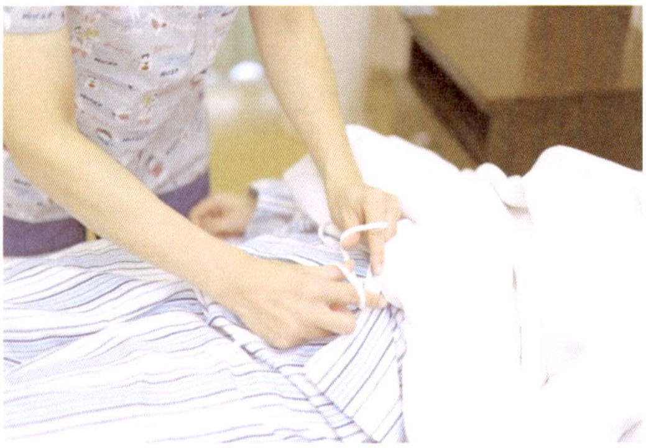

图 2-95　系好裤带、裤扣，整理好裤子

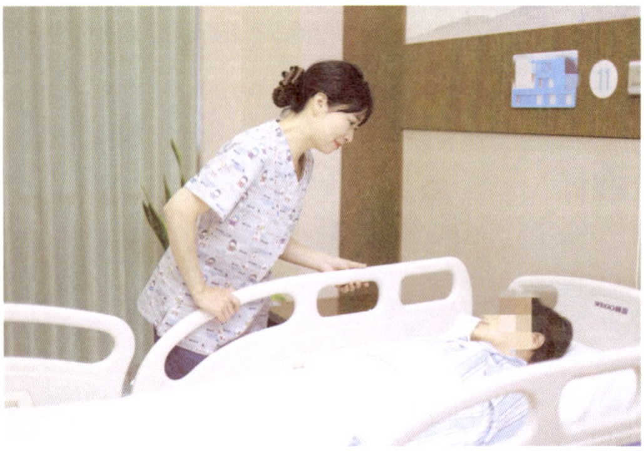

图 2-96　协助患者盖好盖被，整理床铺、询问需求

### 2. 更换卧床患者的床单、被套

见图 2–97 ～图 2–131。

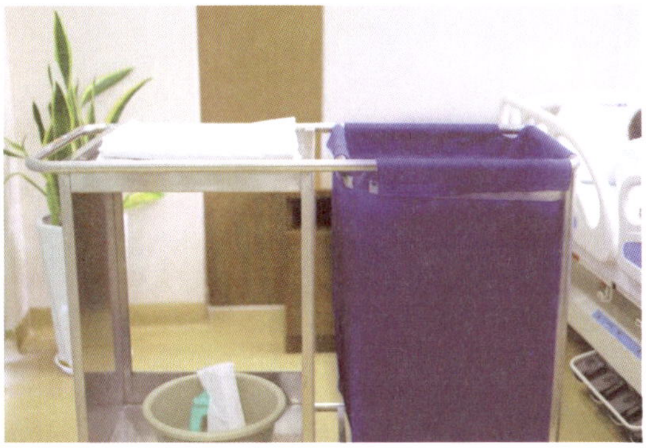

图 2–97　备齐用物，携至患者床旁

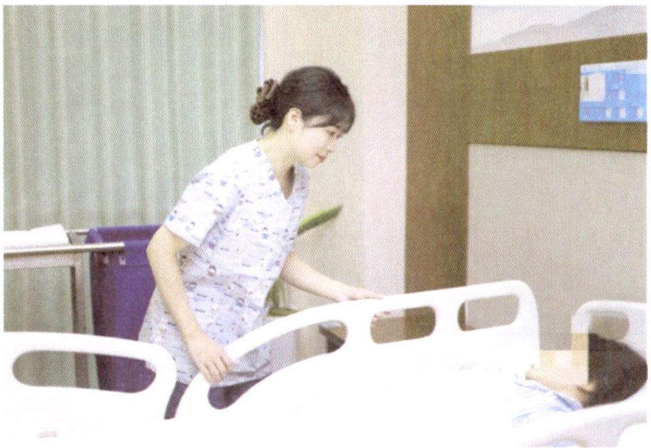

图 2–98　移开床旁桌椅，向患者解释，取得患者配合。查看患者无伤口及管道，关闭门窗，必要时拉好围帘保护患者隐私

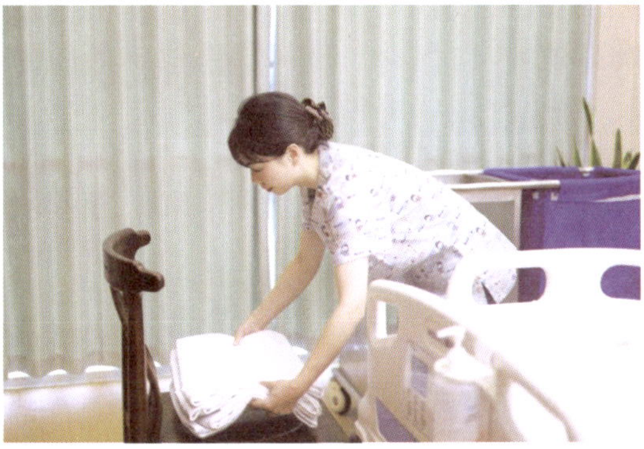

图 2–99　将物品按使用顺序放在床尾椅子上，上层床单、中层被罩、下层枕套

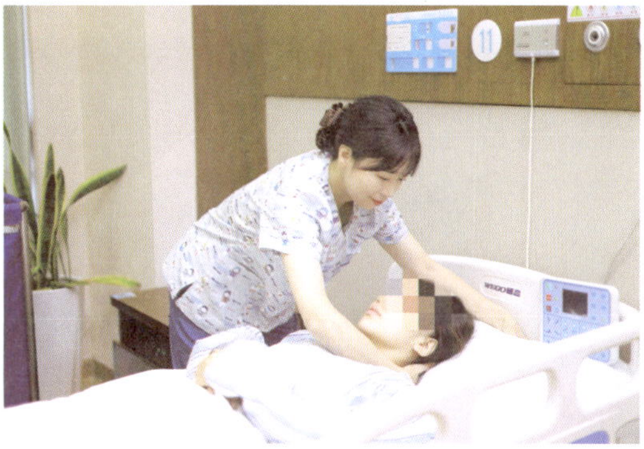

图 2–100　站在患者右侧，一手托起患者头部，一手将枕头平移至床的左侧

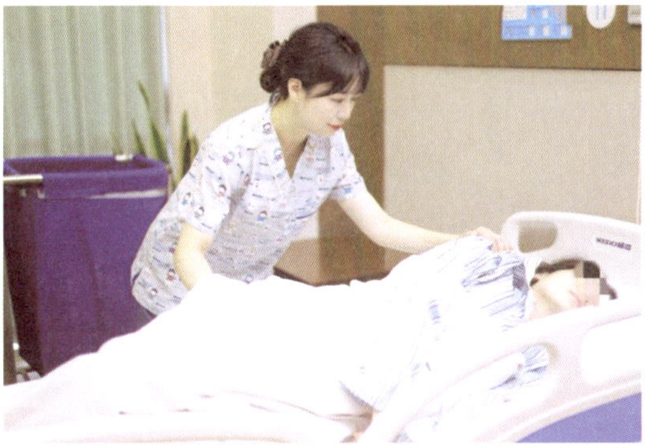

图 2–101　协助患者翻身侧卧至床的左侧

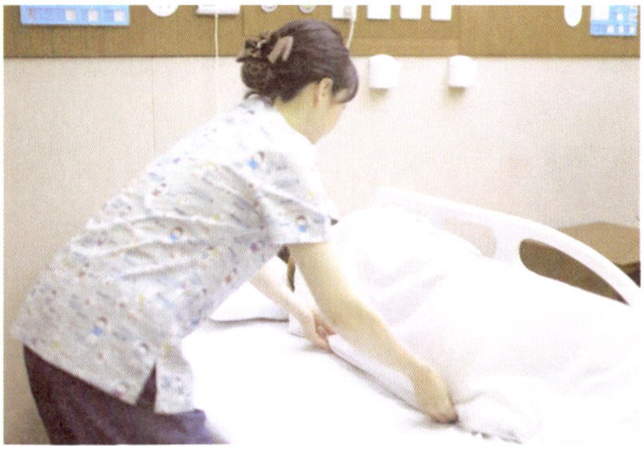

图 2–102　患者背向护理员，为患者盖好被子

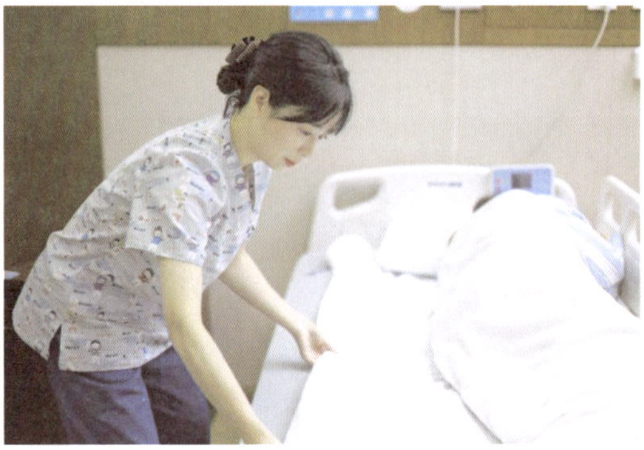

图 2-103 从床头至床尾松开近侧床单，将床单向上卷起，直至患者身下

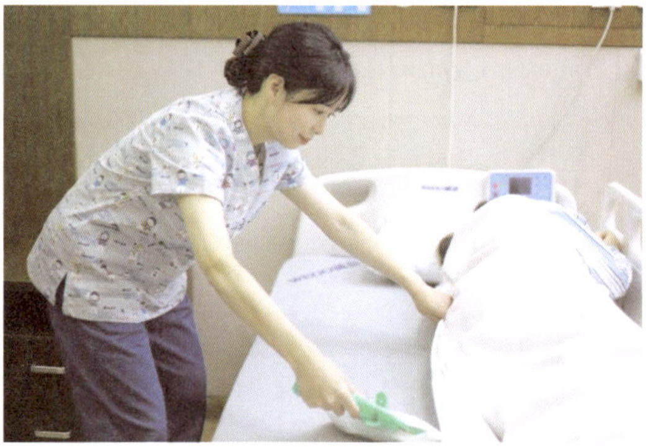

图 2-104 用扫床刷从床头扫至床尾，每一刷都要重叠上一刷的 1/3，避免遗漏

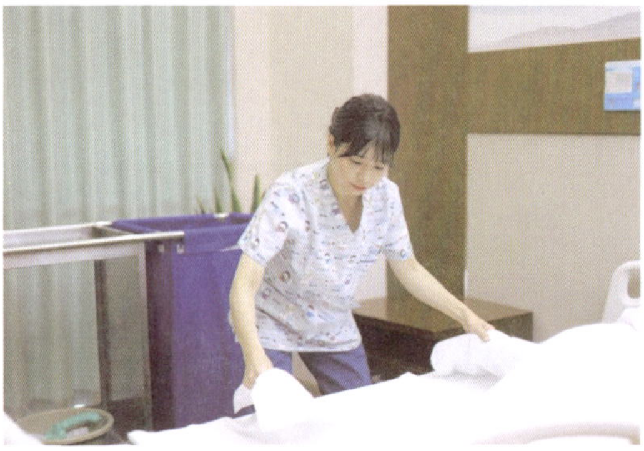

图 2-105 取清洁床单，纵向中线对齐床中线，展开近侧床单平铺于床褥上

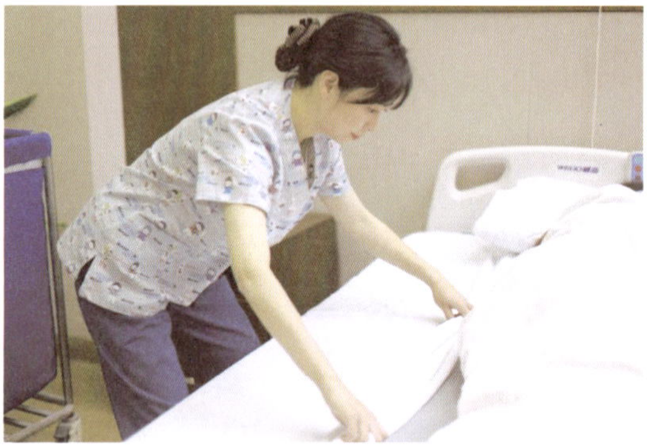

图 2-106 余下的一半塞于患者身下

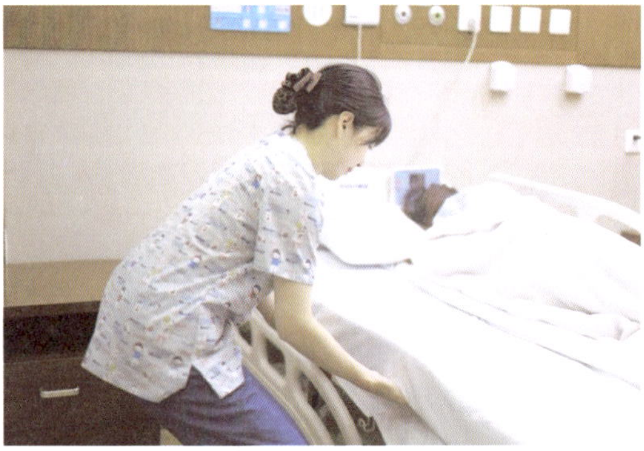

图 2-107 分别将近侧床单的床头、床尾部分反折于床褥下、绷紧床单，再将近侧下垂部分的床单平整塞于床垫下

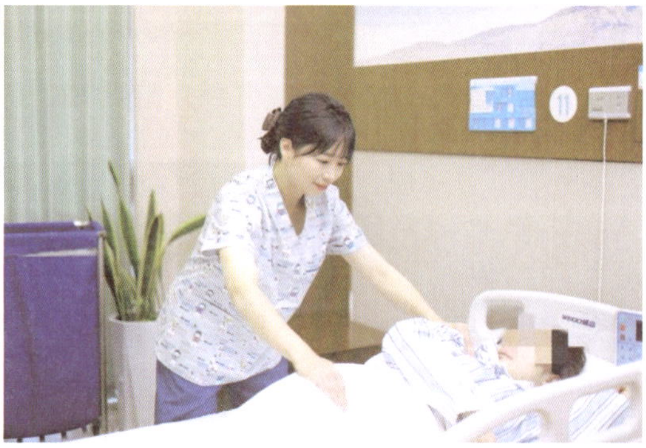

图 2-108 将枕头移至近侧，协助患者翻转身体，侧卧于清洁大单上

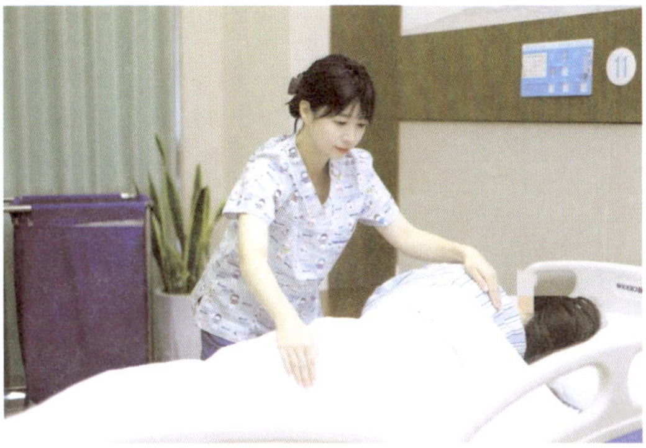
图 2-109　使患者侧卧，面向护理员，盖好被子

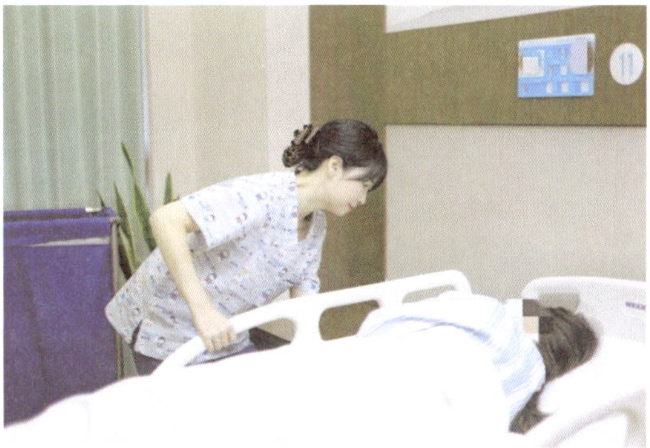
图 2-110　拉上床档

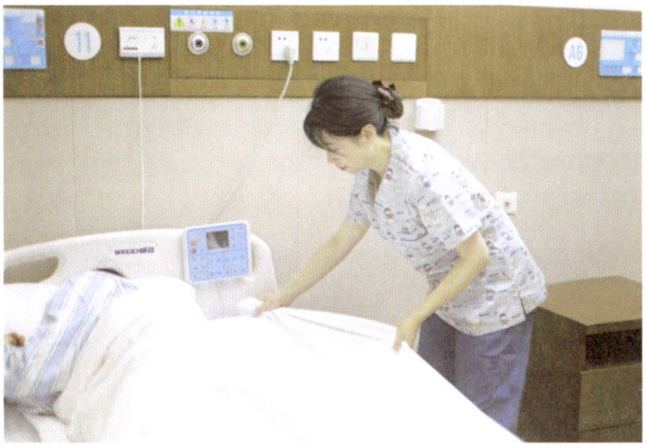
图 2-111　护理员移至床的对侧，从床头至床尾松开床单。将床单向上卷起

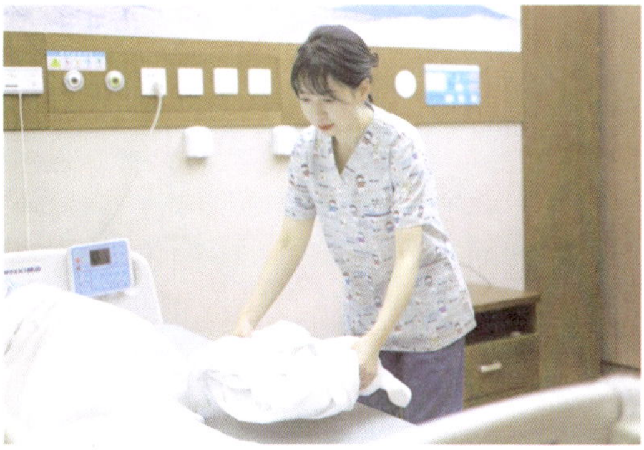
图 2-112　将污床单从床头、床尾向中间卷起，放在污衣袋内

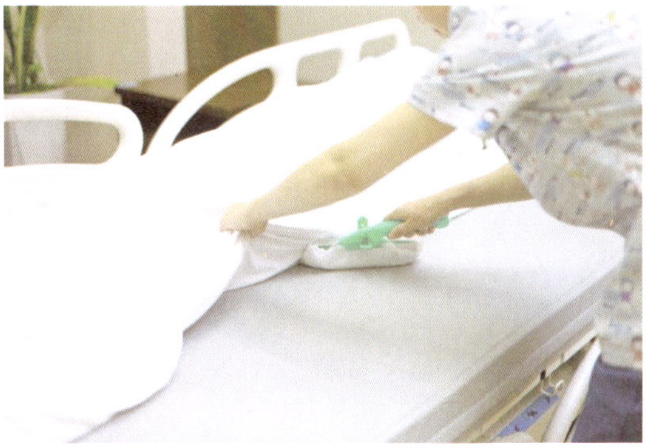
图 2-113　清扫褥垫上的渣屑

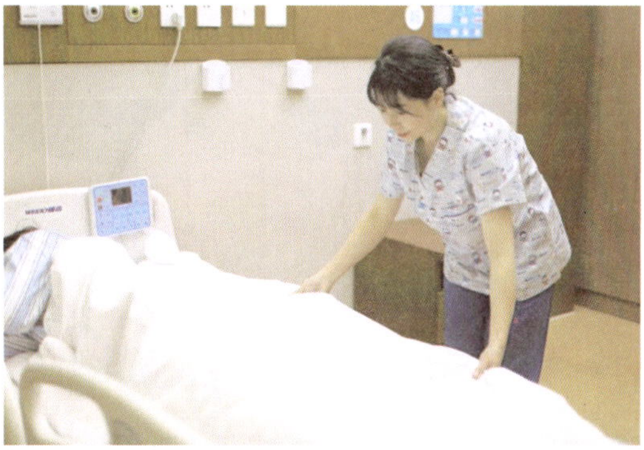
图 2-114　拉平患者身下的清洁床单，平整铺于床褥上，方法同前

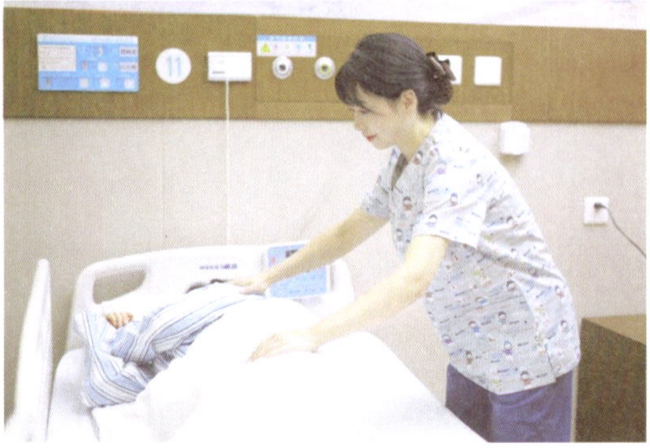

图 2-115　协助患者平卧于床中线上，盖好被子

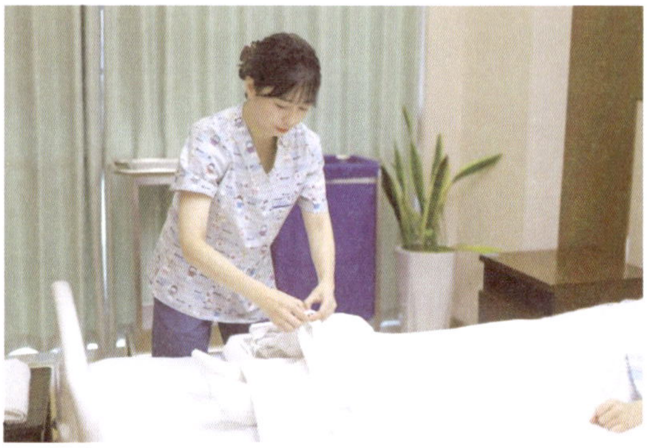

图 2-116　松开被罩被尾

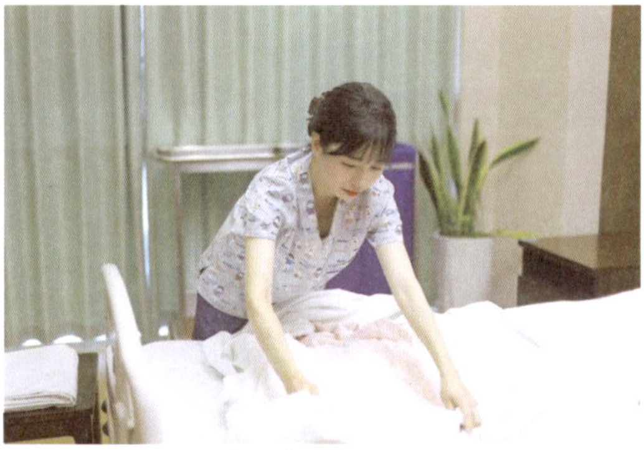

图 2-117　打开被罩被尾开口端

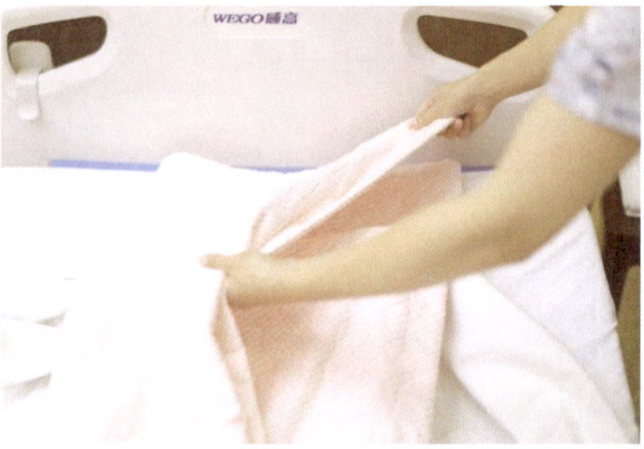

图 2-118　一手揪住被罩边缘，一手伸入被罩中，分别将两侧被罩向中间对折

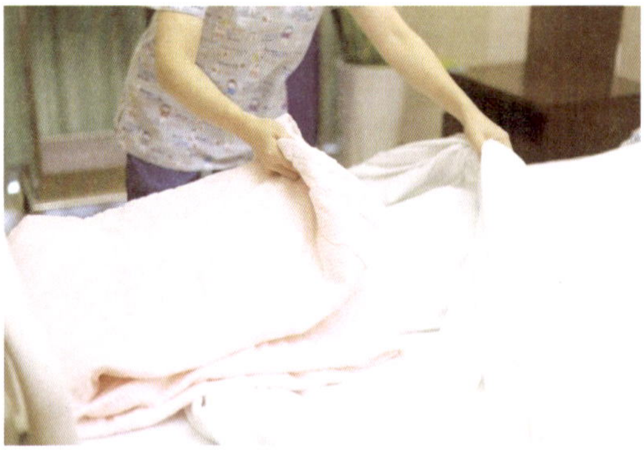

图 2-119　一手抓住被罩被头部分，一手抓住被胎被头部分，将被胎呈 S 形从被罩中撤出。折叠置于床尾。被罩仍覆盖在患者身上

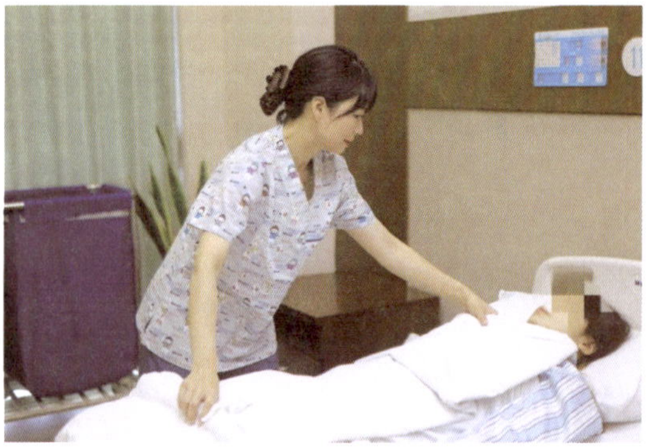

图 2-120　取清洁被罩平铺于污被罩上，被罩中线对准床中线，床罩的被头部分置于老年人颈部

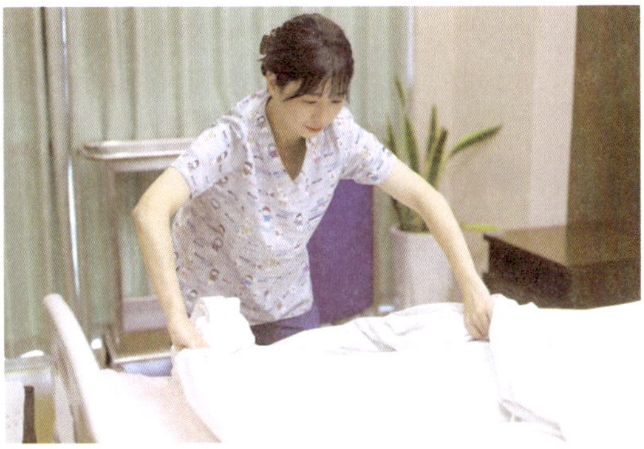

图 2–121　打开被尾开口端

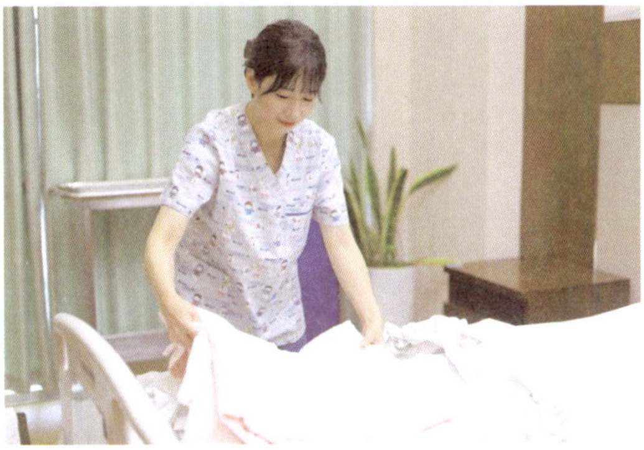

图 2–122　一手抓住被胎，将被胎装入清洁被罩内

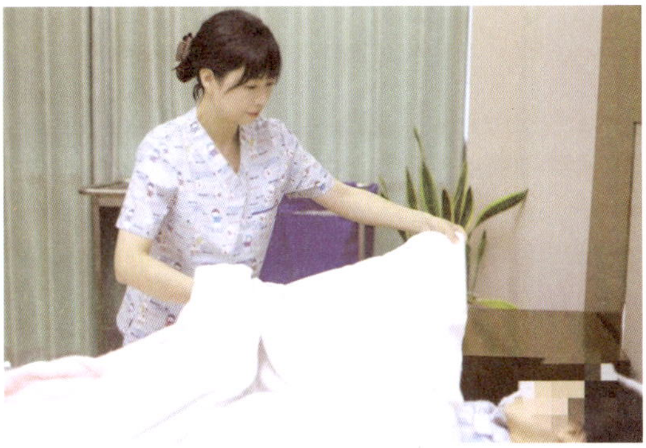

图 2–123　在被罩内将被胎向两侧平铺展开，使被胎与被罩贴合

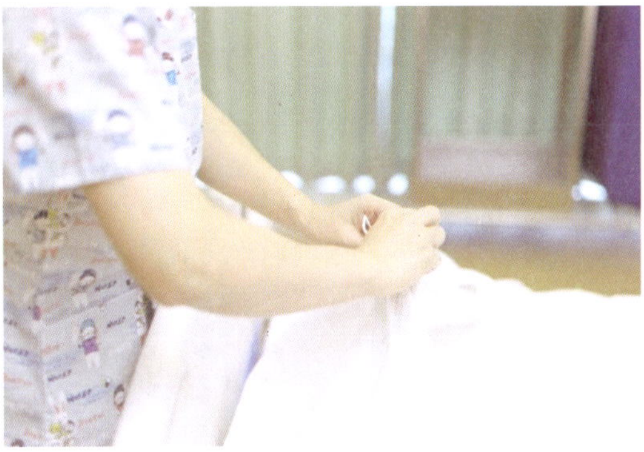

图 2–124　系好被尾系带

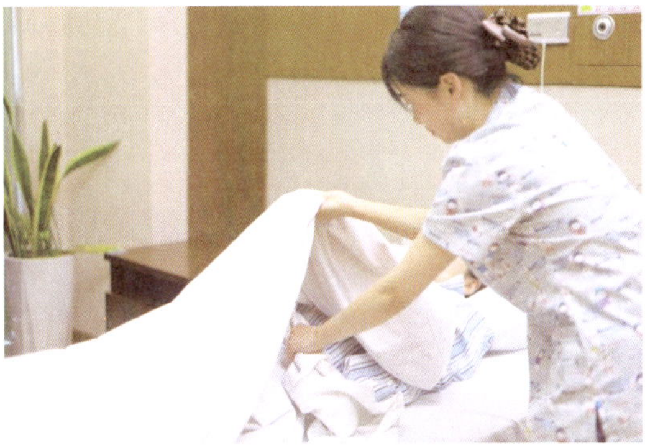

图 2–125　从床头向床尾方向翻卷，撤出污被罩，放在污衣袋内

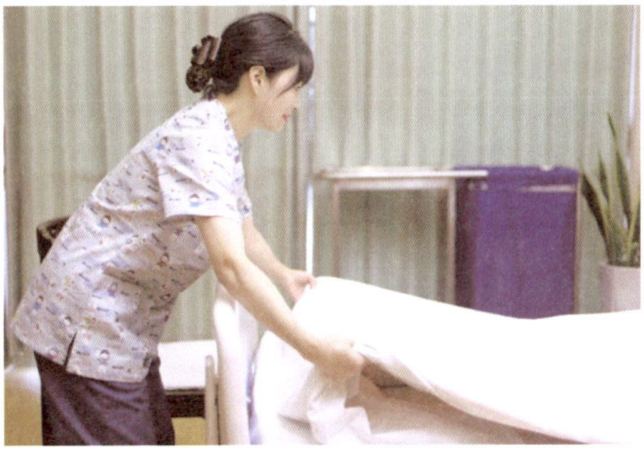

图 2–126　整理好被子，将被尾折叠平整

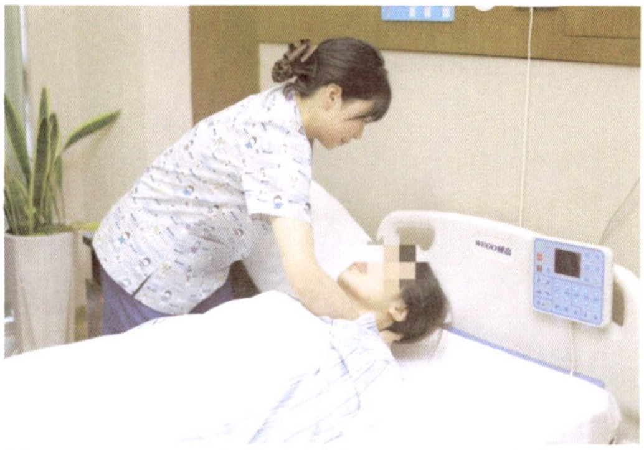
图 2-127　一手托住患者头部，另一手撤出枕头

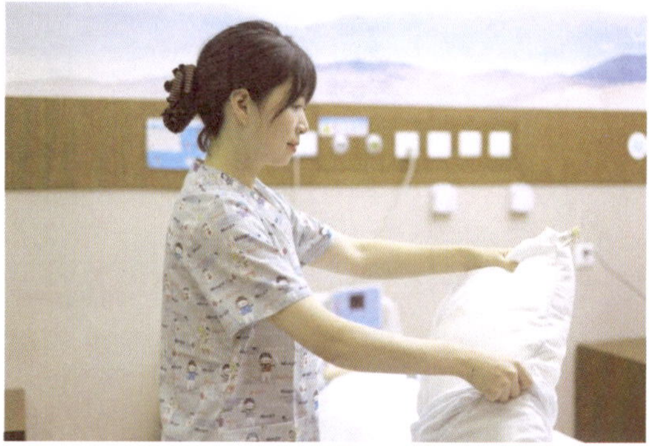
图 2-128　将枕芯从枕套中撤出，将污染的枕套放在污衣袋内

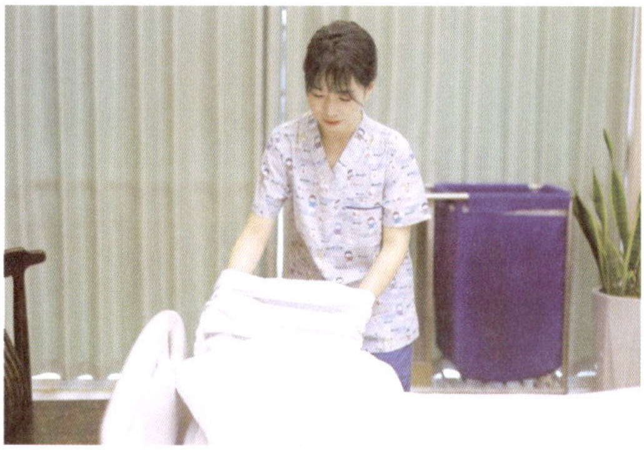
图 2-129　取清洁枕套，翻转内面朝外，双手伸进枕套内撑开，揪住两内角，抓住枕芯两角，翻转枕套套好，系好系带

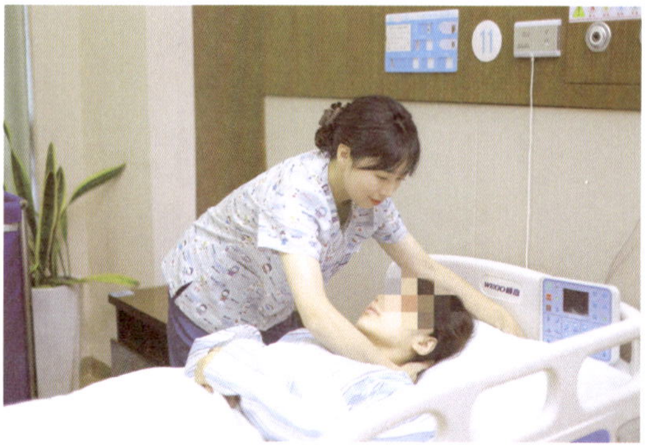
图 2-130　托起患者头部，将清洁枕头拉至患者头下适宜位置，枕头开口背门而放

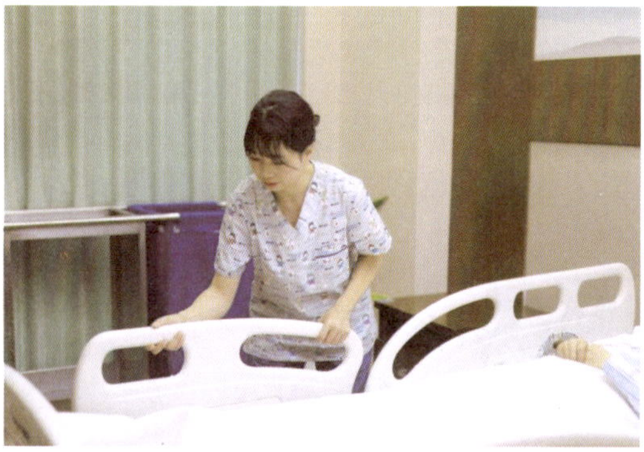
图 2-131　整理用物，将换下的被褥统一洗涤消毒。询问患者需求。移回床旁桌椅

## 【知识拓展】

1. 如何为偏瘫患者穿脱衣物

（1）穿衣服时，一般先穿患侧。因为患侧肢体活动不便，先穿患侧，可以利用健侧肢体帮助完成穿衣过程。比如穿衬衫，先把患侧手臂伸进袖子，再穿健侧。穿套头衣服时，要先把衣服套在头上，再穿两侧袖子，过程中尽量减少患侧肩膀大幅度活动，防止脱臼等情况。裤子的话，先穿患侧腿，再穿健侧腿，然后慢慢拉到腰部。

（2）脱衣服顺序则相反，先脱健侧。脱上衣先脱健侧袖子，再用健侧手帮助患侧手臂脱出。脱裤子先脱健侧，再脱患侧。并且在穿脱过程中，要选择宽松、舒适、容易穿脱的衣物，比如有弹性腰围的裤子、开衫衣服等，方便患者操作，减少因穿脱衣困难带来的不适和损伤。

2. 如何更换留置管道患者在床上的床单、被套?

（1）准备工作：准备好干净的床单和被套，同时确保有足够的人手帮忙（一般至少两人），准备好固定管道的夹子等工具。

（2）更换床单：小心地将患者平移到床的一侧，尽量让患者靠近床边但要保证安全。把脏床单从另一侧卷起，塞在患者身下。将干净的床单铺在空出的床面上，展开一半，然后把患者平移到已经铺好的干净床单上，再将剩下的一半干净床单拉出来铺好，过程中注意管道不要被压住或扭曲。如果患者身上的管道较多，可以在护士的指导下用夹子暂时固定管道位置，防止其移位。

（3）更换被套：如果是有管道的患者，更换被套可以采用不抽出被芯直接更换被套的方法。将新被套反面朝外平铺在患者盖的被子上，然后将被子和被套一起从没有管道的一侧开始卷，一直卷到另一侧，接着把卷好的被子和被套一起从被套开口处翻过来，整理好 4 个角，最后把被子展开，调整好位置，整个过程要注意管道不要缠绕在被子里。

# 第三章　进食照护的操作规程

## 第一节　经口喂食、喂水的操作规程

### 【案例导入】

患者王某，女性，因脑梗左侧偏瘫，生活不能自理，如何在护士指导下协助患者经口喂食喂水？

### 【操作目的】

（1）供给营养和足够的热量，预防营养不良。

（2）帮助老年患者训练消化功能。

### 【风险点及预防】

误吸及噎食

（1）“一摇”：进食前摇高床头30°～45°或半坐卧位。

（2）“二观”：喂食前观察患者意识、面色、口腔黏膜等情况。

（3）“三喂”：选择勺柄稍长、勺面口小而浅的餐具；速度宜慢。

（4）“四选”：选择细、烂、软的食物。

（5）“五体”：进食后30～60min保持床头30°～45°或半坐位、坐位。

（6）“六洁”：每天进行2～3次口腔护理。

### 【操作要点】

（1）操作前：“一评二查”，评估配合程度，查看口腔黏膜有无破溃等。

（2）操作中：“一摇二温三缓慢”，摇高床头30°～45°，食物及水温度适宜，进食宜慢。

（3）操作后："一体二观三询问"，保持体位半小时，观察状况，询问患者感受及需求。

## 【操作前准备】

（1）护理员准备：着装规范、修剪指甲、洗手。

（2）患者准备：按需协助患者解大小便，取舒适卧位，如有义齿的，为患者戴上义齿。

（3）环境准备：室温适宜，环境整洁无异味。

（4）用物准备：用餐托盘、餐具（碗、汤匙）、食物（粥）、毛巾、纸巾、水杯（温开水）、快速手消毒剂、医疗垃圾桶、生活垃圾桶。

## 【操作流程】

见图 3–1 ～图 3–10。

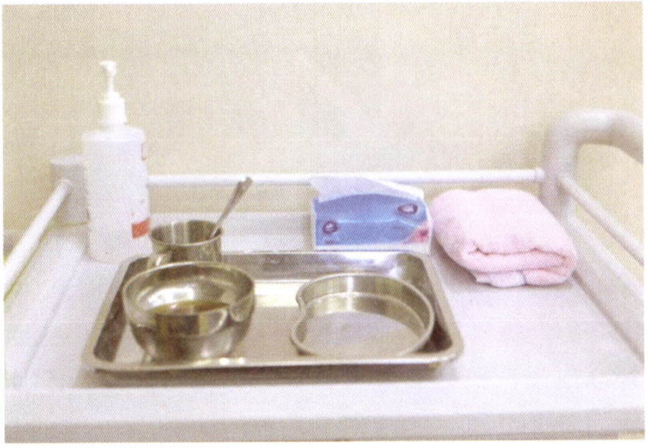

图 3–1　备齐用物，携至患者床旁

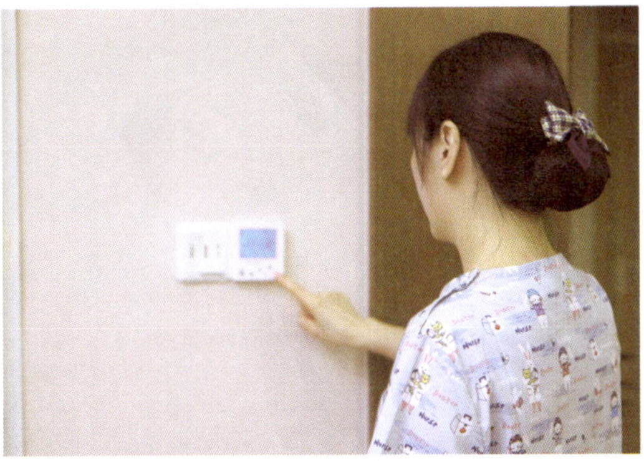

图 3–2　调节室温，保持环境整洁无异味

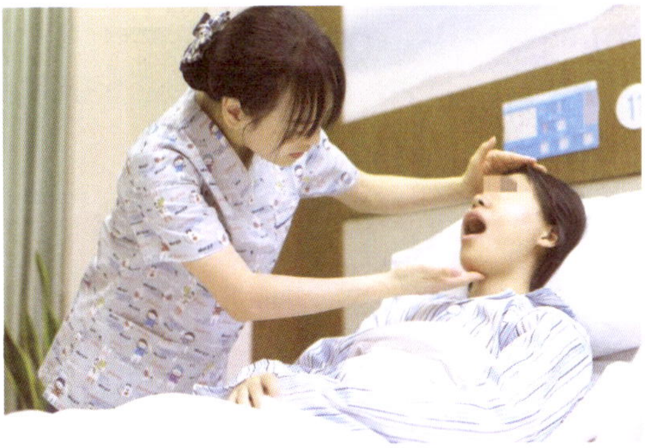

图 3–3　评估患者配合程度、查看口腔黏膜有无破溃等。询问有无餐前、餐中用药，有无特殊治疗或检查

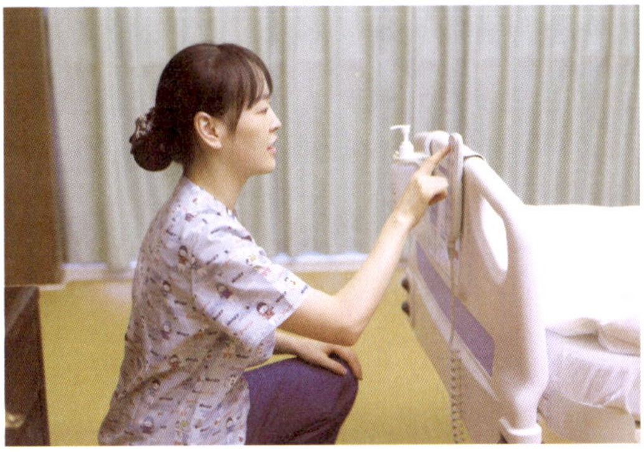

图 3–4　协助患者取半卧位或抬高床头 30° ～ 45° ，升起两侧床栏、安装餐桌板

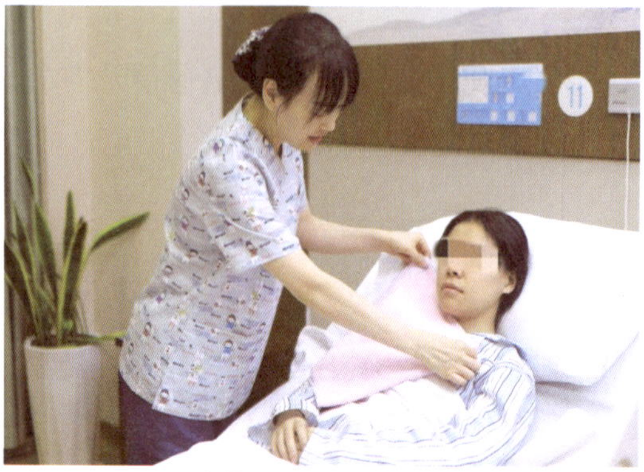

图 3-5　为患者擦净双手，在颌下及胸前垫好毛巾

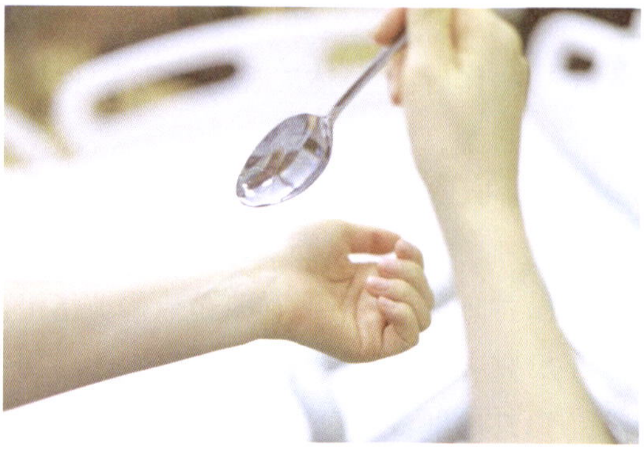

图 3-6　用手臂内侧试食物温度、水温(38～40℃)

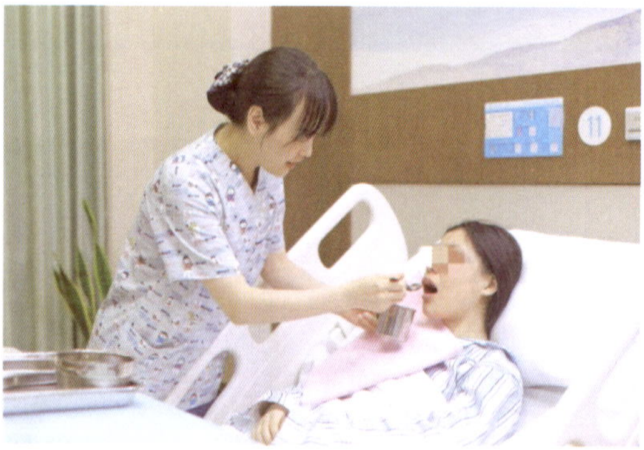

图 3-7　喂食前，先喂适量水湿润口腔

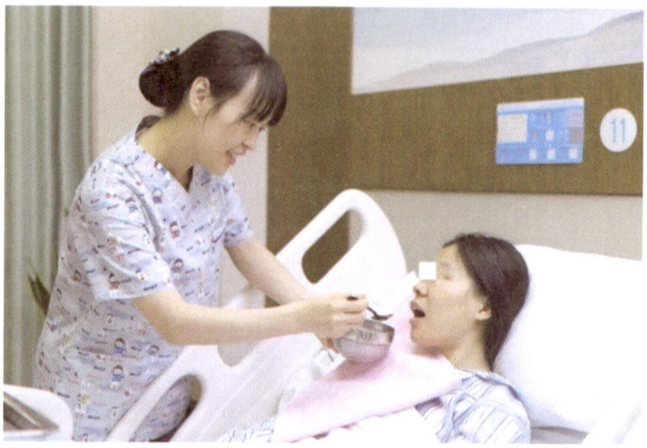

图 3-8　每次喂食取 1/3 勺，完全咽下后可喂温开水或汤，如有固体食物和液体食物，可交替喂食，防止噎食

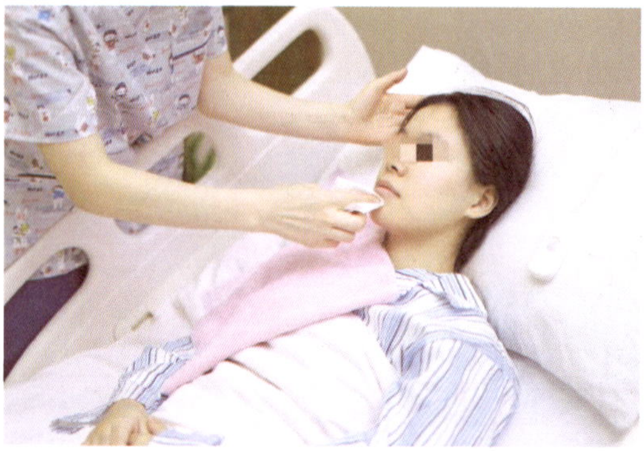

图 3-9　喂食完毕，协助患者用纸巾清洁口唇，协助漱口。清理垃圾，撤走用餐盘、毛巾、餐板

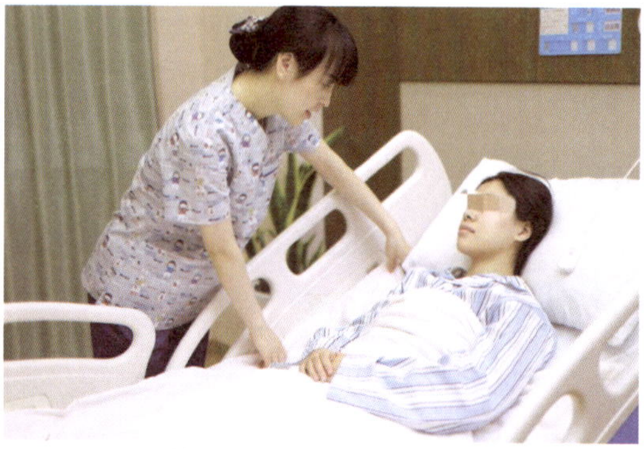

图 3-10　保持体位 30min 再躺下休息，整理床单位，询问患者感受及需求

【知识拓展】

什么是洼田饮水试验，有何意义？

（1）评估方法：这是一种用于评估吞咽功能的简单方法。患者需要采取端坐位或半卧位，让患者像平常一样喝下 30ml 温水。在患者饮水过程中，仔细观察饮水情况。

（2）评定标准：① 1 级（正常）。患者能在 5s 内一次性将 30ml 温水顺利咽下，没有呛咳的现象。② 2 级（可疑）。患者能在 5s 以上分两次以上将 30ml 温水咽下，没有呛咳发生。③ 3 级（异常）。患者在饮水过程中出现呛咳，但能全部咽下 30ml 温水。④ 4 级（严重异常）。患者很难咽下 30ml 温水，并且频繁呛咳，甚至不能全部咽下。

（3）临床意义：洼田饮水试验简单易行，可以帮助医护人员初步判断患者的吞咽功能。对于吞咽功能障碍的患者，该试验结果能够指导后续的治疗方案。例如，对于评定为 3 级或 4 级的患者，可能需要进行吞咽康复训练，如口腔肌肉训练、吞咽姿势调整等，同时在进食时可能需要调整食物的性状，如给予糊状食物等，以降低呛咳和误吸的风险。

## 第二节　经鼻胃管喂食、喂水的操作规程

【案例导入】

患者王某，女性，因舌癌术后吞咽困难导致不能正常进食，目前留置胃管。如何在护士指导下为患者经鼻胃管喂食、喂水？

【操作目的】

对不能经口进食的患者以鼻胃管供给食物和药物，以维持患者营养和治疗的需要。

【风险点及预防】

1. 误吸

（1）“一摇”：进食前摇高床头 30° ～ 45° 。

（2）“二观”：喂食前观察患者意识、面色、胃管刻度及固定等情况。

（3）“三选”：选择无渣流食，温度适宜。

（4）四体：进食后 30 ～ 60min 保持床头 30° ～ 45° 或保持半坐位、坐位。

（5）五洁：每天进行 2 ～ 3 次口腔护理。

2. 胃管滑脱

（1）带管期间，妥善固定好胃管，勿随意拉动。

（2）喂食、喂水时动作轻柔，避免牵拉。

（3）需翻身或体位变化时，先妥善固定好管道，再移动患者。

3. 堵管

（1）鼻饲前后用 30ml 温水脉冲式冲管（推一下、停一下，循环交替冲管）。

（2）新鲜果汁与奶液应分别注入，中间用温水或流食隔开，防止产生凝块。

（3）药片应充分研碎溶解后注入。

（4）鼻饲温度应保持在 38 ～ 40℃，避免过冷或过热。

## 【操作要点】

（1）操作前："一评二查"，评估患者的合作程度，检查鼻饲管刻度及二次固定。

（2）操作中："一摇二抽三慢四冲"，摇高床头 30° ～ 45° ，抽胃残余量，缓慢注入食物，鼻饲前后温水冲管。

（3）操作后："一位二观三询问"，保持体位半小时，观察有无异常，询问患者感受及需求。

## 【操作前准备】

（1）护理员准备：着装规范、修剪指甲、洗手并戴手套。

（2）患者准备：协助患者解大小便，抬高床头 30° ～ 45° 。

（3）环境准备：室温适宜，环境整洁无异味。

（4）物品准备：用餐托盘、50ml 注射器、流食、水杯（温开水）、毛巾、纸巾、弯盘、纱布、胶布、检查手套、进食记录单、笔、医疗垃圾桶、生活垃圾桶。

## 【操作流程】

见图 3-11 ～图 3-20。

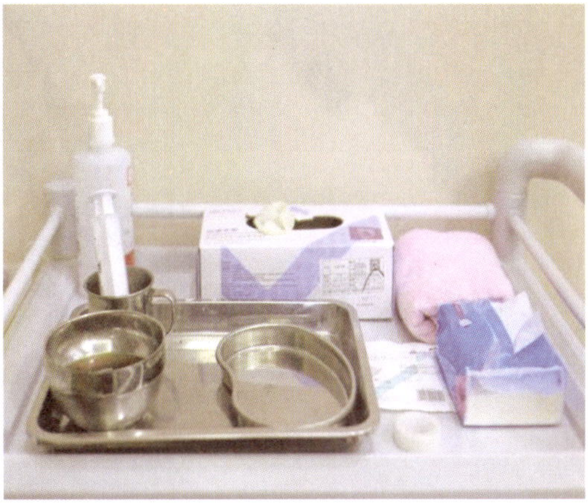
图 3-11 备齐用物，携至患者床旁

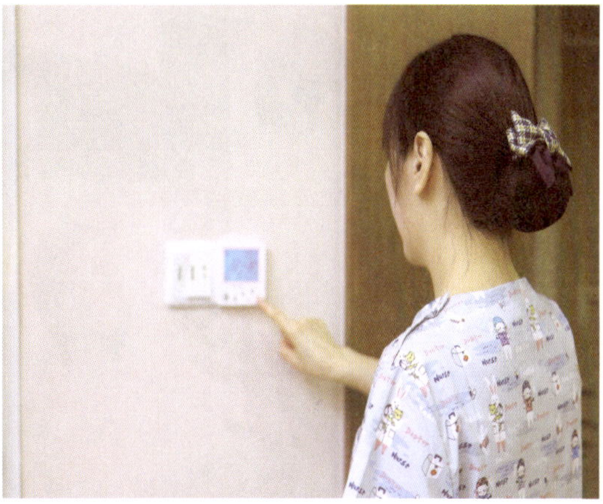
图 3-12 调节室温，保持环境整洁无异味

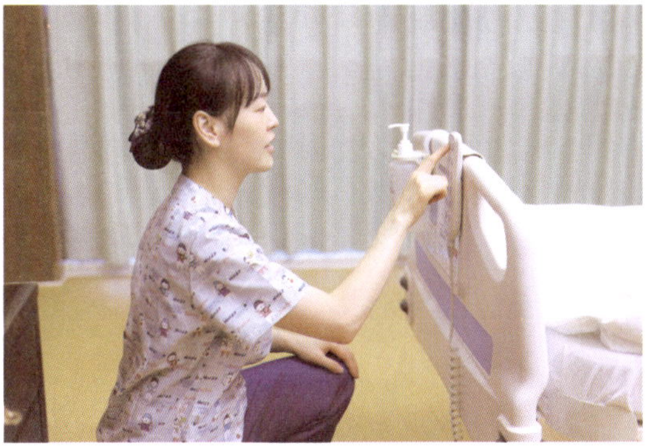
图 3-13 协助患者取半卧位，抬高床头 30° ~ 45°，评估患者的配合程度

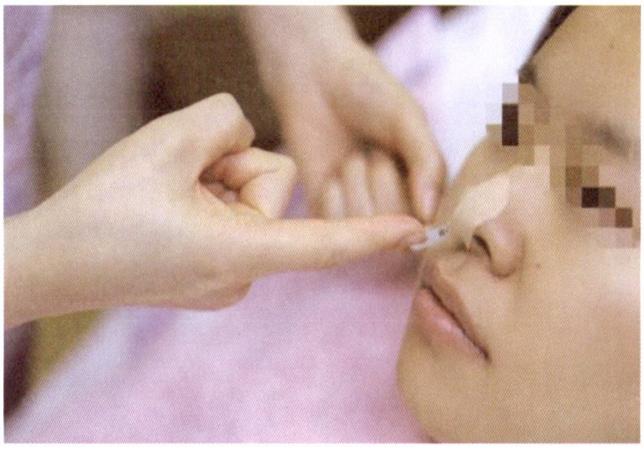
图 3-14 放下床栏、在颌下及胸前垫好毛巾及弯盘，检查胶贴有无松动、刻度有无移位

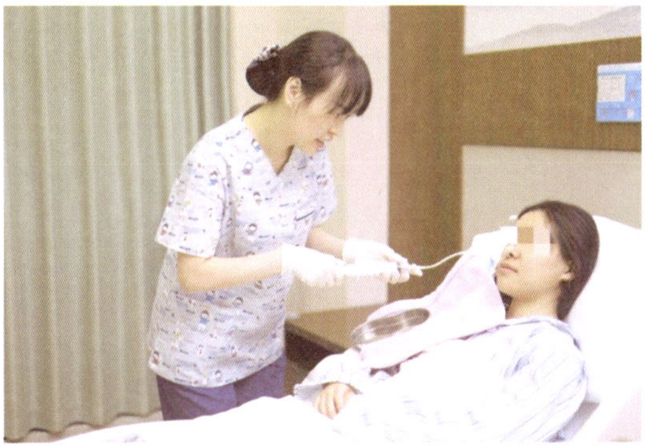
图 3-15 做手卫生后，解开橡皮筋纱布，注射器连接胃管，回抽胃液，确定胃管在胃内。查胃内容物 > 150ml，立即告知医护人员，应减量或停止鼻饲

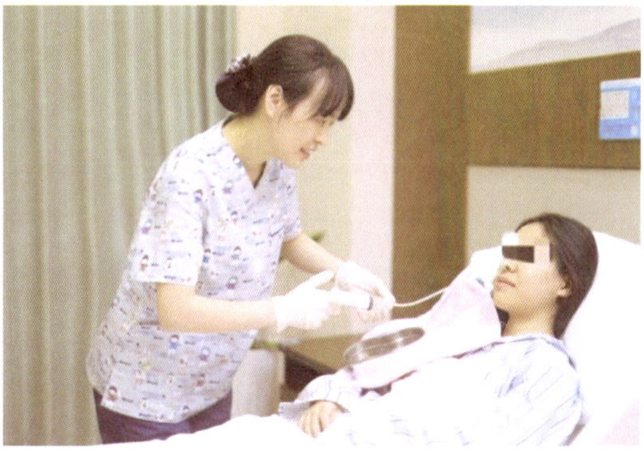
图 3-16 用 30ml 温水冲管，润滑管道

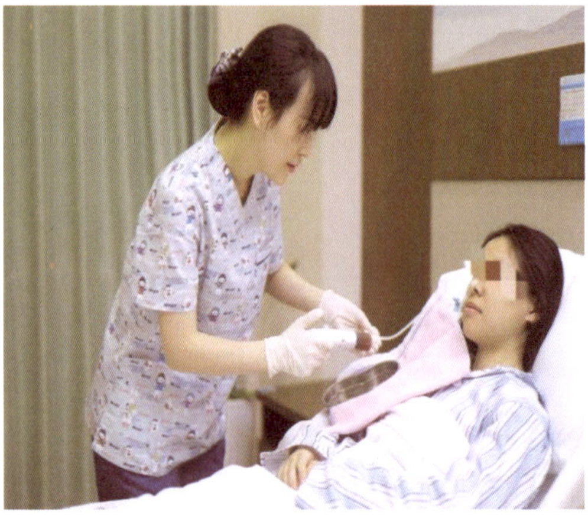

图 3-17　查看食物温度，缓慢注入，边推边观察患者面部表情，询问不适，若有不适立即停止喂食，喂食结束后用 30ml 温水冲洗胃管

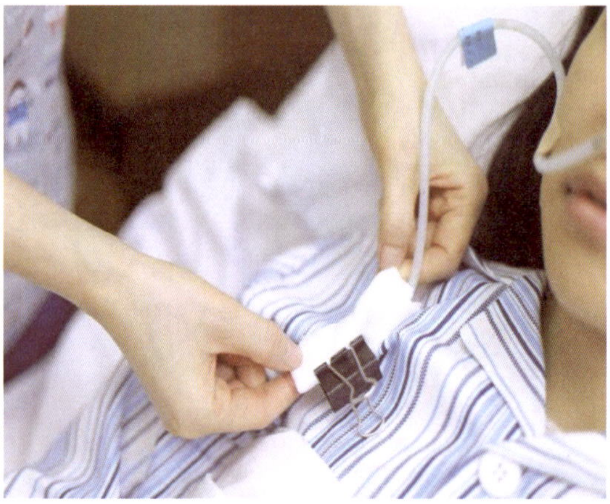

图 3-18　将胃管末端小盖盖上并反折后，用干净的纱布将头端包裹，橡皮筋固定，最后固定在患者衣服上，预防脱管

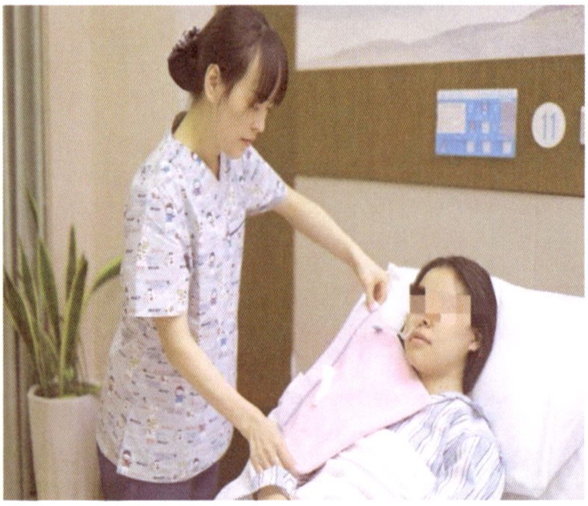



图 3-19　协助患者清理口鼻，整理床单位。保持体位 30min 再躺下休息，询问患者不适及需求

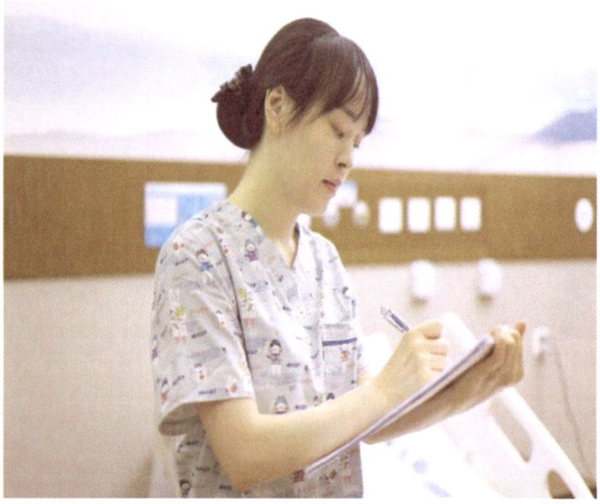

图 3-20　观察患者有无不适，及时告知医护人员

## 【知识拓展】

确认胃管在胃内的方法

（1）在胃管末端连接注射器抽吸，能抽出胃液。

（2）置听诊器于患者胃部（上腹部偏左的位置），快速经胃管向胃内注入 10ml 空气，听到气过水声。

（3）将胃管末端置于盛水的治疗碗中，无气泡逸出。

# 第四章　排泄照护的操作规程

## 第一节　出入量观察的操作规程

### 【案例导入】

患者王某，女性，因胆囊结石伴胆囊炎入院，既往有冠心病病史，如何在护士指导下为患者进行24h出入量的观察记录？

### 【操作目的】

监测患者的体液平衡，及时调整治疗方案。

### 【风险点及预防】

记录误差

（1）使用有刻度的量杯等计量工具，使记录数值准确。

（2）使用固定电子秤称重，专用记录表格记录，以防漏记。

### 【操作要点】

（1）操作前："一核二评三告知"，核对患者信息，评估配合程度，告知患者记录相关事项。

（2）操作中："一量二记"，量值准确，分类记录。

（3）操作后："一总二告"，汇总项目，告知护士。

## 【操作前准备】

（1）护理员准备：着装规范、修剪指甲、洗手。

（2）患者准备：了解记录出入量的目的和方法，知晓配合。

（3）环境准备：环境宽敞、安静，温度适宜。

（4）用物准备：带刻度量杯、电子秤、笔、24h 出入量记录表格。

## 【操作流程】

见图 4–1 ～图 4–5。

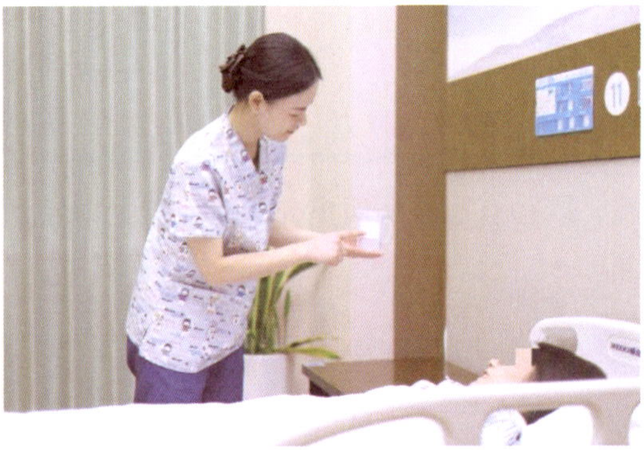

图 4–1　核对患者信息，评估患者配合程度及活动能力，告知患者记录 24h 出入量方法

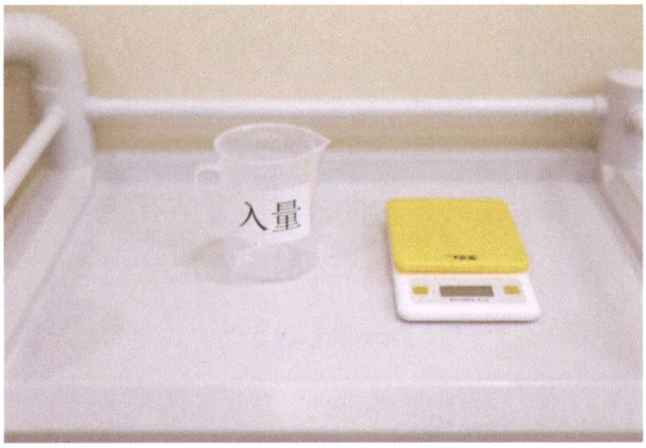


图 4–2　使用有刻度的容器、秤等工具来统计患者入量。内容包括所有经口摄入的液体（水、饮料、汤、食物中的水分）、肠内营养液，每次摄入后即时记录

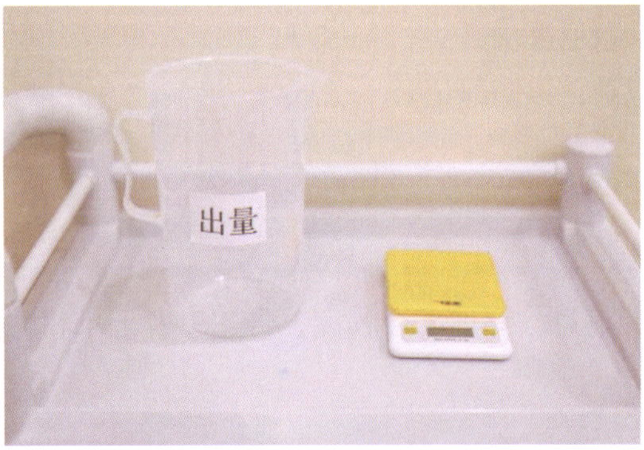


图 4–3　使用量杯、秤等工具，统计患者出量。内容：尿量、大便中的水分、呕吐物、引流液（如胸腔引流、腹腔引流等）、汗液

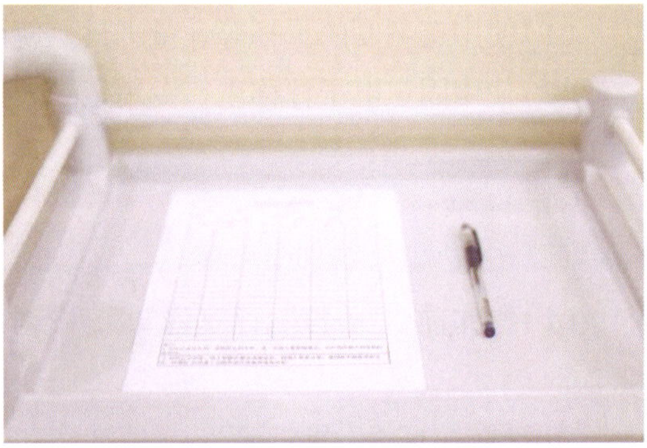

图 4–4　护理员将患者的出量、入量分别记录在患者 24h 出入量记录表格上（参考表 4–1 ～表 4–3）

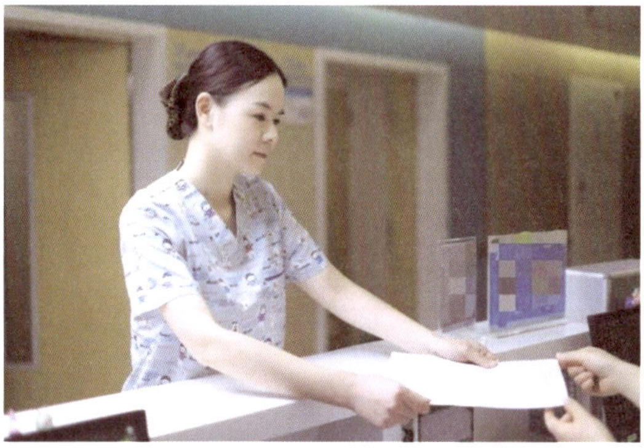

图 4-5　护理员将汇总项目交给护士

## 【知识拓展】

### 1. 尿量异常

（1）多尿：指 24h 尿量超过 2500ml。

（2）少尿：指 24h 尿量少于 400ml 或每小时尿量少于 17ml。

（3）无尿或尿闭指 24h 尿量少于 100ml 或 12h 内无尿液产生者。

### 2. 常见的大便颜色异常有哪些？

（1）食用大量绿叶蔬菜后，粪便可呈暗绿色。

（2）摄入动物血或铁制剂，粪便可呈无光样黑色；柏油样便提示上消化道出血。

（3）白陶土色便提示胆道梗阻。

（4）暗红色血便提示下消化道出血；大量食用西瓜、火龙果菜等红色食物，可能导致大便呈红色。

（5）果酱样便见于肠套叠、阿米巴痢疾。

（6）粪便表面沾有鲜红色血液见于痔疮或肛裂。

### 3. 常见食物及粪便含水量

见表 4-1 ～表 4-3。

表 4-1　常见食物含水量表

| 食物 | 单位 | 原料重量 /（g） | 含水量 /（ml） | 食物 | 单位 | 原料重量 /（g） | 含水量 /（ml） |
|---|---|---|---|---|---|---|---|
| 米饭 | 1 中碗 | 100 | 240 | 馄饨 | 1 大碗 | 100 | 350 |
| 大米粥 | 1 大碗 | 50 | 400 | 蒸鸡蛋 | 1 大碗 | 60 | 260 |
| 小米粥 | 1 小碗 | 25 | 200 | 牛奶 | 1 大杯 | 250 | 217 |
| 面条 | 1 中碗 | 100 | 250 | 豆浆 | 1 小杯 | 40 | 230 |
| 面包 | 1 个 | 50 | 25 | 煮鸡蛋 | 1 个 | 100 | 30 |

续表

| 食物 | 单位 | 原料重量 /（g） | 含水量 /（ml） | 食物 | 单位 | 原料重量 /（g） | 含水量 /（ml） |
|---|---|---|---|---|---|---|---|
| 花卷 | 1 个 | 50 | 25 | 牛肉 | | 100 | 69 |
| 豆沙包 | 1 个 | 50 | 34 | 猪肉 | | 100 | 29 |
| 菜包 | 1 个 | 150 | 80 | 羊肉 | | 100 | 59 |
| 水饺 | 1 个 | 10 | 20 | 青菜 | | 100 | 92 |
| 蛋糕 | 1 块 | 50 | 25 | 大白菜 | | 100 | 96 |
| 饼干 | 1 块 | 7 | 2 | 冬瓜 | | 100 | 97 |
| 鸭蛋 | 1 个 | 100 | 72 | 豆腐 | | 100 | 90 |
| 藕粉 | 1 大碗 | 50 | 210 | 带鱼 | | 100 | 50 |

表 4–2　常见水果含水量

| 食物 | 重量 /（g） | 含水量 /（ml） | 食物 | 重量 /（g） | 含水量 /（ml） |
|---|---|---|---|---|---|
| 西瓜 | 100 | 79 | 葡萄 | 100 | 65 |
| 甜瓜 | 100 | 66 | 桃 | 100 | 82 |
| 黄瓜 | 100 | 83 | 杏 | 100 | 80 |
| 萝卜 | 100 | 73 | 柿子 | 100 | 58 |
| 西红柿 | 100 | 90 | 香蕉 | 100 | 60 |
| 樱桃 | 100 | 67 | 橘子 | 100 | 54 |
| 李子 | 100 | 68 | 菠萝 | 100 | 86 |
| 苹果 | 100 | 68 | 柚子 | 100 | 85 |
| 梨 | 100 | 71 | 广柑 | 100 | 88 |

表 4–3　不同类型粪便含水量（每 100g 含水克数）

| 名称 | 含水量 /（g） | 名称 | 含水量 /（g） |
|---|---|---|---|
| 正常粪便 | 20 ～ 30 | 便秘 | 5 ～ 15 |
| 糊状便 | 50 ～ 80 | 稀便 | 80 ～ 95 |

# 第二节　尿常规标本采集的操作规程

## 【案例导入】

患者王某，女性，因胆囊结石入院，有糖尿病家族史，拟行手术治疗，遵医嘱完善术前尿常规检查，如何在护士指导下协助患者留取尿常规标本？

## 【操作目的】

用于检查尿液的颜色、透明度、尿比重、有无红细胞和管型，为病情诊断及治疗护理提供依据。

## 【风险点及预防】

标本不合格

（1）尿液标本留取试管 2/3 满。

（2）尿液标本应避免经血、白带、精液、粪便等混入。

（3）标本留取后，应及时送检（最好不超过 2h），以免细菌繁殖、细胞溶解或被污染。

（4）送检标本时要用有盖容器，以免尿液蒸发影响检测结果。

（5）如果不能及时送检，要按照医护人员指导的正确保存条件来存放标本，比如有的可能需要低温保存等，防止标本变质影响检测结果。

## 【操作要点】

（1）操作前："一核二评"，核对患者信息，评估患者配合程度及活动能力、女性不在月经期。

（2）操作中："一取二看"，取中段尿，查看留取量为试管的 2/3 满。

（3）操作后："一核二送"，核对患者信息，及时送检。

## 【操作前准备】

（1）护理员准备：着装规范、修剪指甲、洗手，必要时戴口罩及手套。

（2）患者准备：了解目的，知晓配合。

（3）环境准备：温度适宜，拉好围帘保护患者隐私。

（4）用物准备：尿标本试管、条形码、必要时备尿壶及便盆。

## 【操作流程】

见图 4–6 ～图 4–11。

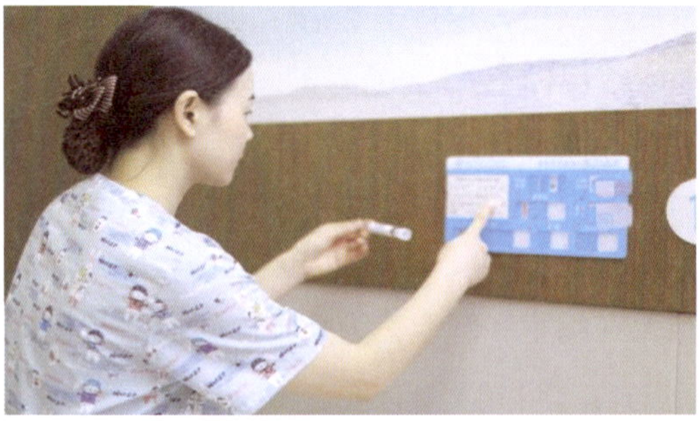

图 4–6 备齐用物，携至患者床旁，核对患者信息与试管上的条码信息确认一致

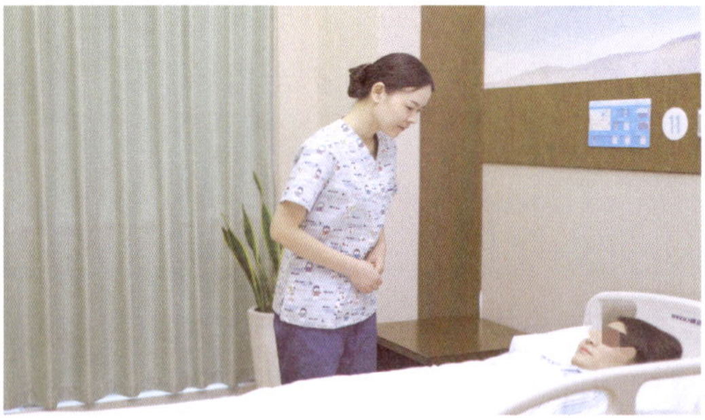

图 4–7 解释目的，取得配合，评估患者活动能力，女性患者需要确认不在月经期

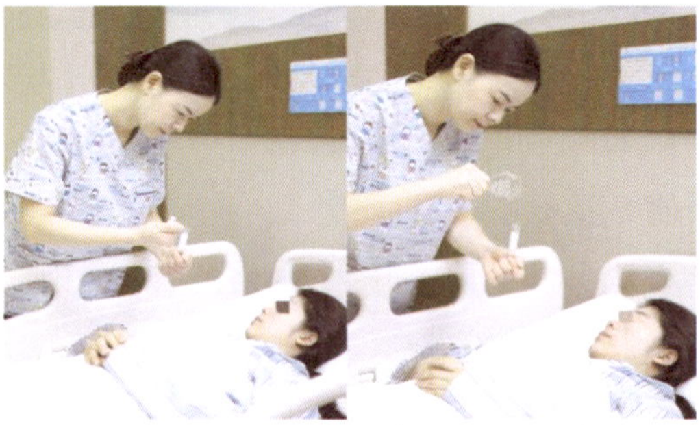

图 4–8 告知患者尿标本试管使用及留取方法

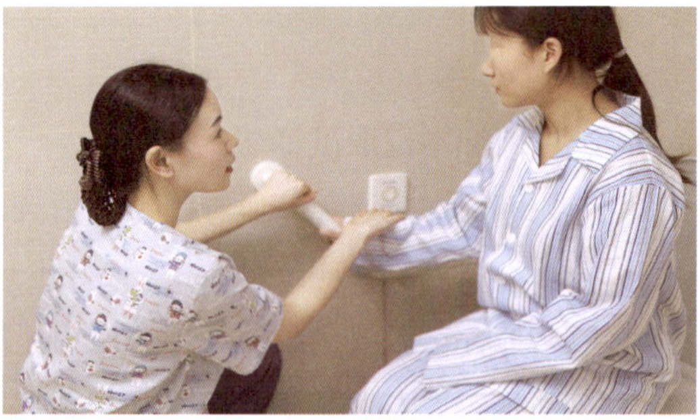

图 4–9 能下床的患者，协助其去卫生间留取标本，告知紧急呼叫铃使用

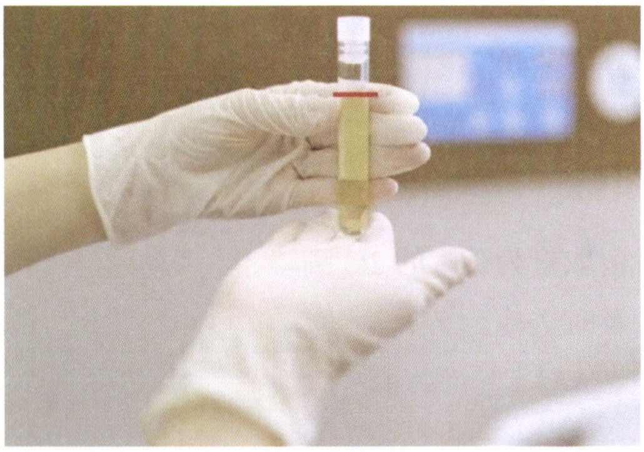

图 4–10 对于行动不便的患者，使用尿壶或便盆协助其在床上排泄后留取标本，标本留取中段尿（先尿出的一段弃之）于试管 2/3 满即可

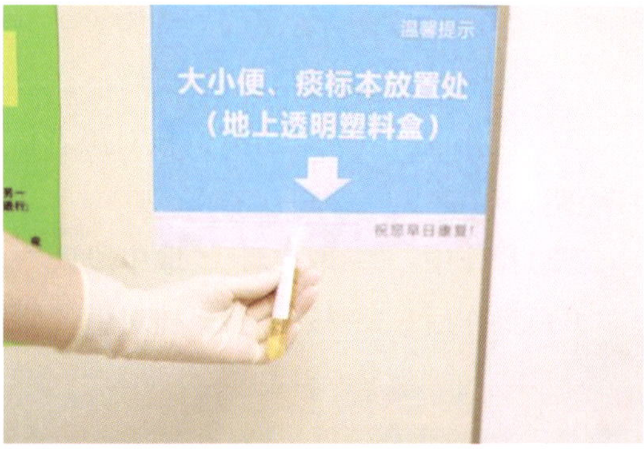


图 4–11 将尿标本放在护士站标本存放处，请护士核对患者信息并打包送检

【知识拓展】

尿培养标本采集方法

（1）中段尿留取法：协助（或按要求）对患者用肥皂水清洗尿道口和外阴部，再用消毒液冲洗尿道口，然后排尿弃前段尿液，收集中段尿 5 ～ 10ml 盛于带盖的无菌容器内送检。

（2）导尿术留取法：按导尿术要求分别清洁、消毒外阴、尿道口，再按照导尿术引流尿液，见尿后弃去前段尿液，接中段尿 5 ～ 10ml 于无菌试管中送检。

（3）留置导尿管术留取法：留置导尿时，用无菌消毒法消毒导尿管外部及导尿管口，用无菌注射器通过导尿管抽吸尿液送检。

## 第三节　粪便标本留取的操作规程

【案例导入】

患者王某，女性，因腹痛入院，如何在护士指导下为患者留取粪便常规标本，完成常规检查？

【操作目的】

协助疾病的诊断或鉴别诊断。

【风险点及预防】

标本不合格

（1）采集隐血标本时，嘱患者检查前 3d 禁食肉类及动物肝、血等含铁丰富的食物和含铁丰富的药物。

（2）若需要多点取材（比如怀疑有寄生虫感染等情况），要按要求准确操作，保证采集全面且符合检测需求。

（3）不从纸尿裤、卫生纸、衣裤等物品上留取标本，不能用棉签有棉絮端挑取标本。

（4）尽快送检，尽量缩短标本存放时间，减少成分变化的可能性。

（5）如果不能及时送检，要按照医护人员指导的正确保存条件来存放标本，比如有的可能需要低温保存等，防止标本变质影响检测结果。

## 【操作要点】

（1）操作前："一核二评三排空"，核对患者信息，评估配合程度及活动能力，排空膀胱。

（2）操作中："一取二看"，选取粪便中央部分或黏液脓血部分，查看留取量为一平勺。

（3）操作后："一核二送"，核对确认患者信息，及时送检。

## 【操作前准备】

（1）护理员准备：着装规范、修剪指甲、洗手，必要时戴口罩及手套。

（2）患者准备：了解目的，知晓配合。

（3）环境准备：温度适宜，拉好围帘保护患者隐私。

（4）用物准备：粪便标本试管、卫生纸，必要时准备坐便凳及便盆。

## 【操作流程】

见图 4–12 ～图 4–17。

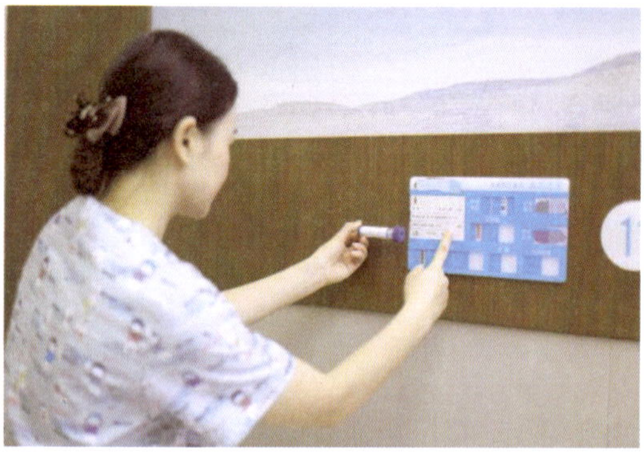

图 4–12　备齐用物，携至患者床旁，再次核对患者信息与试管上的条码信息确认一致

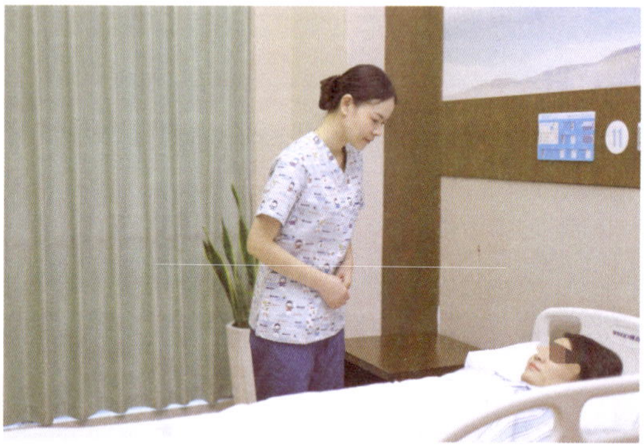

图 4–13　解释目的，取得配合，评估患者活动能力，协助患者排空膀胱

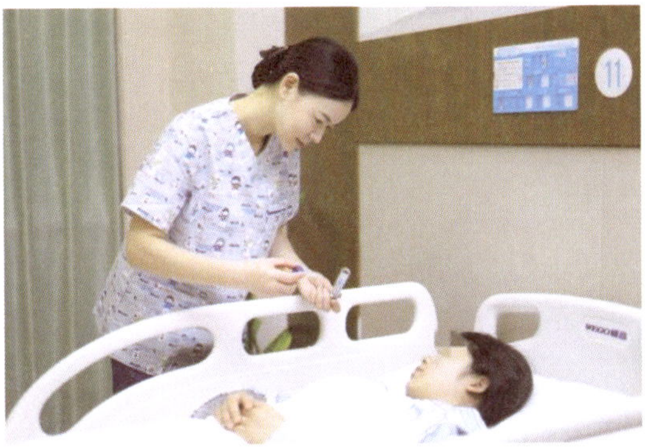

图 4–14　向患者解释大便标本试管使用方法

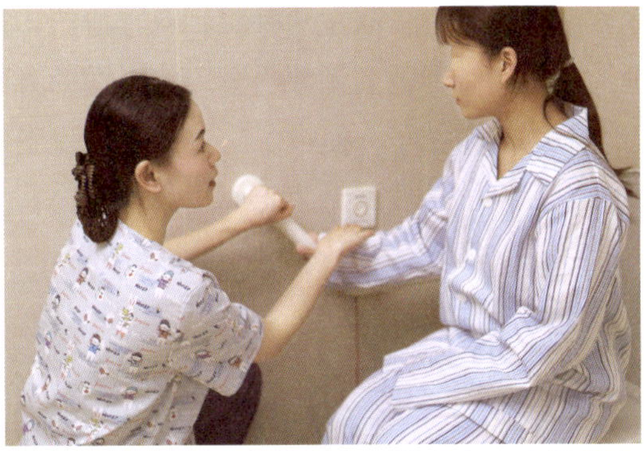

图 4–15　对能下床的患者，协助去卫生间留取标本，告知紧急呼叫铃使用

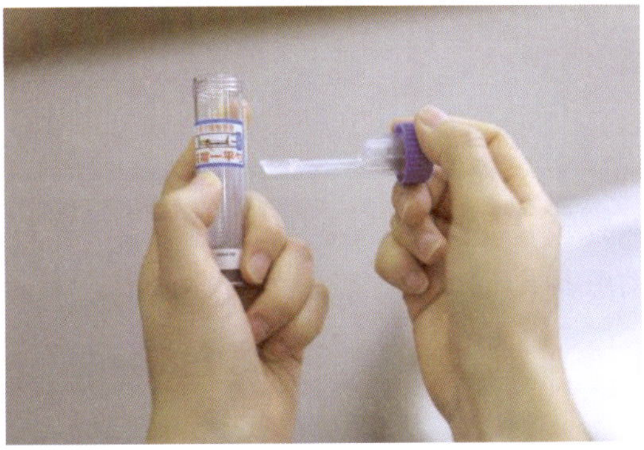

图 4–16　留取标本为粪便中央部分或黏液脓血部分，查看是否取一平勺于容器内（行动不便患者由护理员协助床上使用便盆留取）

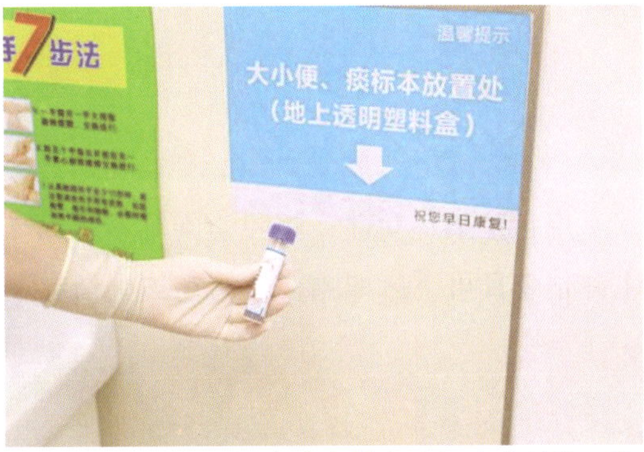


图 4–17　将粪便标本放在护士站标本存放处，护士核对患者信息并打包送检

## 【知识拓展】

粪便培养标本该如何留取？

1. 自然排便法

（1）最好在使用抗生素之前留取标本，这样可以提高检测的准确性。

（2）用干净的竹签或勺子挑取少量（约蚕豆大小）含有黏液、脓血等异常成分的粪便。如果粪便外观无明显异常，应从粪便的不同部位取材，尽量多取一些。

（3）将选取的粪便放入无菌粪便收集容器内，注意不要让粪便接触到容器外面，避免污染。

（4）尽快将收集好的标本送到实验室，一般要求在 1 ～ 2h 内送检。如果不能及时送检，应将标本保存在 4 ～ 8℃的环境中，但也不能放置太久，以免影响检测结果。

2. 直肠拭子法（适用于无法排便或排便困难者）

（1）先将拭子用无菌生理盐水湿润，这样可以减少对直肠黏膜的刺激。

（2）让患者采取左侧卧位，双腿弯曲，露出臀部。

（3）操作者戴上无菌手套，将湿润的直肠拭子轻轻插入肛门，深度 3 ～ 5cm。

（4）旋转拭子，使拭子头充分蘸取直肠内的分泌物，然后缓慢抽出拭子。

（5）将拭子放入无菌粪便收集容器内，立即送检。

## 第四节　人工辅助排便的操作规程

### 一、协助如厕的操作规程

**【案例导入】**

患者王某，女性，腹腔镜阑尾术后第 2 天，腹腔引流管已拔除，生命体征平稳，经医生评估今日可下床如厕，如何在护士指导下协助患者下床如厕？

**【操作目的】**

患者能安全、顺利排便，满足患者的生理需求，提高患者的舒适度。

**【风险点及预防】**

跌倒

（1）穿大小合适的衣物，穿防滑鞋。

（2）使用渐进下床的方法下床，预防直立性低血压。

（3）对于跌倒风险高危的患者，护理员不得离开患者身旁。

（4）告知患者紧急呼叫铃的使用。

**【操作要点】**

（1）操作前：“一评二查”，评估患者配合程度及活动能力，查看患者有无伤口及管路。

（2）操作中：“一扶二告”，扶患者坐、站各 30s 无不适后至卫生间，告知紧急呼叫铃的使用。

（3）操作后：“一扶二询三观察”，扶患者至床上休息，询问患者感受及需求，观察大小便性质。

## 【操作前准备】

（1）护理员准备：着装规范、修剪指甲、洗手，必要时戴口罩。

（2）患者准备：了解目的，知晓配合。

（3）环境准备：病房通道宽敞、无障碍物。

（4）用物准备：卫生纸，必要时备坐便器。

## 【操作流程】

见图 4–18 ～图 4–27。

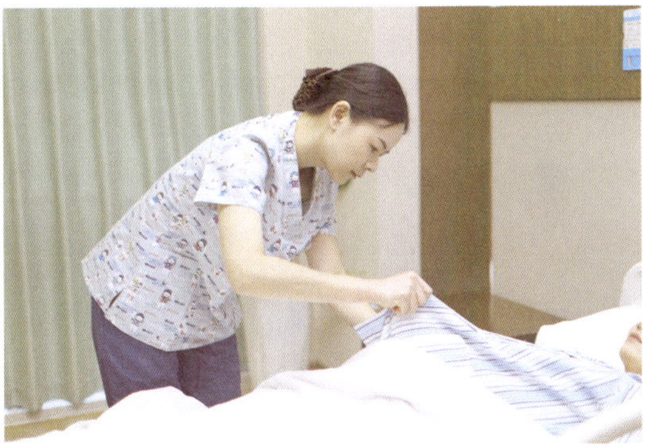

图 4–18　评估患者配合程度及活动能力，查看有无伤口及管道

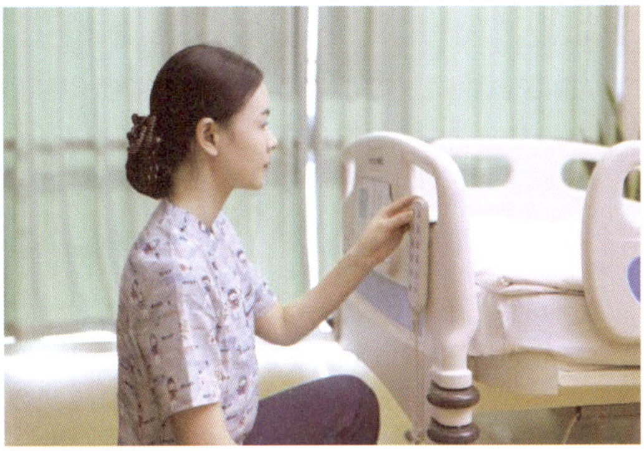

图 4–19　抬高床头，协助患者取半卧位

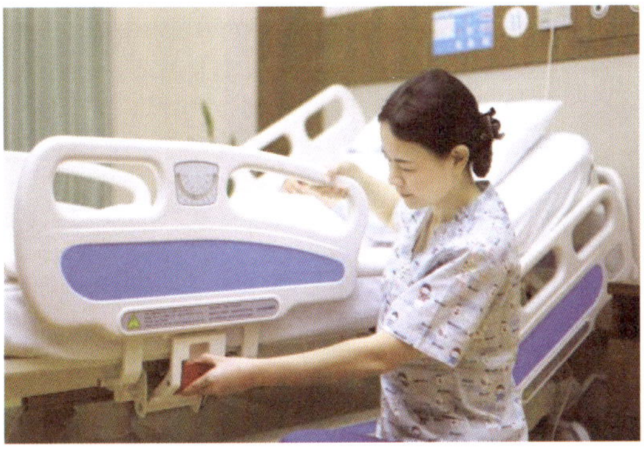

图 4–20　放下近侧床档

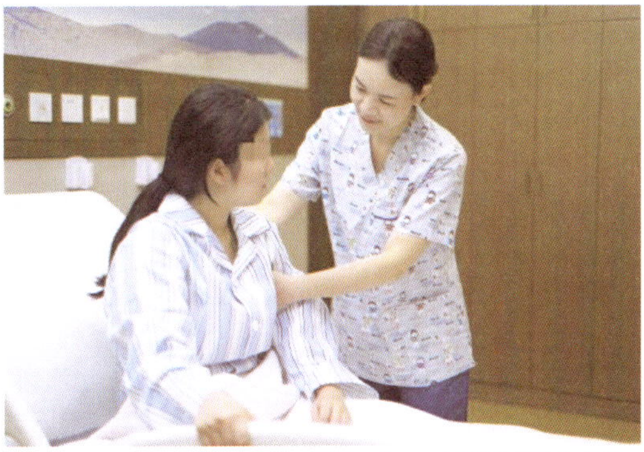

图 4–21　扶患者坐起，询问有无头晕等不适症状

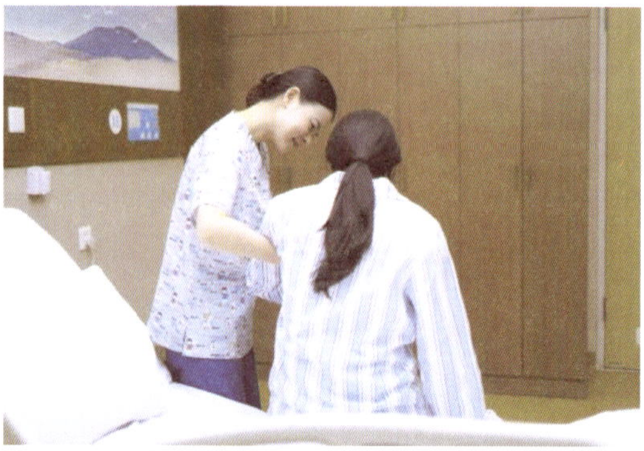

图 4-22　患者无不适症状，协助患者移至床边

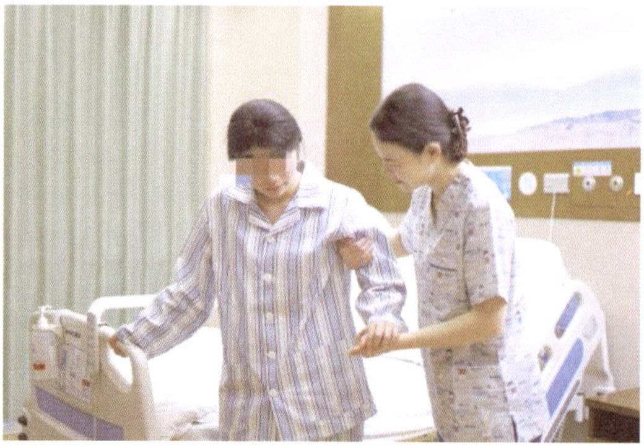

图 4-23　无不适则可扶其床旁站立片刻，平稳后慢慢移步到厕所

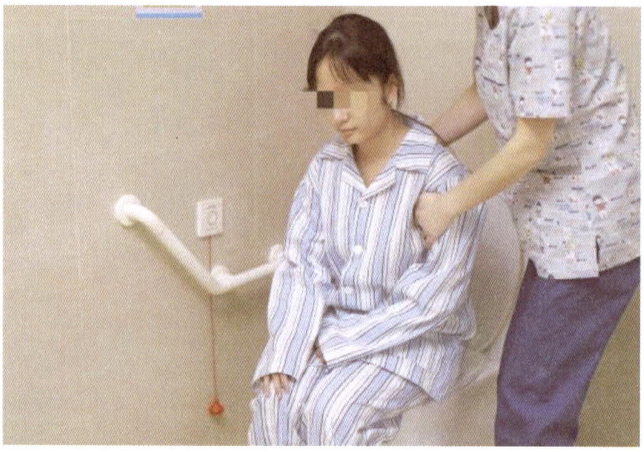

图 4-24　协助患者至马桶，嘱患者坐稳（如果患者坐立不稳、虚弱等可能有跌倒危险时，护理员需陪在患者身旁不能离开）

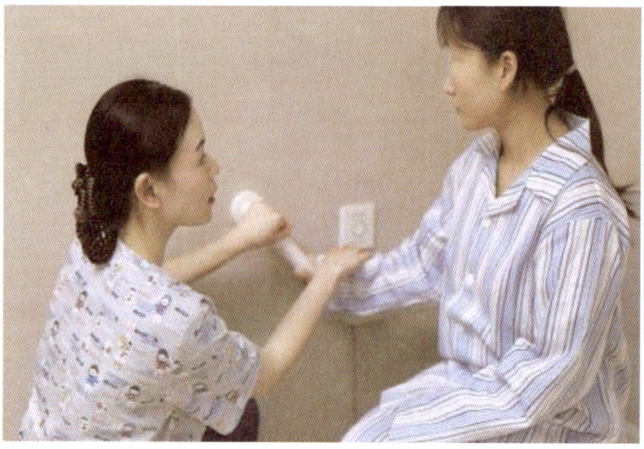

图 4-25　指导患者扶住马桶旁扶手，并告知如有不适及时按紧急呼叫铃呼救，护理员在门外等待

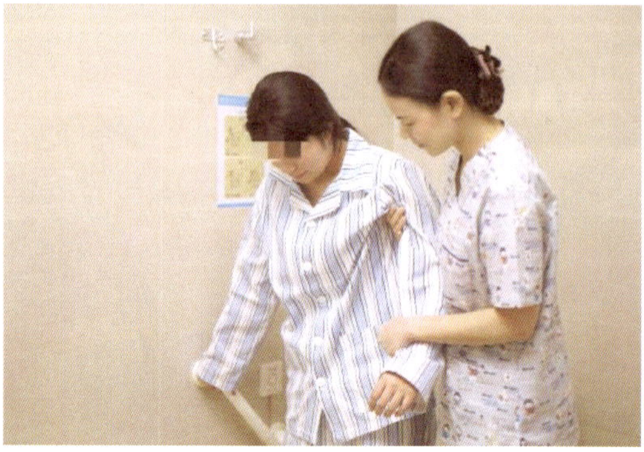

图 4-26　如厕结束后扶患者站起，询问有无不适，扶患者至床上休息

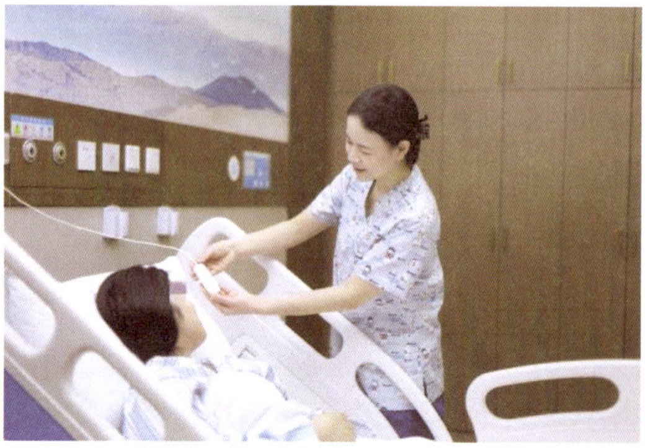

图 4-27　协助取舒适卧位，拉好床档，再次询问患者感受及需要，观察大小便性质有无异常

【知识拓展】

如何协助患者床旁如厕

（1）设备准备：如果患者可以坐起，可准备床边马桶椅。这种马桶椅带有扶手，能提供支撑，有的还带有轮子方便移动。同时，要准备好卫生纸和清洁用品。

（2）人员协助：最好有护理人员或家属在旁协助，确保患者的安全。

（3）从床上转移到床边马桶椅：先将马桶椅放置在床边合适的位置，靠近患者且方便患者转移。协助患者慢慢坐起，将双腿移到床边，让脚接触地面，然后辅助患者转身，慢慢坐到马桶椅上，过程中让患者的手可以抓住扶手来保持平衡。从马桶椅转移回床上：如厕结束后，先帮助患者擦拭干净，然后协助患者站立，转身后再慢慢坐回到床上。

（4）患者无法坐起时：可以使用便盆。将患者平移到床的一侧，在患者身下垫好护理垫，把便盆放在患者臀下合适位置，注意便盆边缘平整光滑并辅以衬垫，防止刮伤、压伤患者皮肤。使用后及时清理，取出便盆。

## 二、开塞露使用技术操作规程

【案例导入】

患者王某，女性，右侧胫腓骨骨折切开复位钢板内固定术后 3d，患者诉腹胀，2d 未解大便，医生腹部触诊有明显粪块，如何在护士指导下为患者行开塞露辅助排便？

【操作目的】

帮助患者解除便秘，提高患者舒适度，减少并发症。

【风险点及预防】

肛门黏膜损伤

（1）在使用前，要先清洁双手，确保手指和开塞露的顶端没有尖锐的边缘或杂物。

（2）使用时让患者侧卧，膝盖弯曲，放松肛门。

（3）将开塞露顶端适当润滑，可以使用凡士林等润滑剂，减少插入肛门时的摩擦。

（4）插入时动作要轻柔、缓慢，一般将开塞露顶端轻轻插入肛门，避免暴力插入。

（5）在挤压开塞露的时候，要保持稳定的压力，避免压力过大。使用完毕后，缓慢拔出，防止对肛门黏膜造成刮擦。

## 【操作要点】

（1）操作前："一核二拉三评估"，核对患者信息，拉围帘，评估患者配合程度及活动能力。

（2）操作中："一体二润三插四挤五保留"，取体位，润滑肛周，轻缓插入肛门，挤尽药液，保留片刻。

（3）操作后："一清二观三询四通"，清洁肛周，观察大便性质，询问患者需求，开窗通风。

## 【操作前准备】

（1）护理员准备：着装规范、修剪指甲、洗手，必要时戴口罩及手套。

（2）患者准备：了解目的，知晓配合。

（3）环境准备：温度适宜，拉好围帘保护患者隐私。

（4）用物准备：一次性护理垫、卫生纸、开塞露、一次性手套、便盆。

## 【操作流程】

见图 4–28 ～图 4–37。

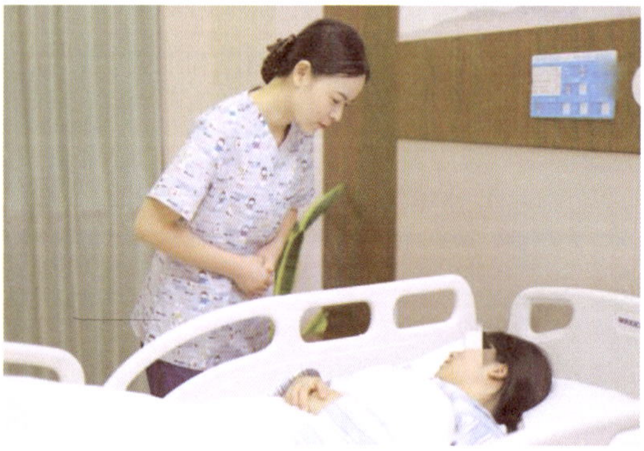

图 4–28　携用物至患者床旁核对，解释目的，取得配合

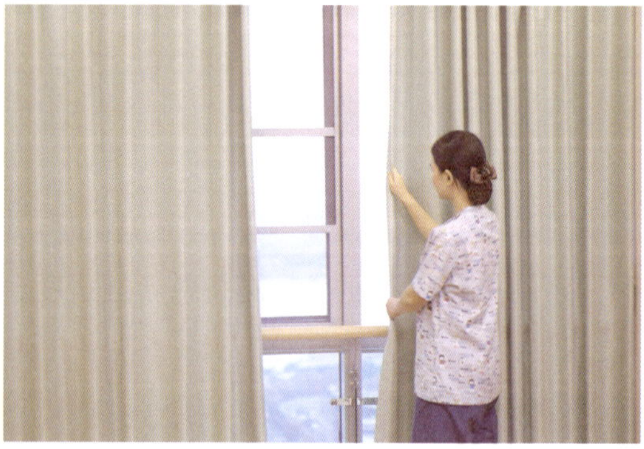

图 4–29　拉围帘，保护患者隐私

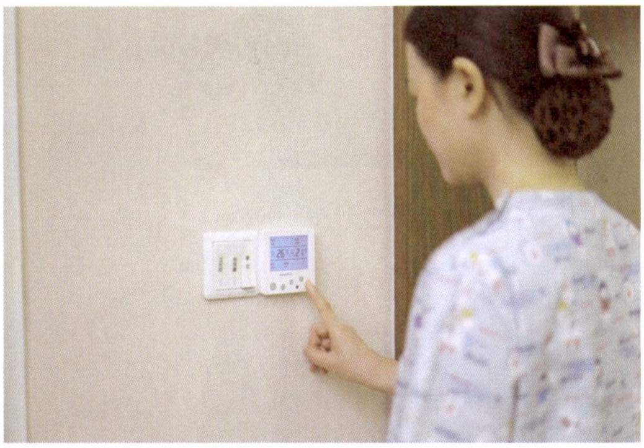

图 4-30　调节室温适宜

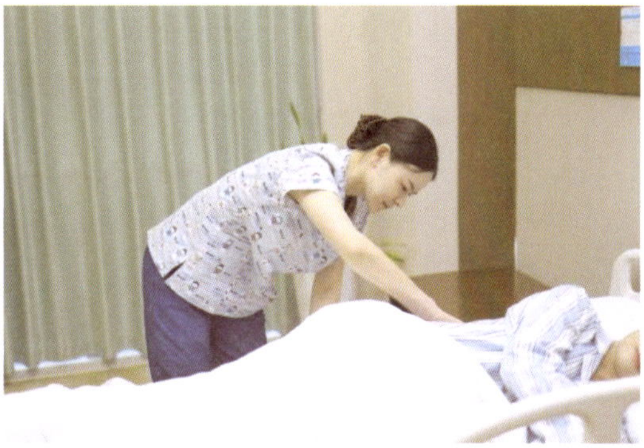

图 4-31　评估患者配合程度及活动能力，如无伤口及管道

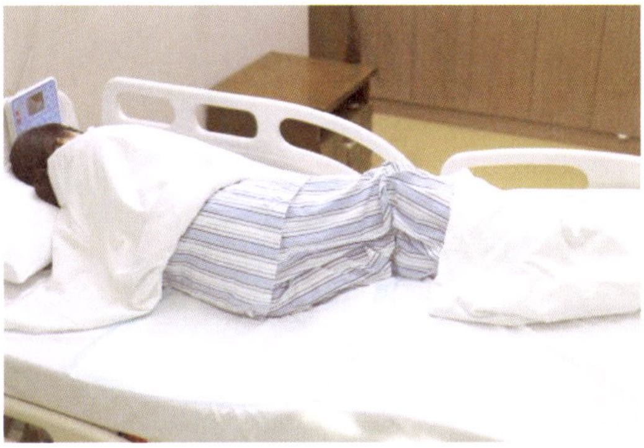

图 4-32　协助患者取左侧卧位，膝盖弯曲，臀部垫一次性护理垫

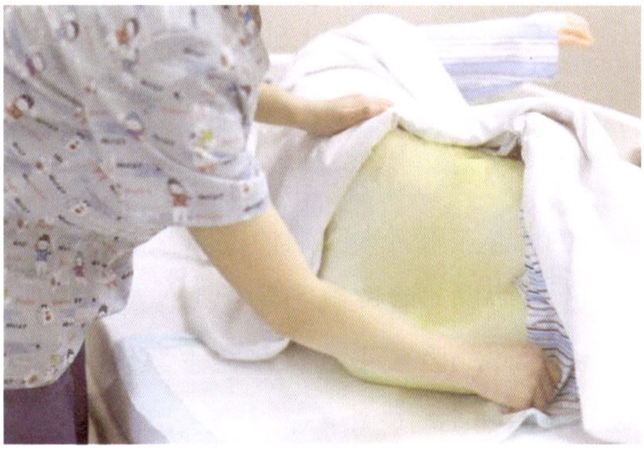

图 4-33　协助患者褪去裤子至大腿，暴露臀部，注意保暖

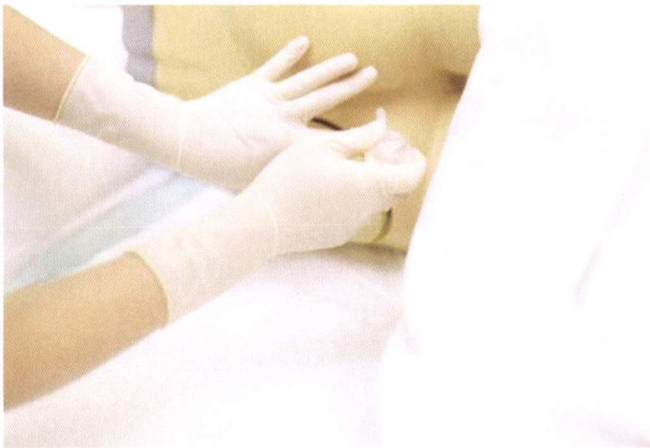

图 4-34　护理员戴一次性手套，左手分开患者臀部，暴露肛门，右手捏挤出开塞露球部内的药液少许，润滑管口及肛门，开塞露直管部全部插入肛门内后，将球部药液全部挤净后拔出；嘱患者保留 5 ~ 10min，药液在肠腔内与粪便充分接触致粪便软化，药液可以刺激肠蠕动，促使粪便排出

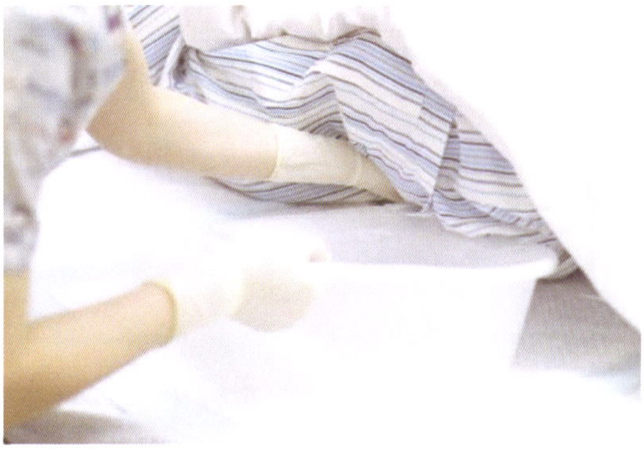

图 4-35　将便盆放于患者臀部下，排便结束后协助患者清洁肛周皮肤，观察大便性质有无异常

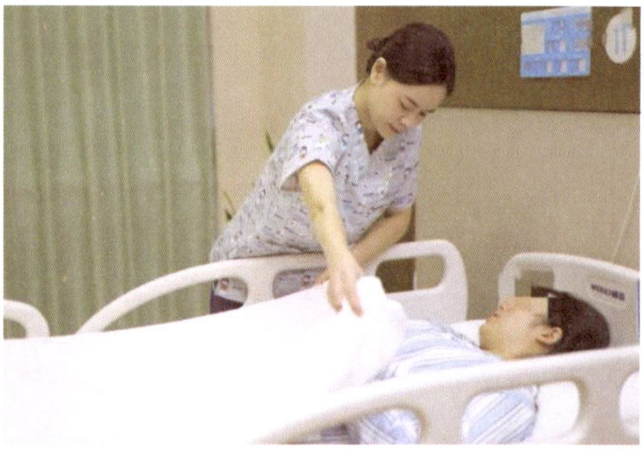

图 4-36　脱手套，洗手，协助患者取舒适卧位，询问患者需要

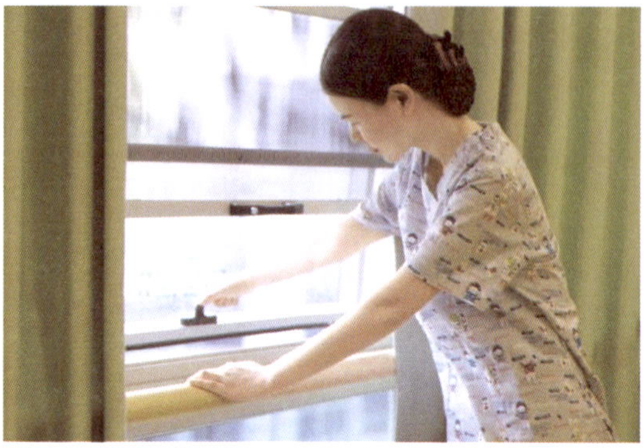

图 4-37　开窗通风

【知识拓展】

如何人工取便

（1）告知患者人工取便的方法和目的，使其配合。

（2）协助患者取侧卧位、蹲位或跪俯卧位，暴露臀部，臀下垫尿垫。

（3）照顾者戴手套，并在手套外层及肛门涂液状石蜡，用右手食指缓缓插入肛门，当触及大便硬结时，小心将大便挖出。整个过程动作一定要缓慢轻柔，避免损伤肛周及直肠黏膜，患者如果出现心悸、头昏时应立刻停止。

（4）粪石取出后可能还会有软便排出，因此要备好便盆，方便使用。

（5）及时清理粪便，协助做好肛周皮肤护理，提高患者舒适度。

## 三、腹部按摩技术操作规程

【案例导入】

患者王某，女性，右足踝关节骨折入院第 3 天，因卧床休息活动量减少导致排便困难，如何在护士指导下为患者行腹部按摩？

【操作目的】

通过训练让患者形成有规律的排便习惯。

## 【风险点及预防】

着凉

（1）关好门窗，调节室温至 24℃以上。

（2）操作员双手搓至发热后再开始操作，操作中注意患者暴露其他部位的保暖。

（3）做完操作后及时盖好被子，按需增减衣物。

## 【操作要点】

（1）操作前："一评二排"，评估患者配合程度及腹部皮肤完整性，排空膀胱。

（2）操作中："一搓二暖三观察"，双手搓热，注意保暖，观察患者面色、主诉。

（3）操作后："一盖二整三询问"，盖好被子，整理床单位，询问患者需求。

## 【操作前准备】

（1）护理员准备：着装规范、修剪指甲、洗手。

（2）患者准备：了解目的，知晓配合，排空膀胱。

（3）环境准备：病房宽敞安静，拉好围帘，调节室温至 24℃以上。

（4）用物准备：润肤油、卫生纸、浴巾。

## 【操作流程】

见图 4–38 ～图 4–47。

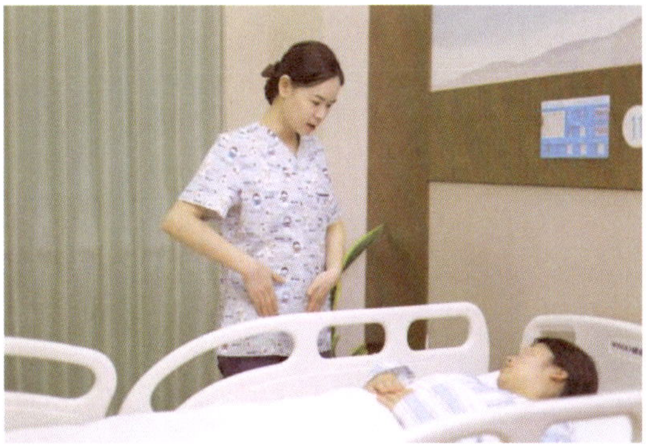

图 4–38　携用物至患者床旁核对，解释目的，取得配合

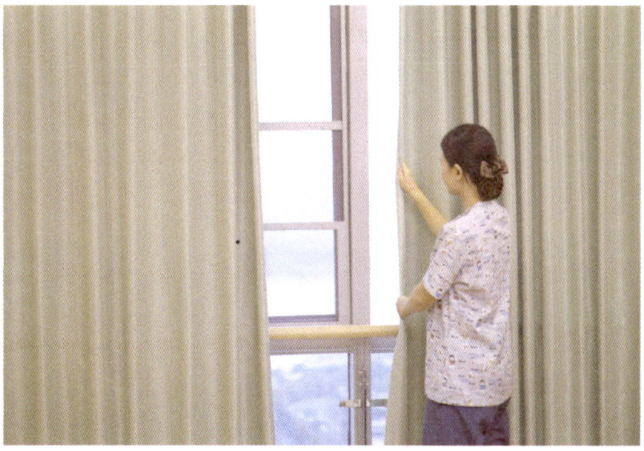

图 4–39　拉围帘，保护患者隐私

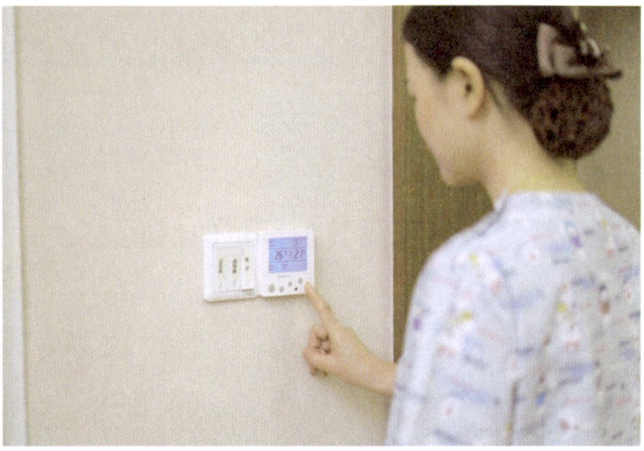

图 4-40　调节室温至 24℃以上

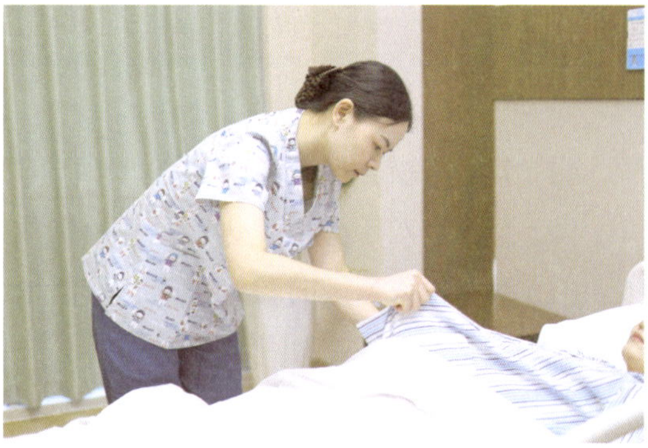

图 4-41　评估患者配合程度及活动能力，查看患者腹部皮肤，嘱患者排空膀胱

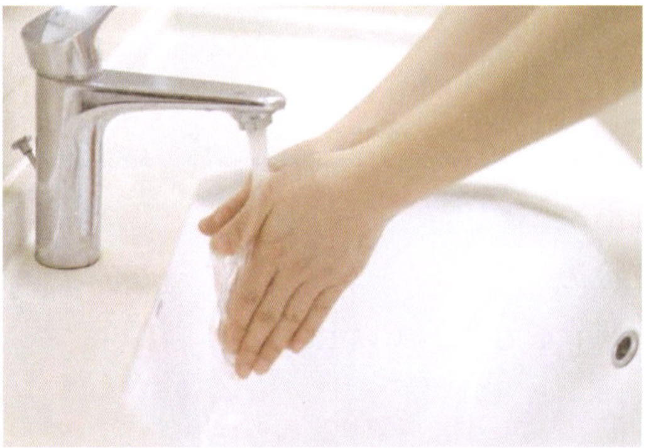

图 4-42　护理员用热水洗手，擦干

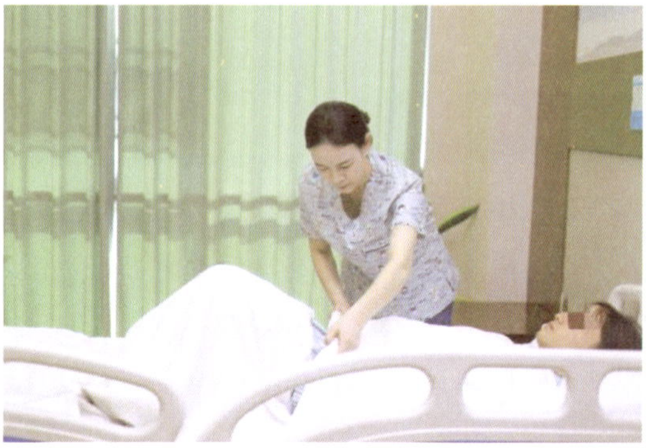

图 4-43　协助患者双腿屈膝，露出腹部，用浴巾遮盖保暖

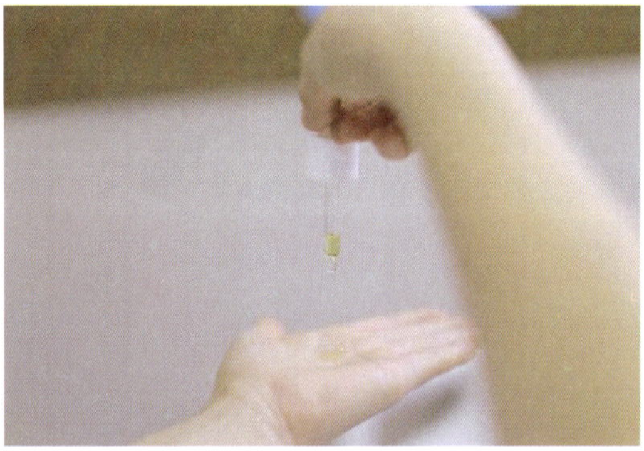

图 4-44　取适量润肤油滴至手掌心

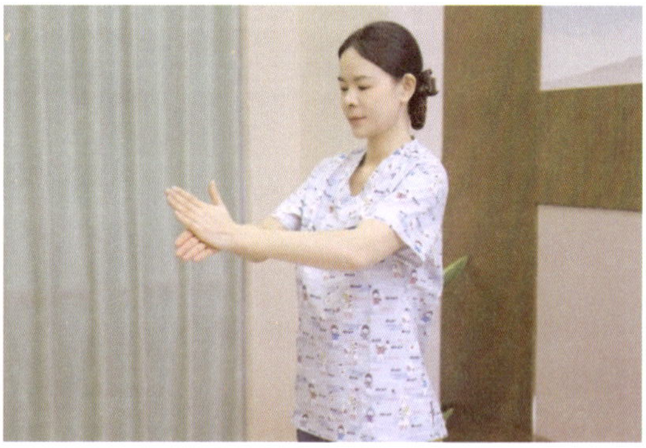

图 4-45　双手搓至发热

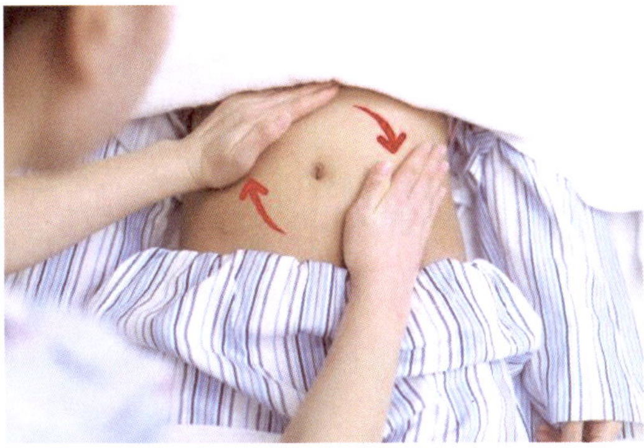

图 4-46 以脐为中心，自右向左环形按摩，力度适中，每次不少于 30 圈，护理员操作过程中注意观察患者面色变化，询问患者力度是否合适

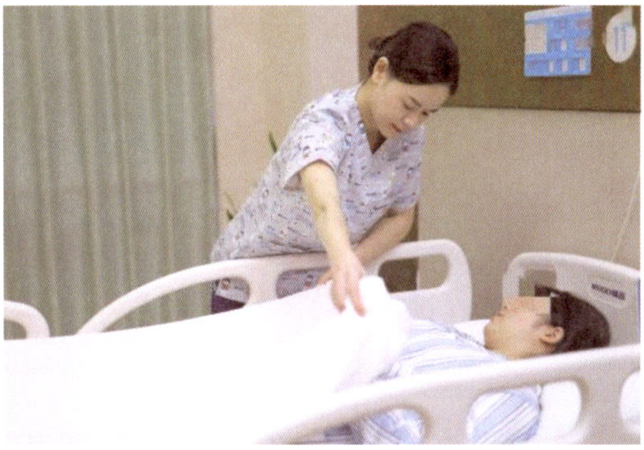

图 4-47 按摩结束后，用卫生纸擦净患者腹部皮肤，盖好被子，注意保暖，整理床单位，询问患者感受及需要

## 【知识拓展】

如何进行盆底肌肉的训练？

（1）找到盆底肌：在开始训练前，要先找到盆底肌。可以在排尿过程中尝试中断尿流，这时所收缩的肌肉就是盆底肌。

（2）训练动作：收缩盆底肌，就像试图阻止排尿或阻止肛门排气一样，将肌肉向上提，保持收缩状态 5s 左右，然后慢慢放松，休息 10s，这是一个完整的动作。重复这个动作，每次进行 10 ～ 15min，每天训练 3 ～ 4 组。

（3）进阶训练：随着训练的进展，可以逐渐增加收缩的时间和次数。比如，将收缩时间延长到 10s，然后放松 10s，每次训练 20 ～ 30min，每天进行 3 组。

# 第五章　体位照护技术

## 第一节　患者侧卧位摆放的操作规程

### 【案例导入】

患者王某，女性，因头晕 5d 入院，遵医嘱患者需要卧床休息，如何在护士的指导下协助患者进行侧卧位的体位摆放？

### 【操作目的】

（1）帮助卧床患者变换体位，满足其舒适、安全的需求。

（2）配合完成各项检查和治疗。

（3）预防并发症，如避免局部皮肤长期受压，预防压力性损伤；促进痰液排出，防止发生坠积性肺炎；改善血液循环，防止肌肉挛缩，维持正常生理功能。

### 【风险点及预防】

1. 压力性损伤

（1）定时改变患者体位，避免皮肤受压。

（2）保持床单位的清洁与干燥，及时更换床上用品和衣服。

（3）保持皮肤清洁干燥，大小便失禁患者排尿、排便后应及时清理，减少刺激。

2. 坠床

（1）为不配合的患者改变体位时需要多人协助。

（2）固定床轮，翻身前、后及时拉起床栏。

## 【操作要点】

（1）操作前："一评二查"，评估意识状态，活动能力，查看有无伤口及管道。
（2）操作中："一移二翻三放置"，移动患者，进行翻身，摆放上臂、下肢、枕头。
（3）操作后："一盖二整三询问"，盖好被子，整理床单位，询问患者需求。

## 【操作前准备】

（1）护理员准备：着装规范、修剪指甲、洗手。
（2）患者准备：按需协助患者解好大小便，妥善固定各种管道。
（3）环境准备：环境宽敞明亮，温度适宜。
（4）用物准备：软枕 3 个。

## 【操作流程】

见图 5-1 ～图 5-10。

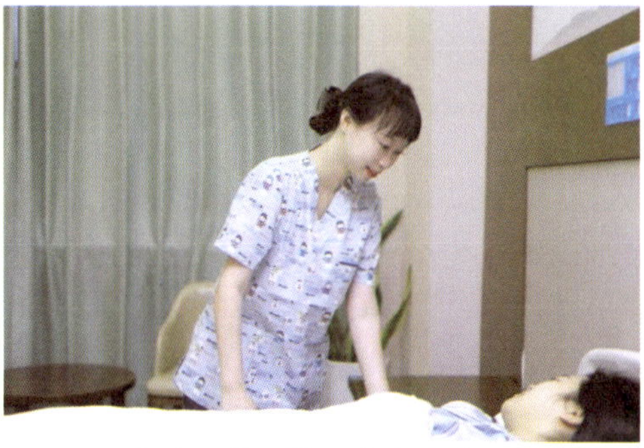

图 5-1　备齐用物，携至患者床旁，向患者及家属解释操作目的，取得配合，按需协助患者如厕、饮水等

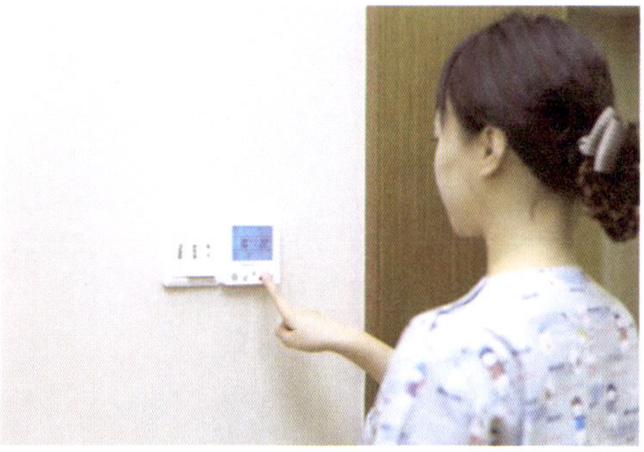

图 5-2　关好门窗，调节室温

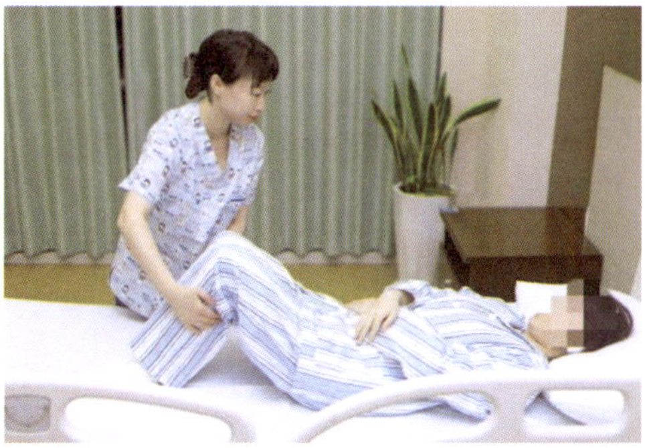

图 5-3　固定床轮，拉起对侧床栏，协助患者仰卧，双手交叉放于腹部，双腿屈曲

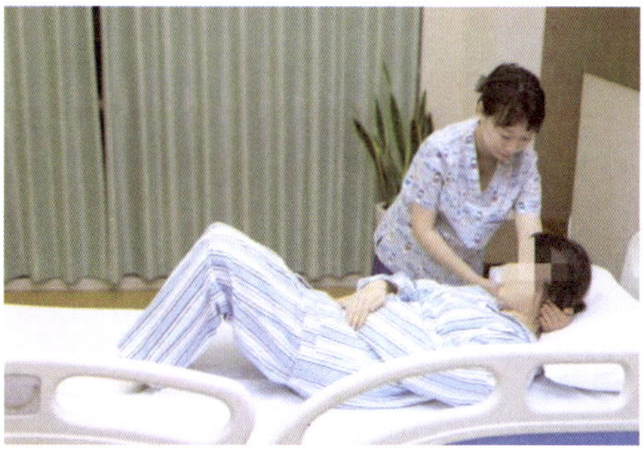

图 5-4　一手轻轻托起患者头部，一手移动患者枕头至近侧

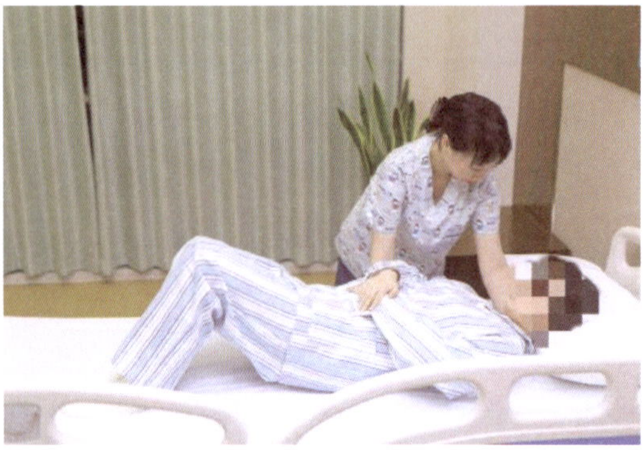

图 5-5 左手放在患者的头颈间，右手放在患者的腰下，轻轻抬起上身移向近侧

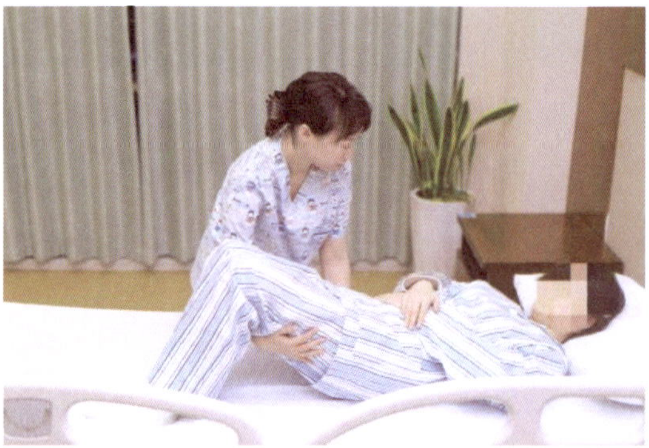

图 5-6 将患者臀部、下肢抬起移向近侧

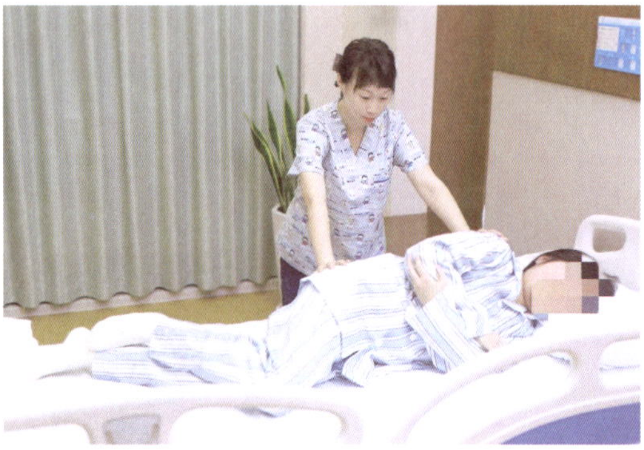

图 5-7 一手扶肩，一手扶膝，轻轻推患者翻身向侧卧。检查受压部位皮肤有无受损

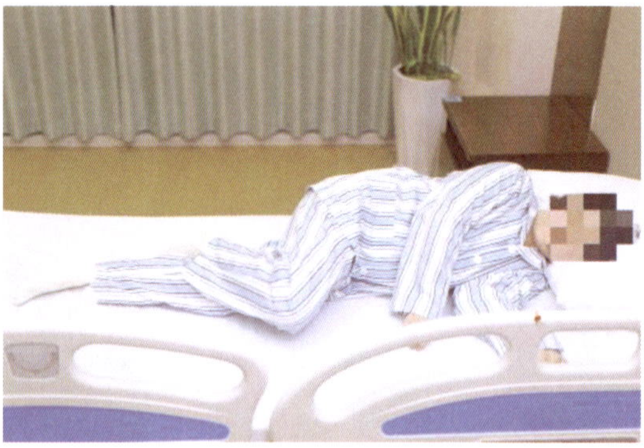

图 5-8 协助患者上腿屈膝，下腿伸直略弯曲

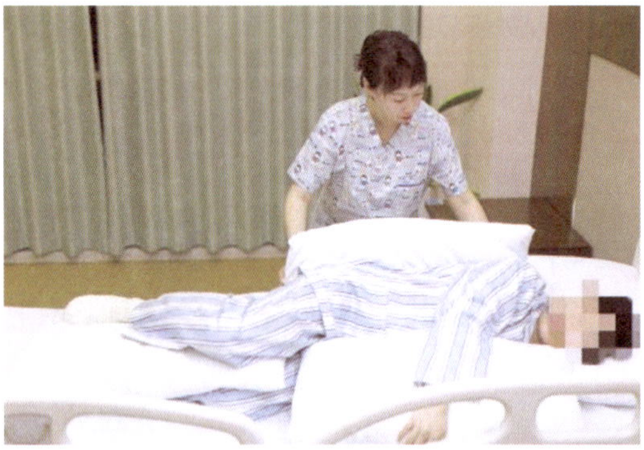

图 5-9 在患者两膝之间、胸腹部、背部可放置软枕支撑患者，稳定卧位，使患者舒适

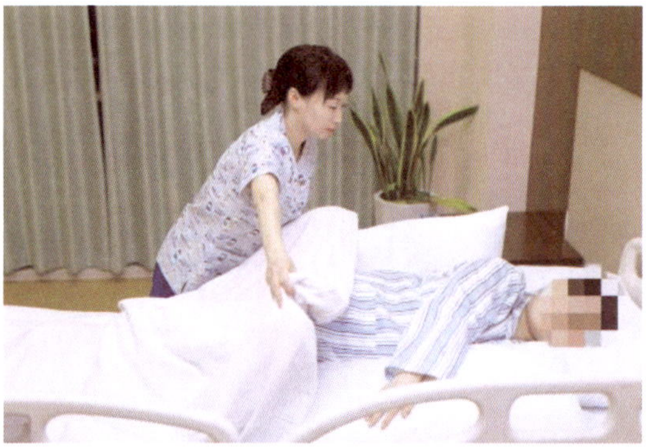

图 5-10 按患者需求为患者盖好被子，整理好床单位，询问患者有无需求

【知识拓展】

如何为特殊患者翻身

（1）为身上置有多种导管及输液的患者翻身时，先将导管安置妥当后再行翻身，翻身后检查各导管是否扭曲、受压，注意保持导管通畅，防止导管脱落。

（2）为手术后患者翻身时，翻身前先检查敷料是否脱落或潮湿，如有脱落或潮湿现象，应先告知医护人员换药处理后再翻身。

（3）为颅脑手术后的患者，应采取健侧卧位或平卧位；翻身时，不能剧烈翻动头部，以免引起脑疝，压迫脑干，导致患者突然死亡。

（4）石膏固定和伤口较大的患者，翻身后需将患处置于适当位置，并防止受压。

（5）协助体重较重或病情较重的患者翻身可用二人协助翻身法。协助颅骨牵引、颈椎骨折、脊椎损伤、脊椎手术、髋关节术后的患者在床上翻身时，可用轴线翻身法。

## 第二节　体位垫使用的操作规程

【案例导入】

患者王某，女性，因脑出血入院，患者右侧肢体瘫痪不能自主翻身，如何在护士指导下协助患者使用体位垫？

【操作目的】

（1）使用体位垫提高良肢位摆放的正确率。

（2）有效减少皮肤受压，防止压力性损伤的发生。

（3）抬高肢体，利于静脉血液回流，减轻肢体肿胀，使患肢保持功能位的作用，以减少并发症的发生。

【风险点及预防】

造成患者皮肤、肢体功能等方面的二次伤害

（1）翻身前：告知患者放松，不要过度紧张。

（2）确保体位垫完好无损，对于一些老年、体弱的患者，应该选择高质量体位垫以免出现摩擦损伤皮肤。

（3）保持体位垫的清洁和卫生，避免感染等问题的发生。

## 【操作要点】

（1）操作前："一评二查"，评估意识状态、配合程度，查看有无伤口及管道。

（2）操作中："一移二翻三放置"，移动患者，进行翻身，摆放上臂、下肢、体位垫。

（3）操作后："一盖二整三询问"，盖好被子、整理床单位、询问需求。

## 【操作前准备】

（1）护理员准备：着装规范、修剪指甲、洗手。

（2）患者准备：按需协助患者解大小便，按需妥善处理各种管道。

（3）环境准备：环境宽敞，室温适宜。

（4）用物准备：R 型垫、上肢垫、下肢垫、脚垫、U 型枕各一个，软枕两个。

## 【操作流程】

见图 5-11 ～图 5-30。

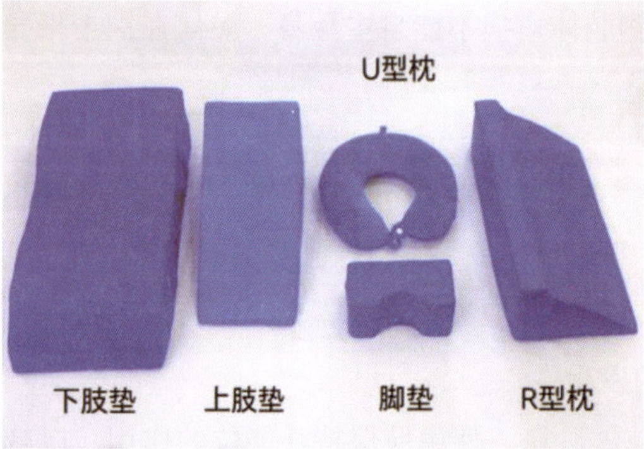


图 5-11　备齐用物，携至患者床旁，关好门窗，调节室温适宜

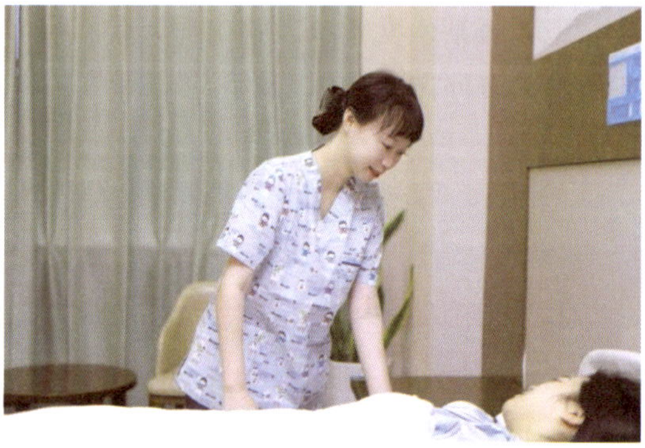

图 5-12　向患者及家属解释操作目的，取得配合，按需协助患者如厕、饮水等

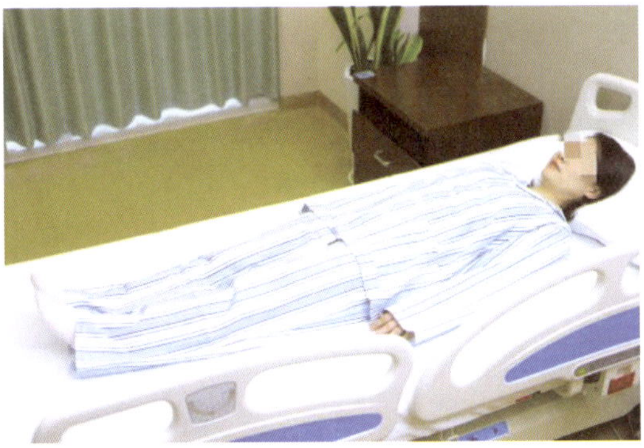

图 5-13　固定床轮，拉起对侧床栏

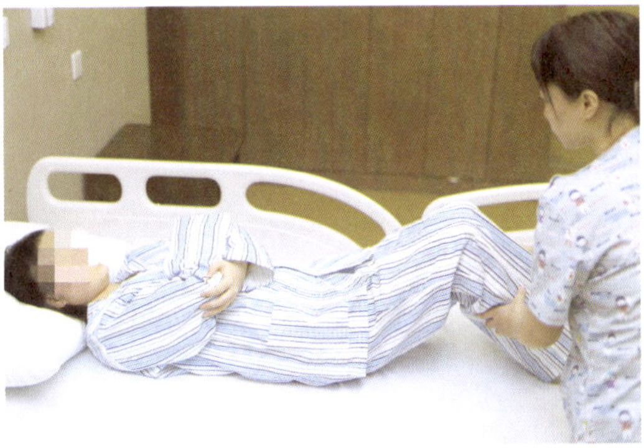

图 5-14　站立于患者患侧，协助患者健侧手臂托住患侧手臂，患侧手臂在上。协助患者双腿屈膝

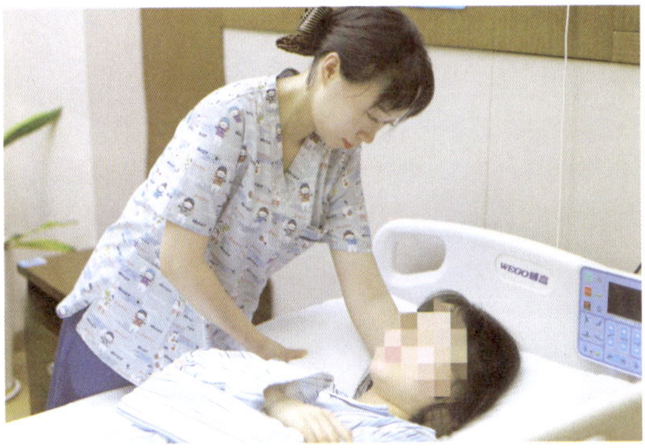

图 5-15　一手轻轻托起患者头部，一手移动患者枕头至近侧

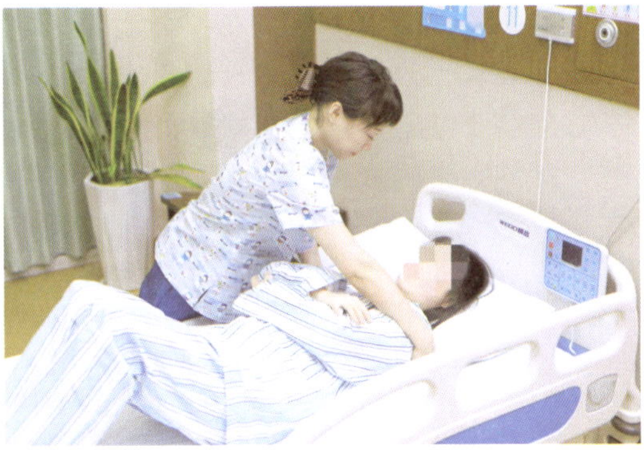

图 5-16　一手伸至对侧肩下环抱移动上身

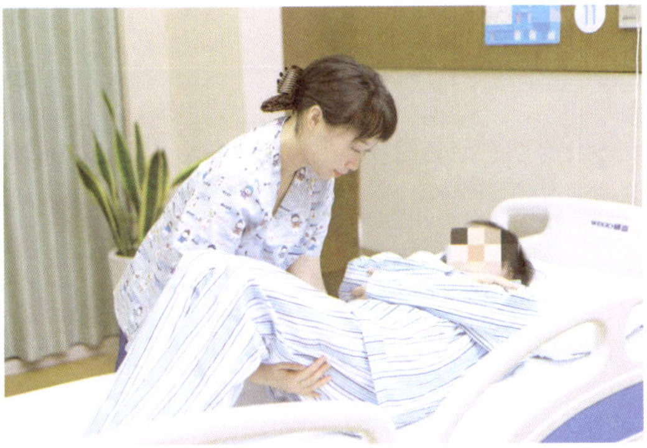

图 5-17　一手伸至臀下，一手托住大腿，依次移动臀部、下肢

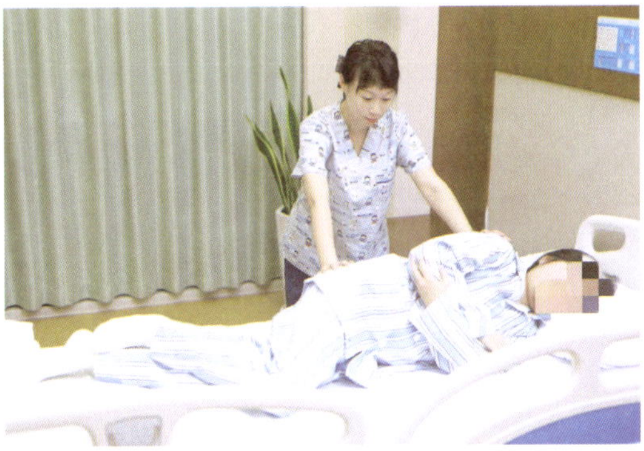

图 5-18　患侧腿搭在健侧腿上，一手扶肩，一手扶髋，翻向健侧

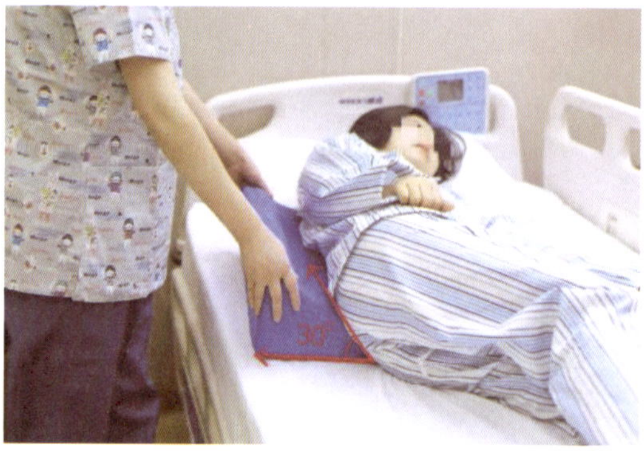

图 5-19　协助患者背部紧贴于 R 形斜面处

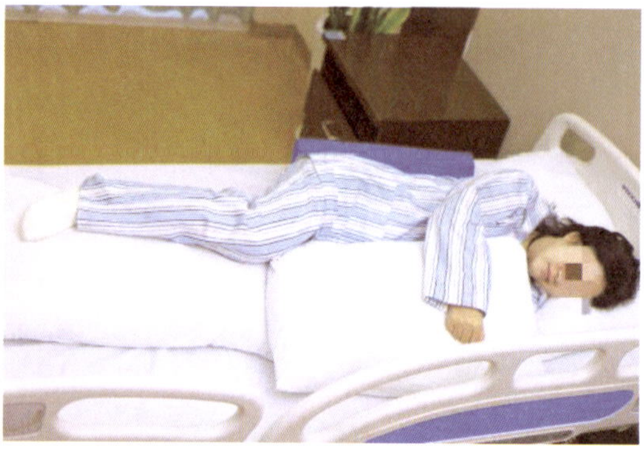

图 5-20　将软枕分别垫于两腿之间及胸前处

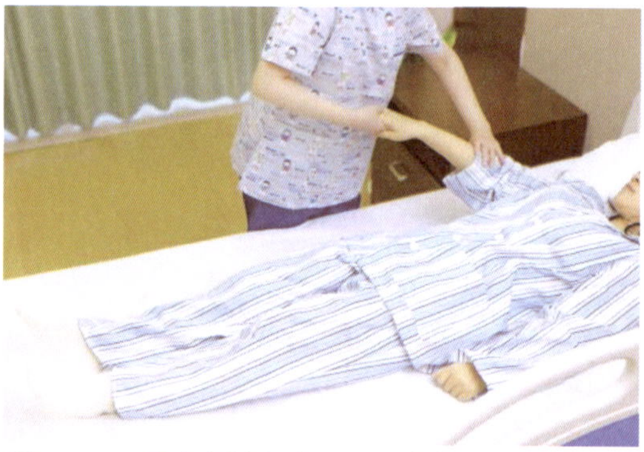

图 5-21　观察患侧上肢血运及肿胀程度

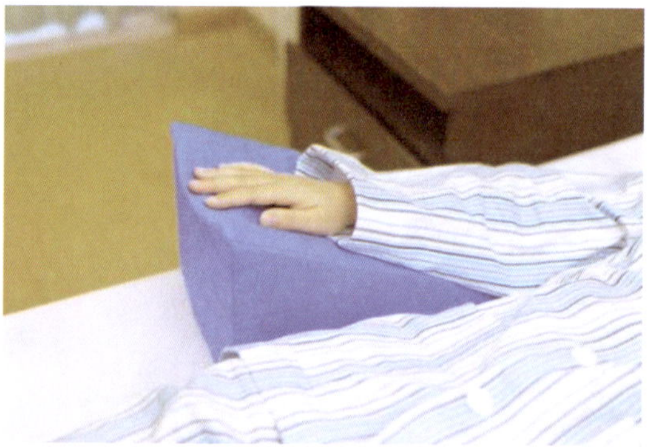

图 5-22　将患肢放于上肢垫上，调整合适高度，使患肢高于心脏水平

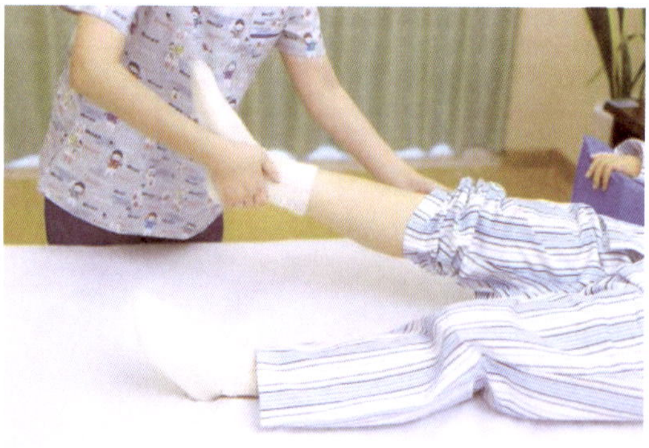

图 5-23　观察患侧下肢血运及肿胀程度，患肢有无渗血、渗液，脚踝活动度是否良好

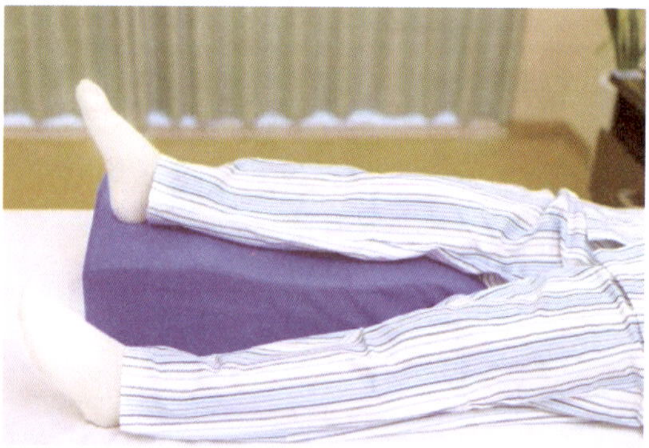

图 5-24　将患肢放于下肢垫上

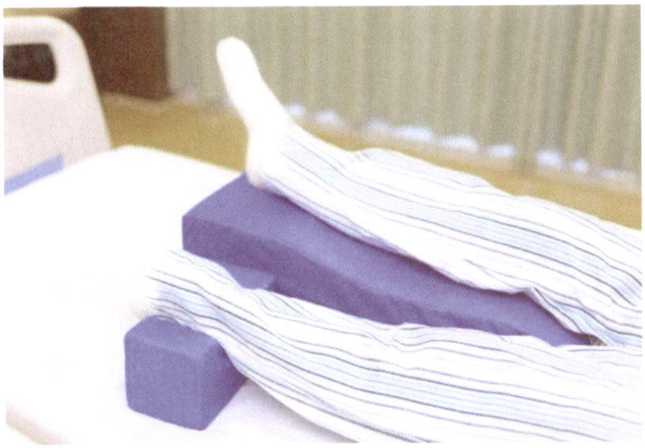

图 5-25　将脚垫放于患者的小腿后方腓肠肌处

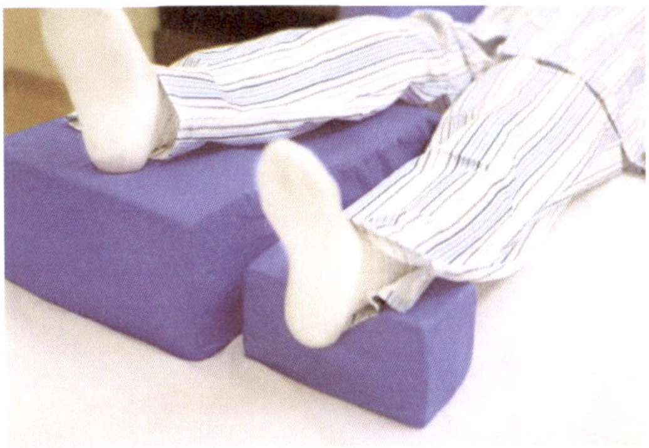

图 5-26　避免跟腱着力，确保足跟不与床面接触，膝盖下方可用小枕或衣物支撑

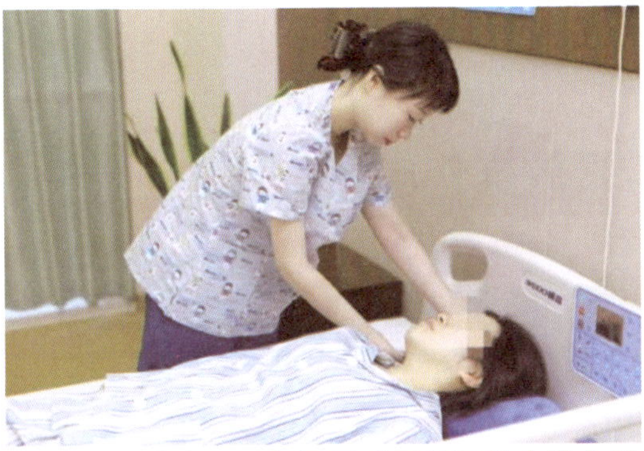

图 5-27　检查头颈部需要减压位置的皮肤有无红肿硬结

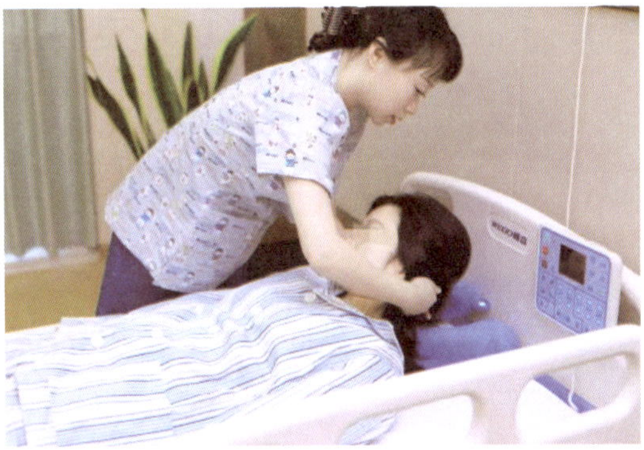

图 5-28　将 U 型枕放置所需要减压位置，调整好内径大小及开口方向

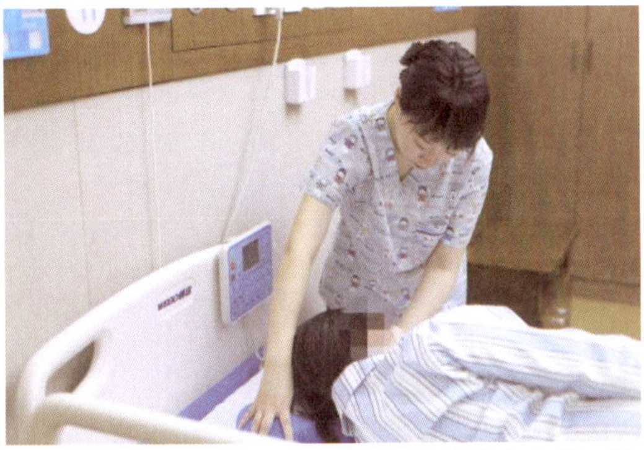

图 5-29　侧卧时，将双耳置于 U 型枕内孔处，避免耳郭受压

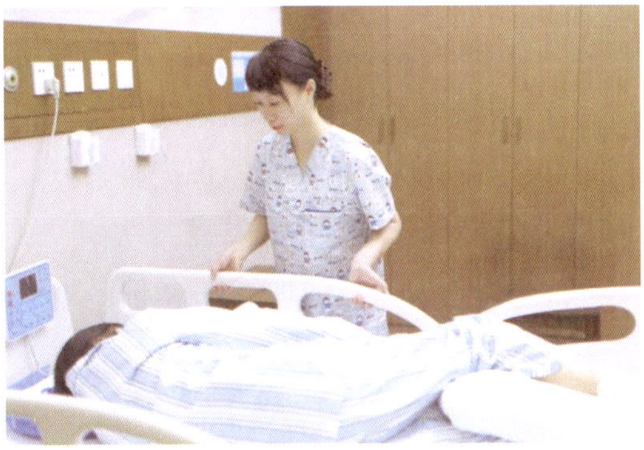

图 5-30　整理床单位，拉起床栏，询问患者感受及需求

## 【知识拓展】

各种体位垫的作用

（1）R 型垫：适合卧床患者，支撑辅助翻身，提高舒适性，预防压力性损伤。

（2）上肢垫：适用于上肢手术后、外伤的患者，可缓解末梢关节的压力，减轻患肢水肿。

（3）下肢垫：适用于下肢手术后、外伤的患者，抬高患肢，可缓解末梢关节的压力，减轻患肢水肿。

（4）脚垫：适用于需足跟悬浮的患者，避免形成压力性损伤。

（5）U 型枕：适用于枕部、耳郭、髋部、内外踝等骨隆突处及皮下脂肪薄弱的位置，预防压力性损伤。

# 第三节　良肢位摆放的操作规程

## 一、仰卧位良肢位摆放操作规程

### 【案例导入】

患者王某，女性，因右侧肢体偏瘫入院，患者右侧肢体偏瘫，如何在护士指导下协助患者进行仰卧位良肢位摆放？

### 【操作目的】

（1）预防患侧肢体痉挛模式的出现或加重。

（2）保持肢体功能状态，保护肩关节，预防足下垂。

（3）预防压疮，减少并发症。

（4）为进一步康复训练创造条件。

### 【风险点及预防】

压力性损伤

（1）定时改变患者体位，减少皮肤受压。

（2）变换体位时，检查患者枕部、肩胛骨、背部、肘部、骶尾部、足跟等受压部位皮肤有无受损。

（3）有管道的患者变换体位后，检查接触的皮肤有无受压。

（4）正确摆放肢体，合理利用体位垫，保持其功能位。

## 【操作要点】

（1）操作前：“一评二查”，评估意识状态、配合程度，查看有无伤口及管道。

（2）操作中：“一卧二垫三摆放”，患者仰卧位，侧肩、髋部、膝关节垫软枕，上臂伸展下肢呈中立位。

（3）操作后：“一盖二整三询问”，盖好被子、整理床单位、询问需求。

## 【操作前准备】

（1）护理员准备：着装规范、修剪指甲、洗手。

（2）患者准备：按需协助患者解大小便，按需妥善处理各种管道。

（3）环境准备：环境宽敞，室温适宜。

（4）用物准备：软枕 1 个、小枕 3 个。

## 【操作流程】

见图 5-31 ～图 5-38。

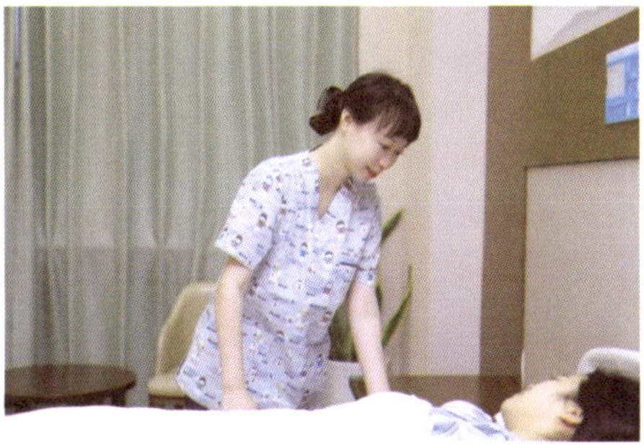

图 5-31　备齐用物，携至患者床旁，向患者及家属解释操作目的，取得配合，按需协助其如厕、饮水等

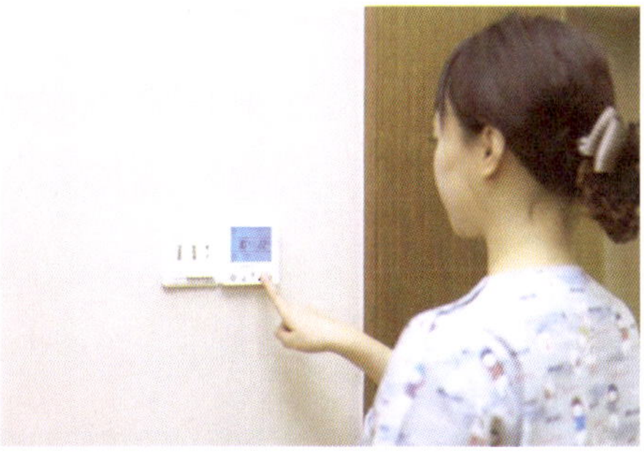

图 5-32　关好门窗，调节室温适宜

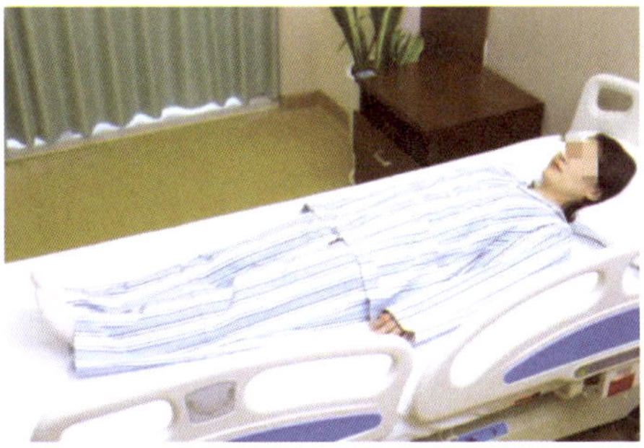

图 5-33　固定床轮，拉起对侧床栏，协助患者取仰卧位，保持头部中立

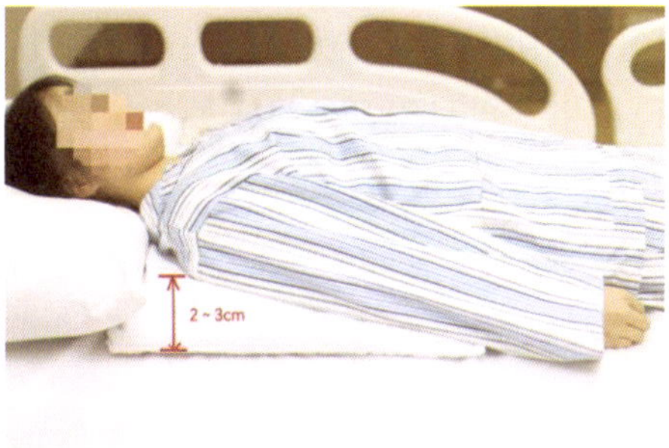


图 5-34　在患侧肩下垫一小枕，小枕受压后的高度 2 ～ 3cm 为宜

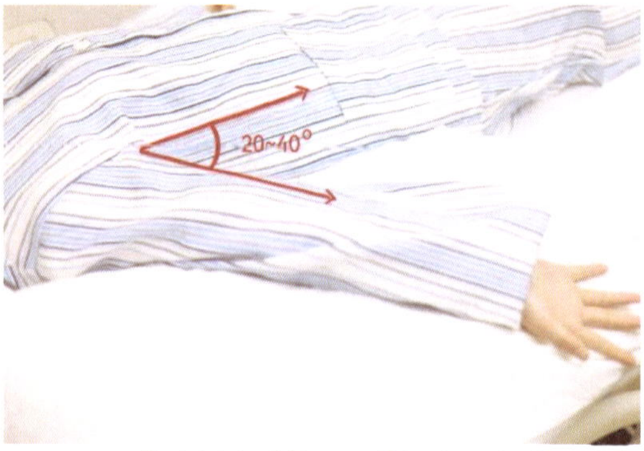

图 5-35　将患侧上肢伸展于软枕上，上臂旋后外展 20°～40°，前臂旋后，肘关节、腕关节伸直，掌心向上，手指伸展

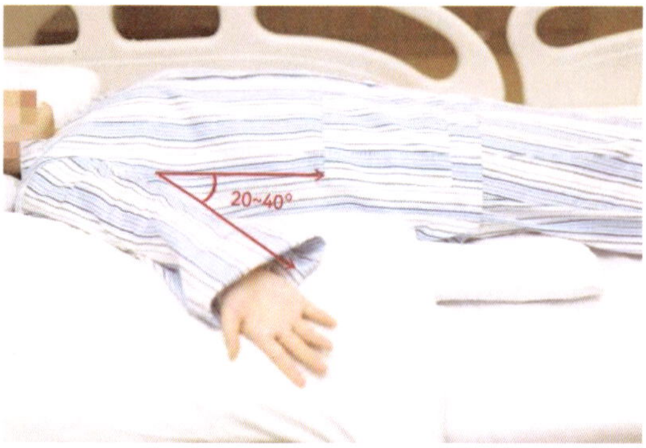

图 5-36　将一小枕置于患侧髋部及大腿外侧，使髋关节稍内旋

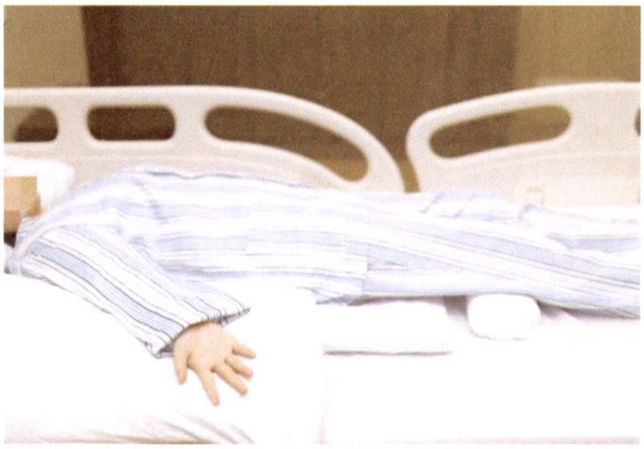
图 5-37　垫小枕或 3/4 半圆枕于膝关节下方，保持膝关节轻度屈曲、下肢中立位

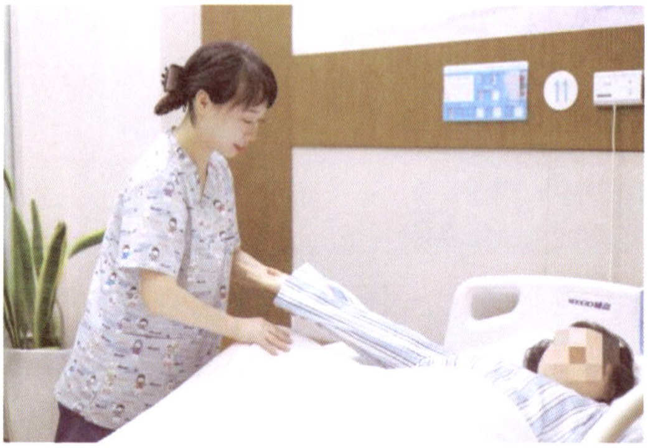
图 5-38　按患者需求为患者盖好被子，整理好床单位，询问患者有无需求

## 【知识拓展】

仰卧位摆放的注意事项

（1）避免被子太重而压迫患足造成足尖的外旋。足底不放置任何东西，防止增加异常的反射活动。

（2）避免使用过高的枕头，头部居中不要有明显的左右偏斜（可以稍向患侧）。

（3）患手、患足不可外悬于枕头边缘，避免加重患侧肢体肿胀。

## 二、健侧卧位良肢位摆放操作规程

### 【案例导入】

患者王某，女性，因右侧肢体偏瘫 3d 入院，如何在护士指导下协助患者进行健侧卧位摆放？

### 【操作目的】

（1）促进患侧肢体血液循环，减轻患侧肢体的痉挛。

（2）预防压力性损伤，减少并发症。

### 【风险点及预防】

1. 压力性损伤

（1）压力性损伤高风险患者 1 ～ 2h 改变体位，减少皮肤受压。

（2）变换体位时，检查患者耳郭、肩胛骨、肘部、髋部、踝部、足跟等受压部位皮肤有无受损。

（3）有管道的患者变换体位后，检查接触的皮肤有无受压。

2. 肩关节半脱位

（1）变换体位时动作要轻柔，切勿拖拉患侧肢体。

（2）变换体位时，先将患者仰卧，协助患者双手放于腹部，健侧手托住患侧肘部，以防患肢滑落。

3. 坠床

（1）为不配合的患者改变体位时需要多人协助。

（2）固定床轮，翻身前、后及时拉起床栏。

4. 肢体水肿

（1）患侧肢体应给予枕头支撑，高度略高于心脏水平以促进静脉回流。

（2）患手、患足不可外悬于枕头边缘，避免加重患侧肢体肿胀。

### 【操作要点】

（1）操作前：“一评二查”，评估意识状态，配合程度，查看有无伤口及管道。

（2）操作中：“一移二翻三放置”，移动患者，翻向健侧，患侧上下肢放软枕。

（3）操作后：“一盖二整三询问”，盖好被子，整理床单位，询问需求。

## 【操作前准备】

（1）护理员准备：着装规范、修剪指甲、洗手。

（2）患者准备：按需协助患者解大小便，按需妥善处理各种管道。

（3）环境准备：环境宽敞，室温适宜。

（4）用物准备：软枕两个。

## 【操作流程】

见图 5-39 ～图 5-48。

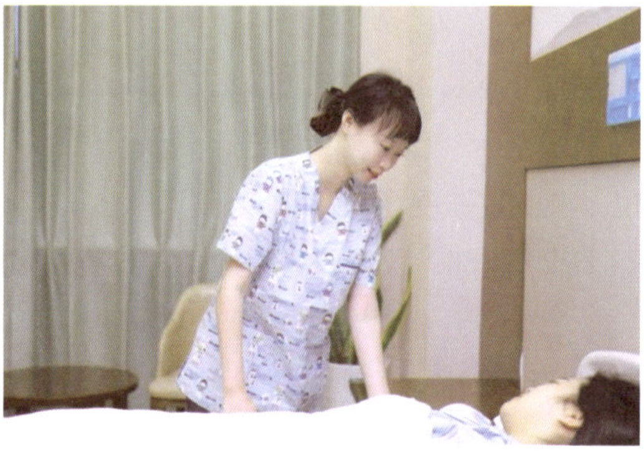

图 5-39　备齐用物，携至患者床旁，向患者及家属解释操作目的，取得配合，按需协助其如厕、饮水等

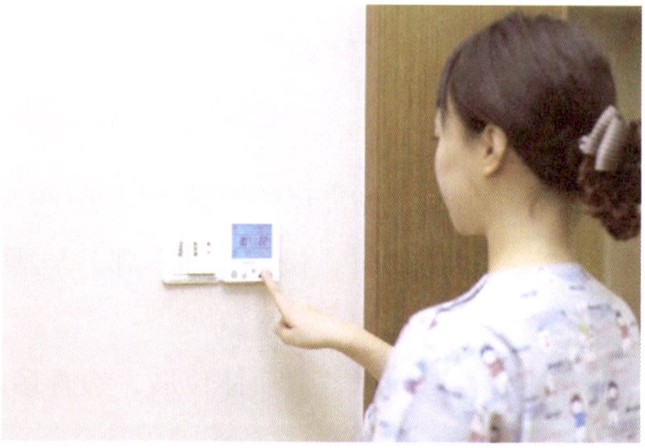

图 5-40　关好门窗，调节室温适宜

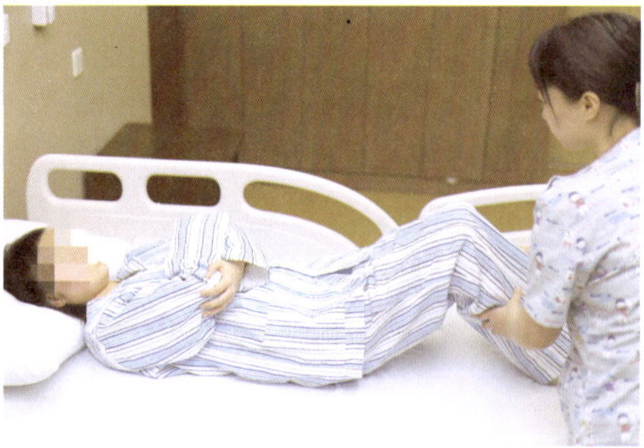

图 5-41　固定床轮，拉起对侧床栏，站立于患者患侧，协助患者健侧手臂托住患侧手臂，患侧手臂在上。协助患者双腿屈膝

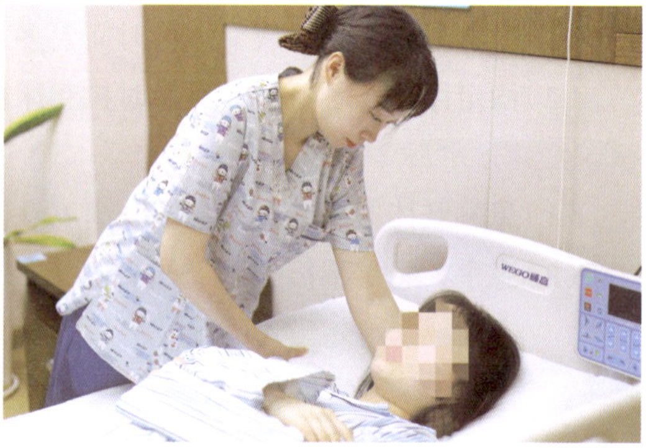

图 5-42　一手轻轻托起患者头部，一手移动患者枕头至近侧

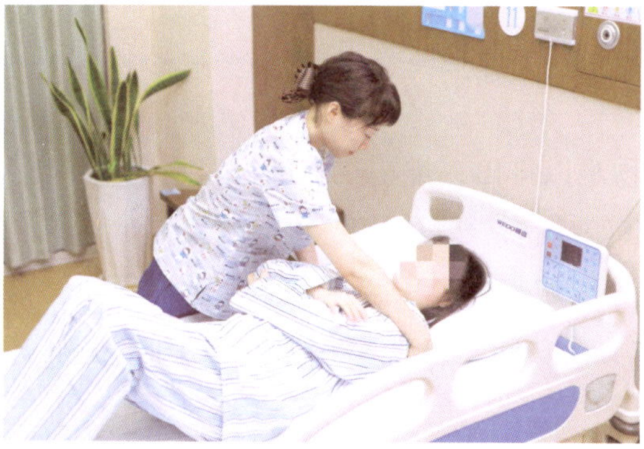

图 5-43 一手伸至对侧肩下环抱移动上身

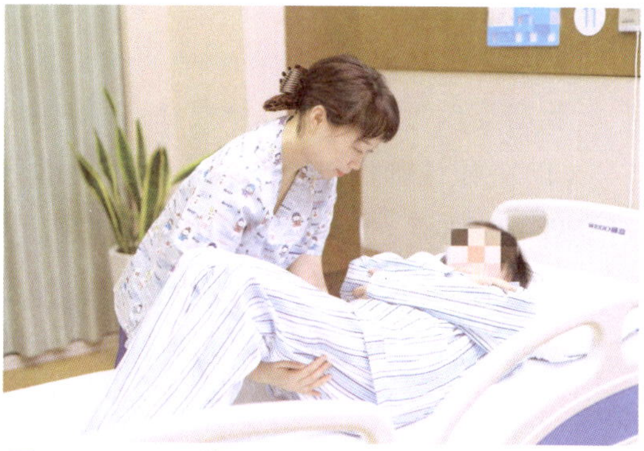

图 5-44 一手伸至臀下，一手托住大腿，依次移动臀部、下肢

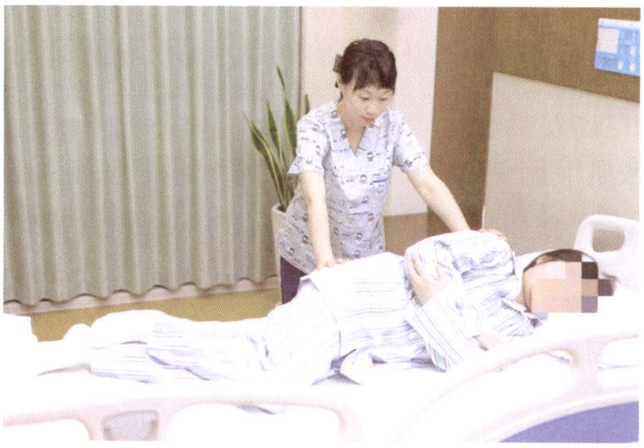

图 5-45 患侧腿搭在健侧腿上，护理员一手扶肩，一手扶髋，翻向健侧。躯干稍向后，后背放不放枕头支撑均可

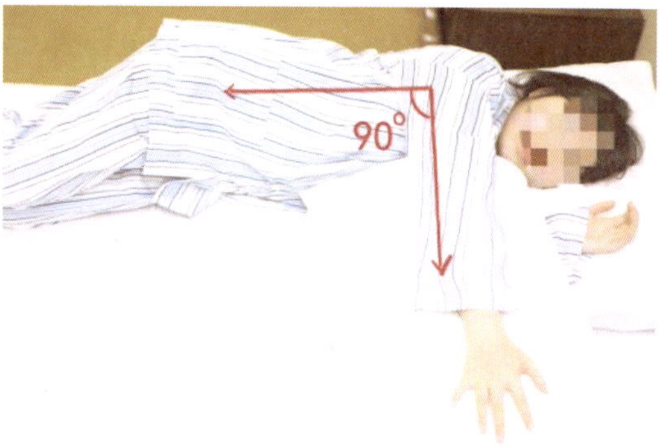


图 5-46 将患侧上肢置于软枕上，保持前伸位，肩前屈约 90°，前臂旋前、肘伸直、腕背伸、掌心向下、手指伸展

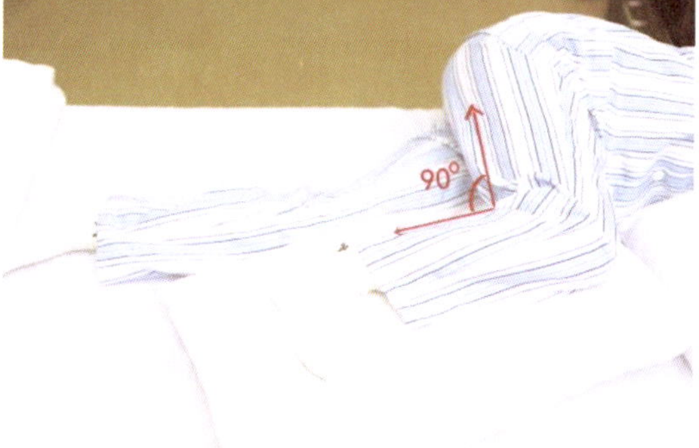


图 5-47 将患侧下肢置于软枕上，保持屈髋屈膝 90°，踝背屈，患足不可悬空。健侧肢体舒适、自然摆放

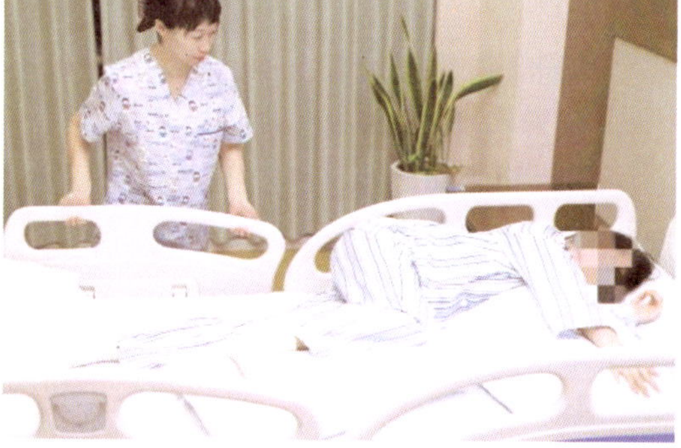

图 5-48 按患者需求为患者盖好被子，整理好床单位，询问患者有无需求

## 【知识拓展】

长期卧床可能引发的并发症

（1）坠积性肺炎：长期卧床使呼吸道分泌物难以排出，堆积在肺部，容易滋生细菌，引发坠积性肺炎。患者会出现发热、咳嗽、咳痰等症状，严重时可导致呼吸衰竭。

（2）肺不张：长时间不改变体位，肺部部分区域长期处于受压状态，肺泡无法正常扩张，就会出现肺不张。这会影响肺部的气体交换功能，使患者出现呼吸困难、胸痛等表现。

（3）压力性损伤：身体局部组织长期受压，血液循环不畅，会导致皮肤和皮下组织缺血、缺氧、营养不良，从而引起组织破损和坏死，形成压力性损伤。

（4）泌尿系统感染：长期卧床患者排尿姿势改变、饮水减少等因素，容易引起泌尿系统感染。女性患者更易发生，会出现尿频、尿急、尿痛等症状。

（5）尿结石：长期卧床使尿液在泌尿系统中的流动缓慢，钙盐等物质容易沉积形成结石。结石可能引起尿路梗阻，出现疼痛、血尿等症状。

（6）深静脉血栓形成：长期卧床使下肢静脉血液回流缓慢，血液处于高凝状态，易在下肢静脉内形成血栓。患者可能会感到下肢肿胀、疼痛，严重时血栓脱落可导致肺栓塞，危及生命。

（7）肌肉萎缩：肌肉长期不活动，会出现失用性萎缩。表现为肌肉体积减小、力量减弱，影响肢体的运动功能。

（8）关节挛缩：关节长期不活动，周围的肌肉、肌腱和关节囊会发生挛缩，导致关节活动受限，严重时可造成肢体畸形。

# 三、患侧卧位良肢位摆放操作规程

## 【案例导入】

患者王某，女性，因右侧肢体偏瘫入院，如何在护士指导下协助患者进行患侧卧位摆放？

## 【操作目的】

（1）伸展患侧躯体，减轻偏瘫侧肢体的痉挛。

（2）刺激患侧肢体感觉功能恢复，增加对患侧的知觉刺激输入，是康复护理提倡的最佳体位。

## 【风险点及预防】

### 1. 压力性损伤

（1）压力性损伤高风险患者 1 ～ 2h 改变体位，减少皮肤受压。

（2）变换体位时，检查患者耳郭、肩胛骨、肘部、髋部、踝部、足跟等受压部位皮肤有无受损。

（3）有管道的患者变换体位后，检查接触的皮肤有无受压。

### 2. 肩关节受压、半脱位

（1）患侧卧位时，应将受压的肩关节轻轻往前托出，避免肩关节受压。

（2）保持偏瘫侧肩胛骨前伸位时，不能直接牵拉患侧上肢，以避免患侧肩关节的损伤。

### 3. 坠床

（1）为不配合的患者改变体位时需要多人协助。

（2）固定床轮，翻身前、后及时拉起床栏。

## 【操作要点】

（1）操作前："一评二查"，评估意识状态、活动能力，查看有无伤口及管道。

（2）操作中："一移二翻三放置"，移动患者，翻向患侧，患侧上下肢、健侧下肢放软枕。

（3）操作后："一盖二整三询问"，盖好被子、整理床单位、询问需求。

## 【操作前准备】

（1）护理员准备：着装规范、修剪指甲、洗手。

（2）患者准备：根据需要协助患者解大小便，按需妥善处理各种管道。

（3）环境准备：环境宽敞，室温适宜。

（4）用物准备：软枕一个。

## 【操作流程】

见图 5–49 ～图 5–58。

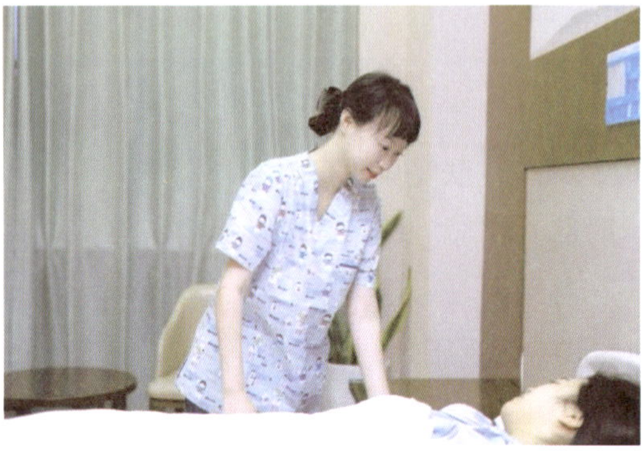

图 5-49　备齐用物，携至患者床旁，向患者及家属解释操作目的，取得配合。按需协助如厕、饮水等

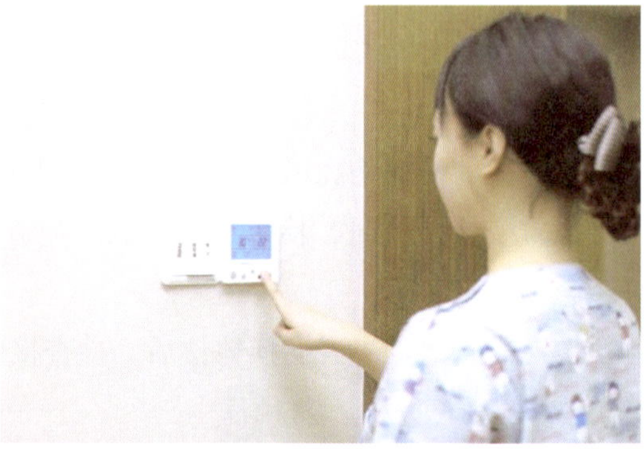

图 5-50　关好门窗，调节室温

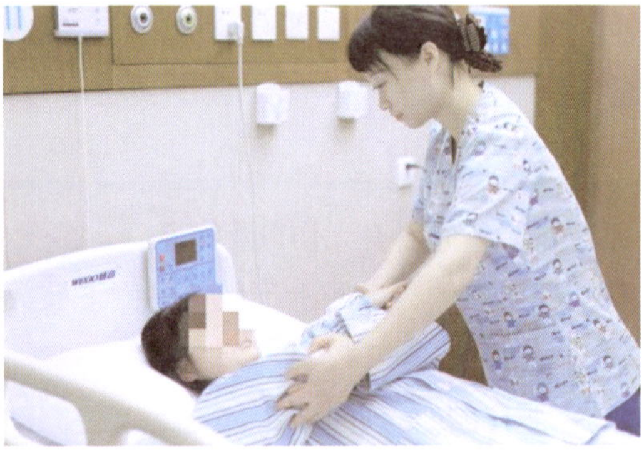

图 5-51　固定床轮，拉起对侧床栏，站立于患者健侧，协助患者健侧手臂托住患侧手臂，患侧手臂在上

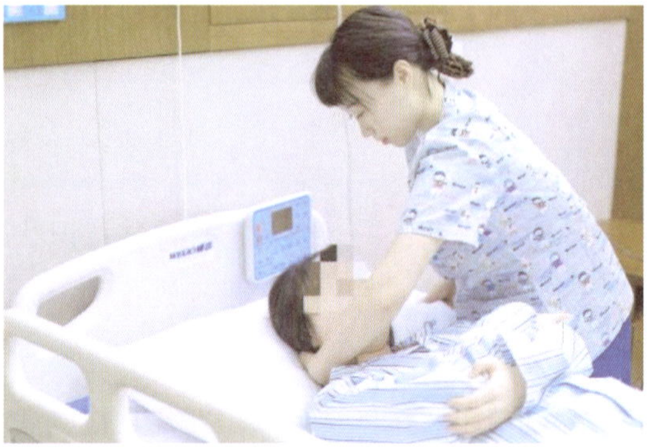

图 5-52　一手轻轻托起患者头部，一手移动患者枕头至近侧

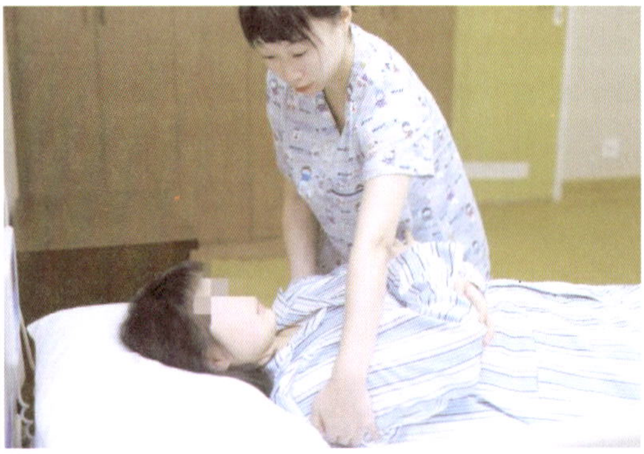

图 5-53　一手伸至对侧肩下环抱患者，与患者协同用力移动上身

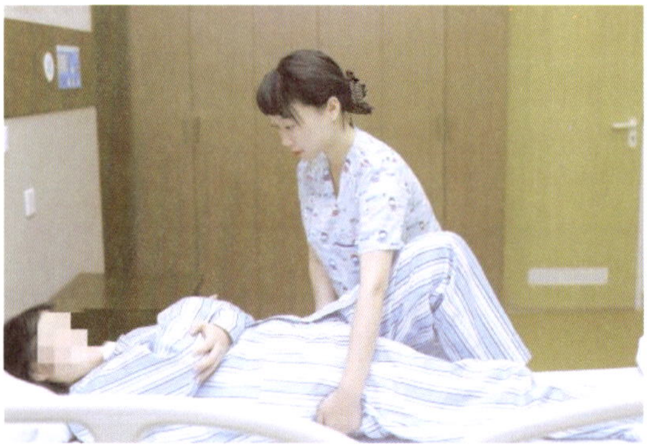

图 5-54　协助患者健侧腿屈曲，双手扶住患者的髋部，协同用力移动臀部及下肢至健侧

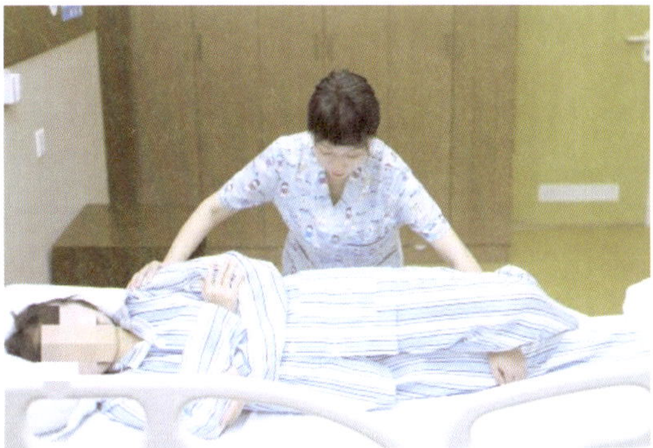

图 5–55　一手从患者健侧膝盖下穿过，放在患者的患侧腿上，另外一只手托住患者的肩部，协同用力翻向患侧

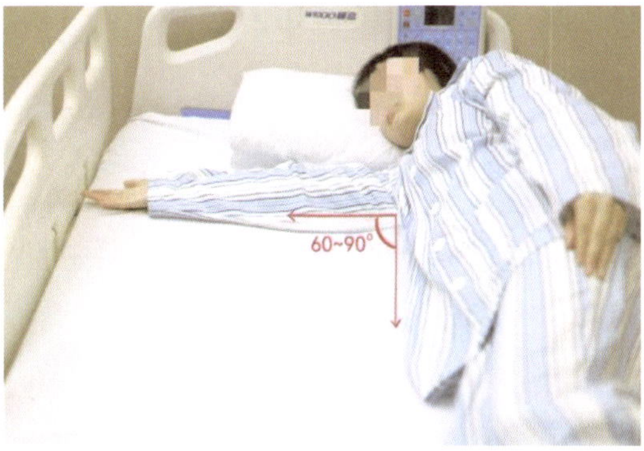


图 5–56　保持患侧肩前伸位，上肢外展旋后，上提 60° ～ 90° ，前臂旋后，肘伸直，掌心向上，手指伸展。健侧上肢可自由活动或抱一枕头

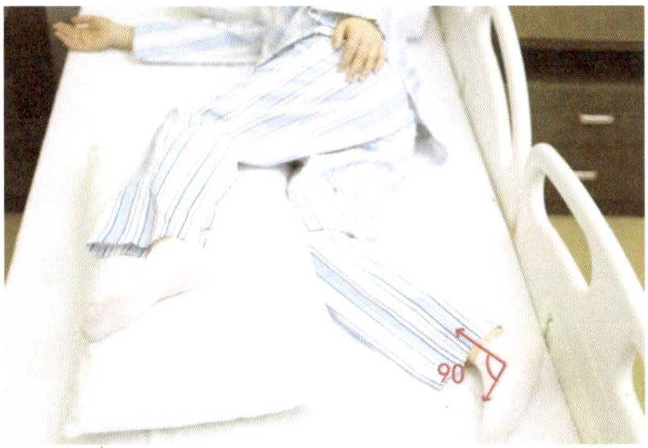


图 5–57　保持患侧下肢髋关节伸展位，患膝稍屈曲，踝关节尽量保持 90° 。健侧下肢膝关节至踝部用软枕垫起

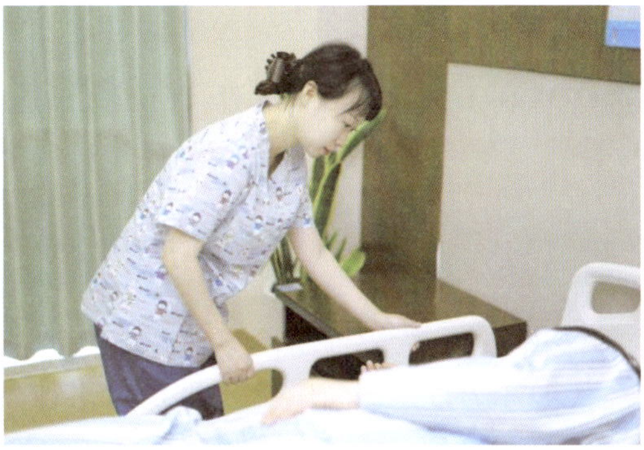

图 5–58　按患者需求为患者盖好被子，整理好床单位，询问患者有无需求

## 【知识拓展】

如何进行脊髓损伤患者良肢位的摆放？

（1）仰卧位时要在头部垫薄枕，将肩胛区垫起使两肩后伸，在双上肢下垫枕，使肘、腕关节伸直，手指微屈。在髋关节下垫薄枕，使髋关节稍内旋，膝关节下垫薄垫，让膝关节微屈，踝关节保持背屈中立位，在脚下可以放一个硬枕。

（2）侧卧位时要保持脊柱在同一直线，上侧肢体下垫枕头，下侧肩关节托出，避免受压和后缩，两腿之间夹一个长枕，保持下肢微屈。

（3）对于颈椎损伤患者，无论仰卧还是侧卧，都要注意保持颈椎的稳定和正常生理曲度。

# 四、坐位良肢位摆放操作规程

## 【案例导入】

患者王某，女性，因右侧肢体偏瘫 3d 入院，在护士指导下协助患者进行床上良肢位摆放。

## 【操作目的】

（1）减少回心血量，减轻心脏负担，缓解心力衰竭症状。

（2）坐位时膈肌下降，肺功能扩张度较好，回心血量减少，有助于改善通气功能，缓解呼吸困难。

（3）利于患者向站立过渡，使其逐渐适应体位改变。

## 【风险点及预防】

### 1. 压力性损伤

（1）压力性损伤高风险患者 1 ～ 2h 改变体位，减少皮肤受压。

（2）变换体位时，检查患者耳郭、肩胛骨、肘部、髋部、踝部、足跟等受压部位皮肤有无受损。

（3）有管道的患者变换体位后，检查接触的皮肤有无受压。

### 2. 下肢血液循环不畅、下肢水肿

（1）定期改变体位，避免患者长时间处于坐位。

（2）为患者进行下肢的主被动运动及踝泵运动。

## 【操作要点】

（1）操作前：“一评二查”，评估意识状态、活动能力、查看有无伤口及管道。

（2）操作中：“一抬二放”，抬高床头、床尾，双侧上肢放置于餐板上，背部、患侧肩关节、大腿外侧、腘窝垫软枕。

（3）操作后：“一整二询”，整理床单位、询问需求。

## 【操作前准备】

（1）护理员准备：着装规范、修剪指甲、洗手。

（2）患者准备：根据需要协助患者解大小便，按需妥善处理各种管道。

（3）环境准备：环境宽敞，室温适宜。

（4）用物准备：软枕两个、小枕头两个、床餐板或调节板。

## 【操作流程】

见图 5-59 ～图 5-66。

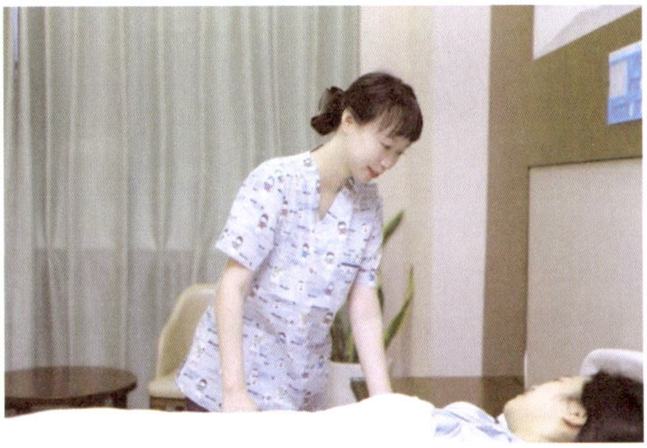

图 5-59　备齐用物，携至患者床旁，向患者及家属解释操作目的，取得配合，按需协助如厕、饮水等

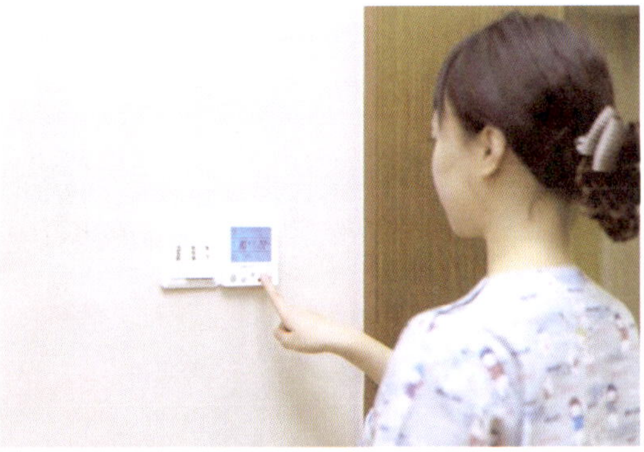

图 5-60　关好门窗，调节室温

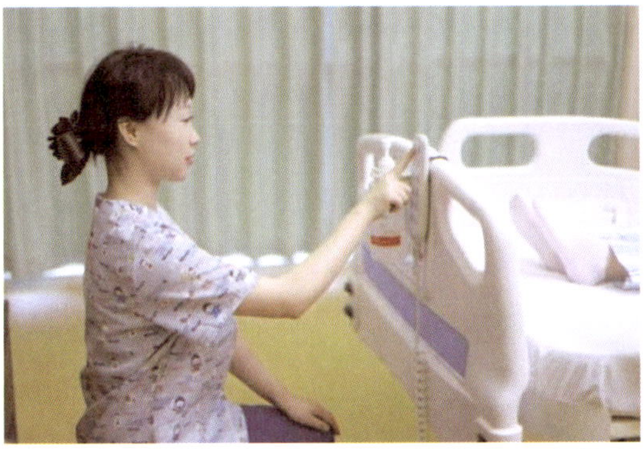

图 5-61　将患者平卧，拉起床栏，床头抬高 80° ～ 90° 期间询问患者有无不适

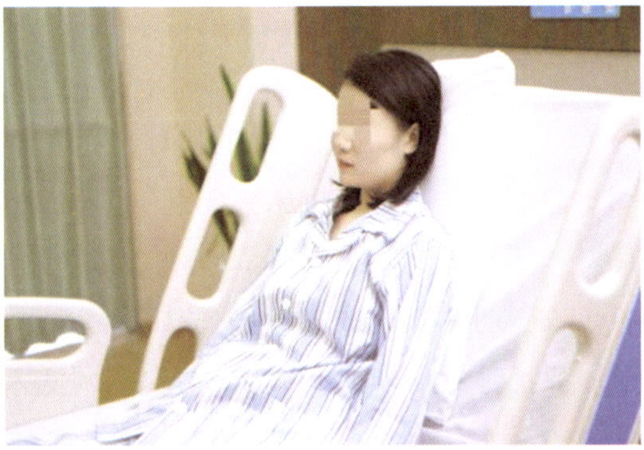

图 5-62　患者无头晕，背部用枕头支撑，保持躯干伸展位不前倾

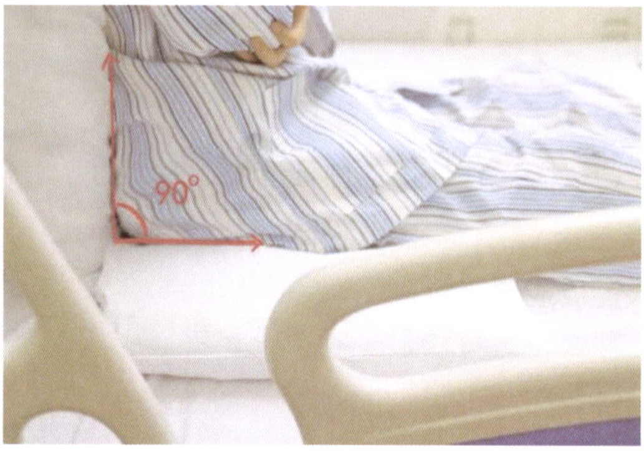


图 5-63　在髋部及大腿外侧置楔形枕或枕头，保持屈髋 90° ，下肢呈中立位

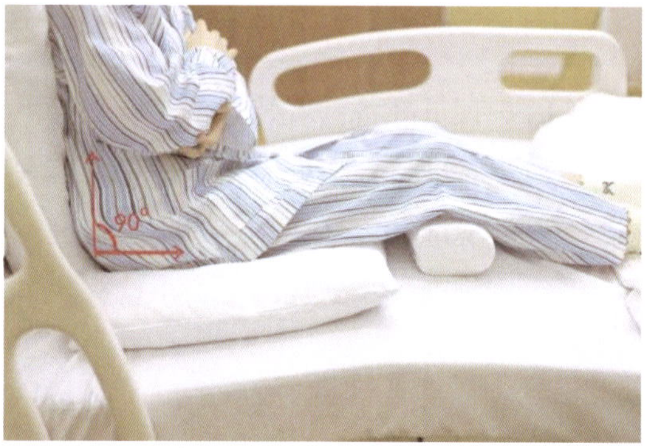


图 5-64　抬高床尾 15° ～ 30° ，腘窝处垫软枕，保持膝关节微屈位

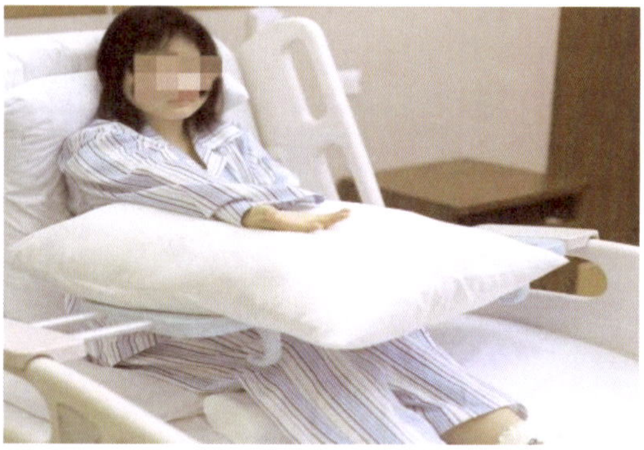

图 5-65　将双侧上肢置于床餐板或调节板上，保持伸展位，患侧肩关节垫一软枕

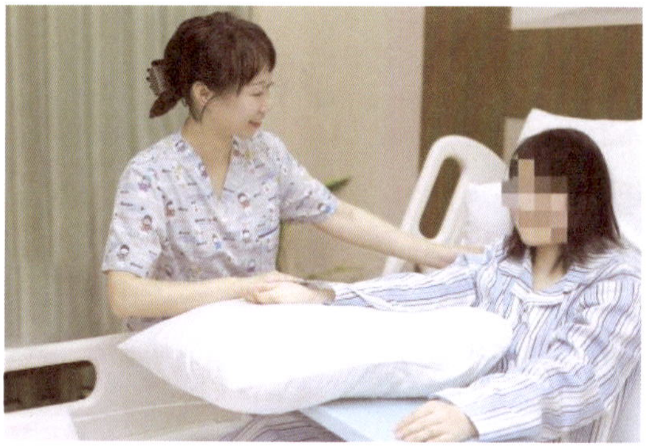

图 5-66　整理好床单位，询问患者有无需求

## 【知识拓展】

如何摆放长期卧床患者坐位

（1）长期卧床的患者要坐起时，为避免产生直立性低血压，应采取逐渐增加角度的被动坐起的方法。可先将床头摇起 15° ～ 30° ，休息 3 ～ 5min，逐渐加大角度，每次增加 10° ～ 15° ，增加坐位时间 5 ～ 10min，经过 2 ～ 3d 的练习，在床上坐直达到 90° 。

（2）在抬高床头的过程中，如患者出现头晕、面色苍白、视力模糊、呕吐等直立性低血压症状时要及时通知医护人员，并调低床头高度。

# 五、踝泵运动操作规程

## 【案例导入】

患者王某，女性，颈椎术后 1d，已行彩超检查，无血栓形成，为预防下肢血栓，如何在护士指导下协助患者进行双下肢踝泵运动？

## 【操作目的】

（1）增强肌肉力量，预防肌肉萎缩。

（2）促进血液和淋巴回流，预防血栓。

（3）预防踝关节僵硬。

（4）促进下肢消肿。

（5）促进肢体功能重建恢复。

## 【风险点及预防】

肌肉关节疼痛

（1）保持正确的活动范围：背伸 20°，跖屈 45°，旋转踝关节 360° 环绕为 1 组，在最大位置保持 5 ～ 10s。每天 6 ～ 8 次，每次 20 ～ 30 组。

（2）循序渐进，在练习中如感觉疼痛明显，可减少练习次数和时间。避免过度屈伸导致韧带及肌肉损伤。

（3）活动禁忌证：踝关节不稳，踝关节骨折未做内固定或短期内固定，骨关节肿瘤，已存在静脉血栓栓塞症。

## 【操作要点】

（1）操作前："一评二查"，评估患者配合程度，查看双下肢踝关节活动度。

（2）操作中："一控二停"，控制在能力范围，没有疼痛感，在最大范围停留 3s。

（3）操作后："一整二询"，整理床单位，询问患者感受及需求。

## 【操作前准备】

（1）护理员准备：着装规范、修剪指甲、洗手。

（2）患者准备：按需协助患者解大小便，取平卧位或半坐卧位。

（3）环境准备：病房温度适宜，环境整洁无异味。

## 【操作流程】

见图 5-67 ～图 5-73。

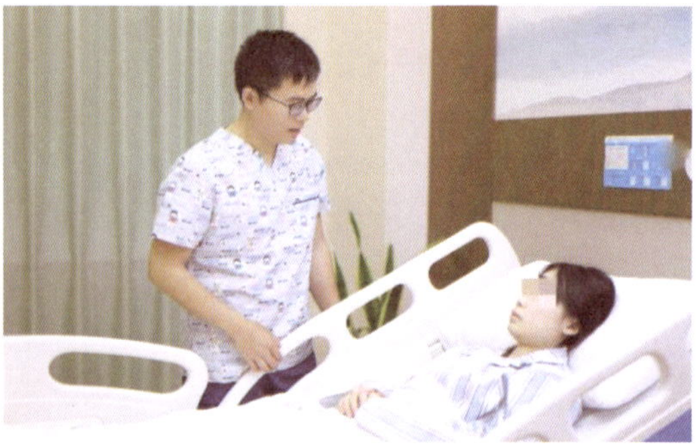

图 5-67　向患者解释目的，取得配合

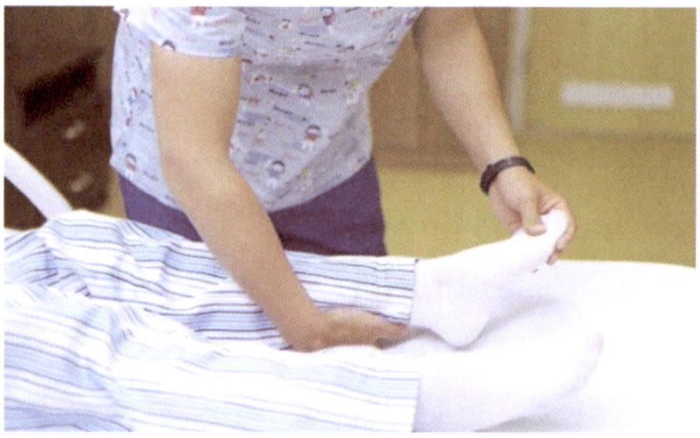

图 5-68　评估患者配合程度及踝关节活动度

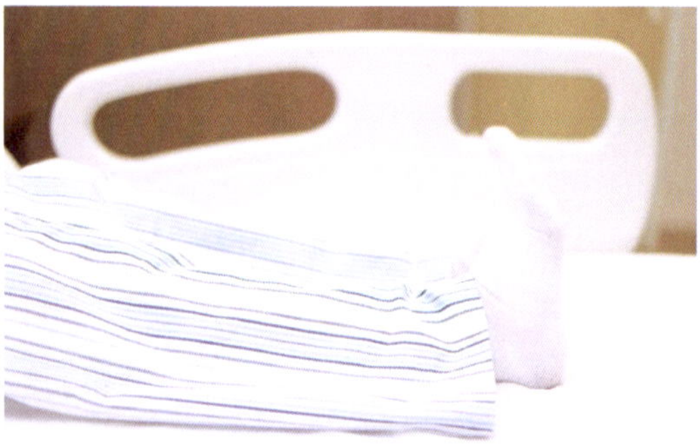

图 5-69　协助患者取平卧位或者半卧位，双腿伸直，告知其活动方法，能配合的患者自己进行

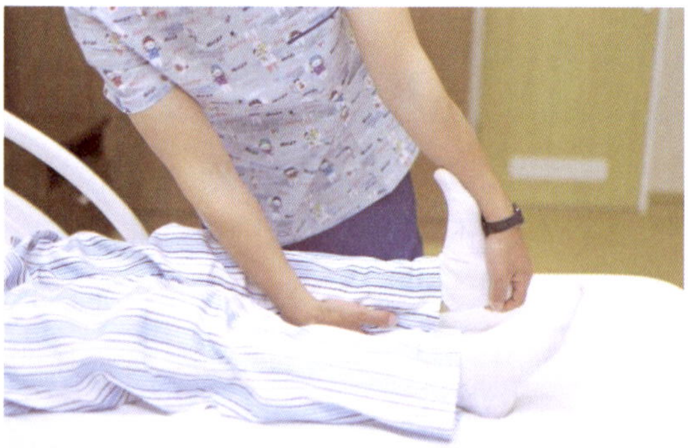

图 5-70　不能配合的患者，协助其进行背伸，即脚尖向上勾，停留 3s，20 ～ 30 次

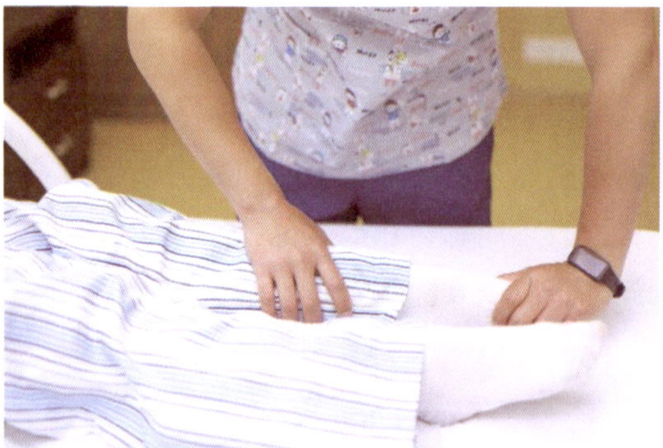

图 5-71　跖屈，即脚尖向下伸，停留 3s，20 ～ 30 次

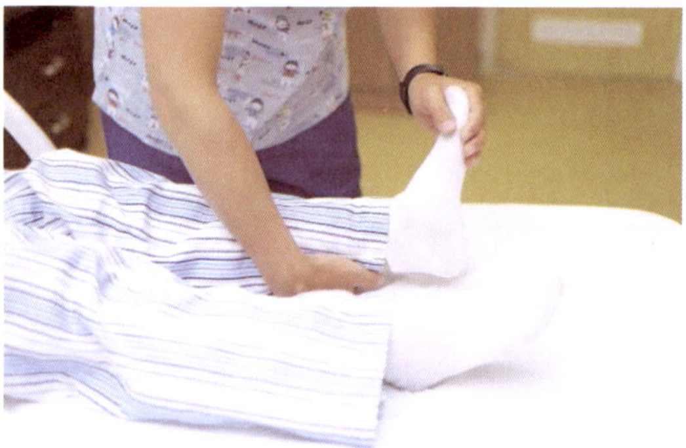

图 5-72　踝关节 360° 环绕 20 ～ 30 次

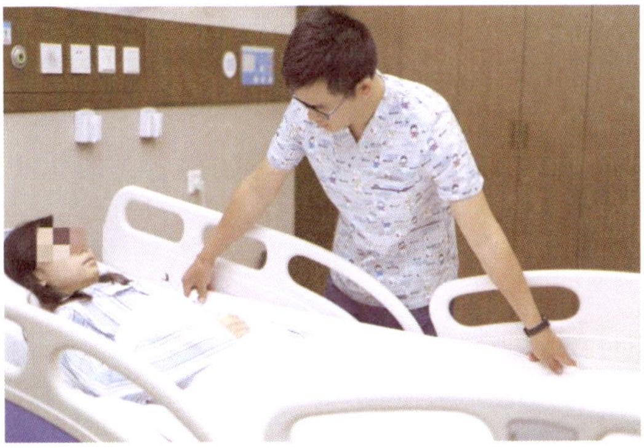

图 5-73　重复以上步骤，每天 6 ～ 8 次，每次 20 ～ 30 组，训练结束后询问患者感受及需求，整理床单位

【知识拓展】

深静脉血栓的预防措施

（1）养成良好的生活方式，避免久坐或长时间躺着，注意戒烟、戒酒。

（2）适量运动，可以经常抬高肢体，促进肌肉收缩和关节活动。

（3）对于容易发生静脉血栓的部位，通常可以使用弹力袜，或者使用弹力绷带进行加压包扎治疗。

（4）药物预防：在医生指导下使用抗凝药物。

## 六、叩背、排痰操作规程

【案例导入】

患者王某，女性，慢性咳嗽，有痰不易咳出，诊断为慢性支气管炎。如何在护士指导下为患者进行叩背，帮助其咳出痰液？

【操作目的】

使痰液松动，协助患者排出痰液，保持呼吸道通畅，预防肺部感染。

## 【风险点及预防】

病情加重

（1）对背部皮肤存在破损，有骨折，有未引流的气胸、咯血、肺水肿的患者，禁止叩击其背部。

（2）叩背的时间应在餐前 30min 或餐后 2h。

（3）在进行叩击时应避开脊柱、肩胛骨、胸骨及其他骨突部位。

（4）叩击的频率应保持在 120 ～ 180 次 /min，同时避免用力过大。

## 【操作要点】

（1）操作前："一评二查"，评估患者配合程度及有无相关禁忌证，查看背部皮肤有无破损。

（2）操作中："一空二避三观察"，手掌保持空掌，避开肾区和骨隆突处，观察患者面色。

（3）操作后："一观二整三询问"，观察痰液性质，整理床单位，询问患者感受及需求。

## 【操作前准备】

（1）护理员准备：着装规范、修剪指甲、洗手。

（2）患者准备：按需协助患者解大小便，为患者取坐位或卧位。

（3）环境准备：室温适宜，关闭门窗。

（4）用物准备：软枕、痰杯、漱口水、纸巾等。

## 【操作流程】

见图 5-74 ～图 5-87。

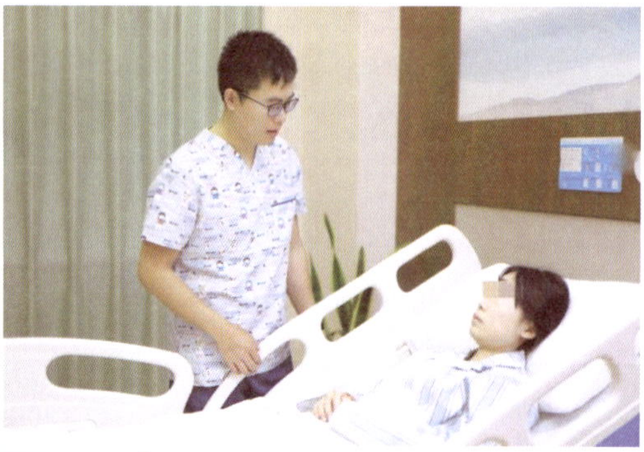

图 5-74　备齐用物，携至患者床旁，向患者解释目的，取得配合

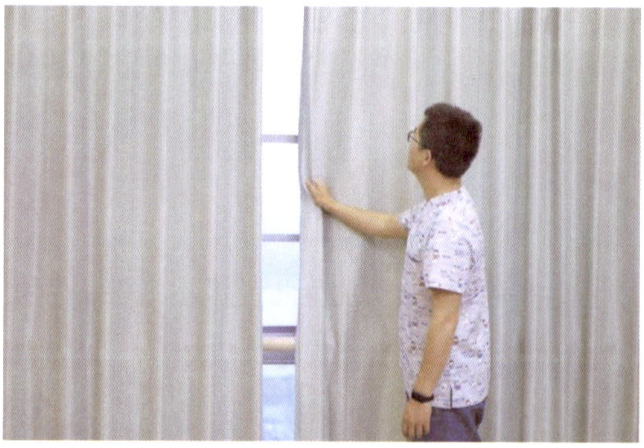

图 5-75　拉好围帘，关窗

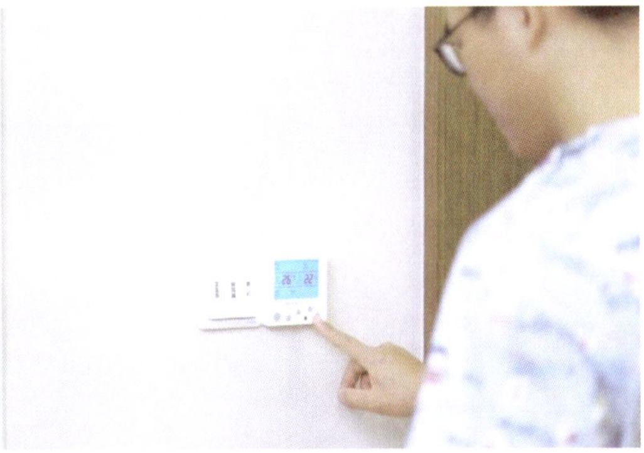

图 5-76　调节室温至合适温度

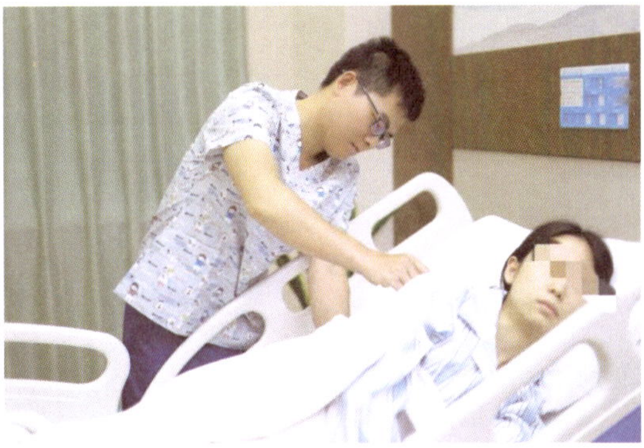

图 5-77　评估患者配合程度及背部皮肤完整性

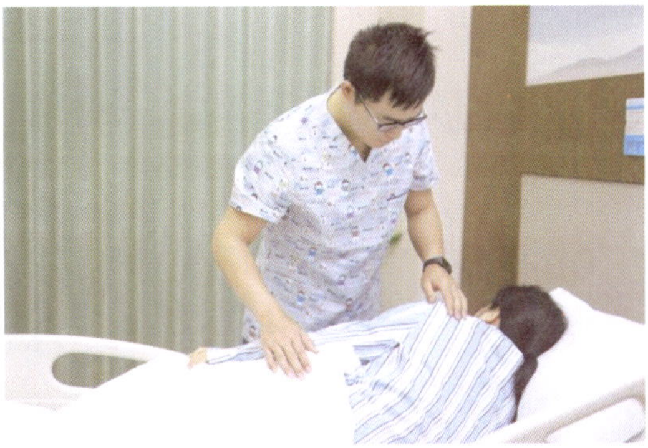

图 5-78　协助患者取坐位或侧卧位，面向照护人员，衣服不得过厚，以免减弱叩击效果

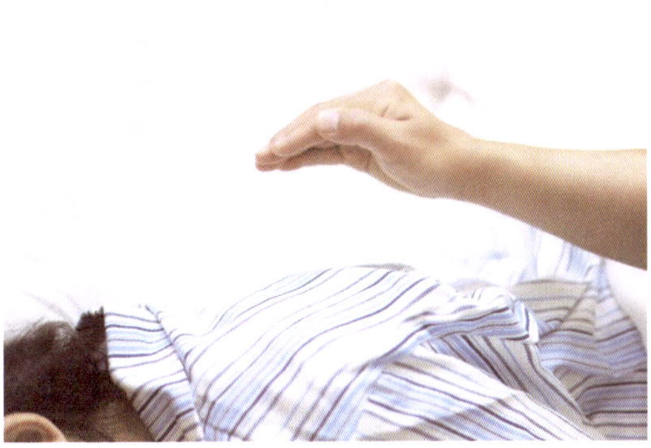

图 5-79　手指弯曲并拢，使指关节屈曲 120°，掌侧呈杯状，指腹与大小鱼际着落，利用腕关节力量从下至上、从外至内有节律地叩击

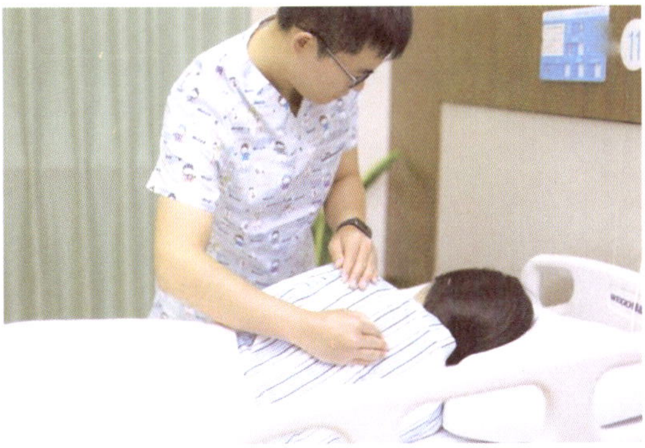

图 5-80　叩击时力度要适中，以患者能承受为宜，频率每分钟 120 ～ 180 次。每侧肺部叩击 3 ～ 5min，过程中注意观察患者面色及有无其他不适

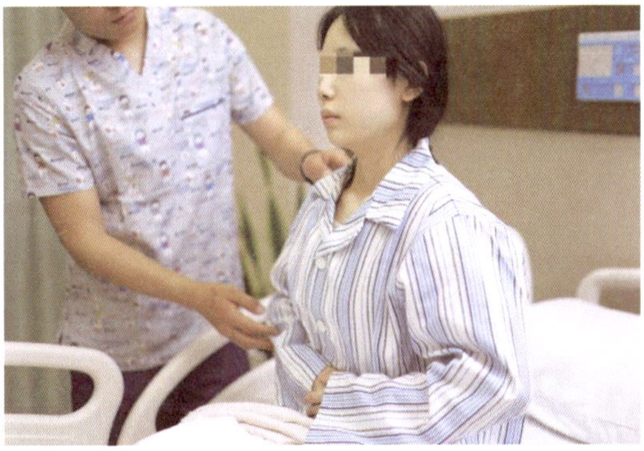

图 5-81　协助患者间歇性深呼吸并嘱其深吸气后用力咳嗽排痰

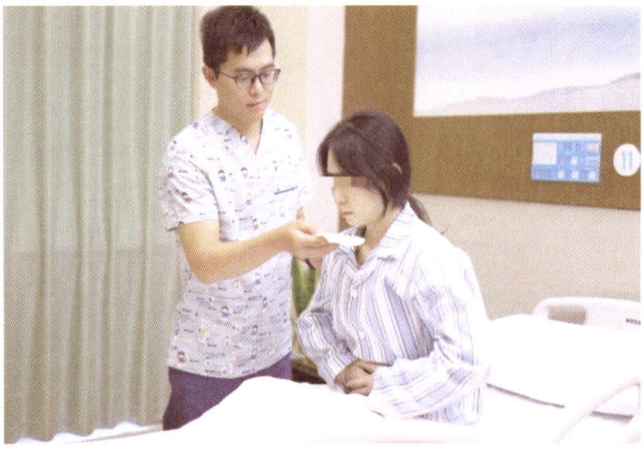
图 5-82　协助患者清理痰液

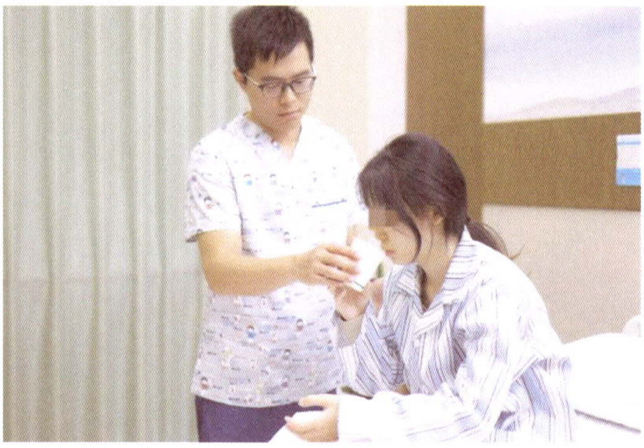
图 5-83　协助患者漱口

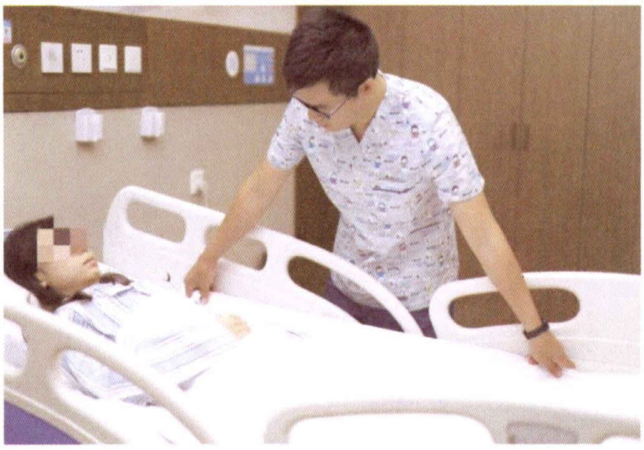
图 5-84　整理床位及用物，询问患者感受及需求

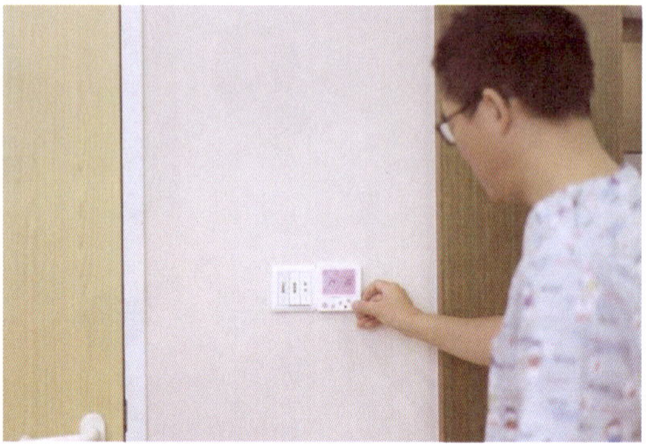
图 5-85　调回室温

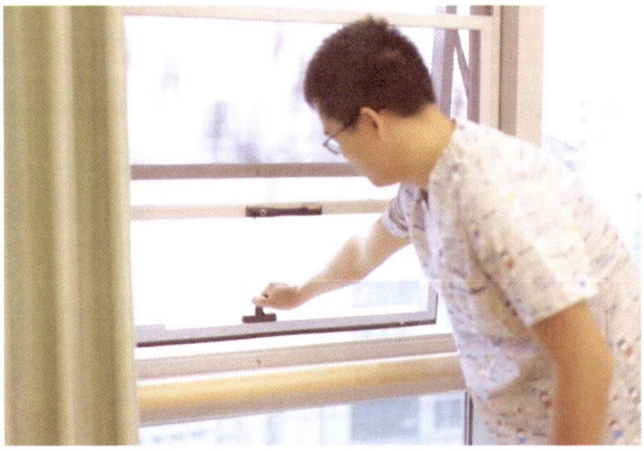
图 5-86　开窗通风

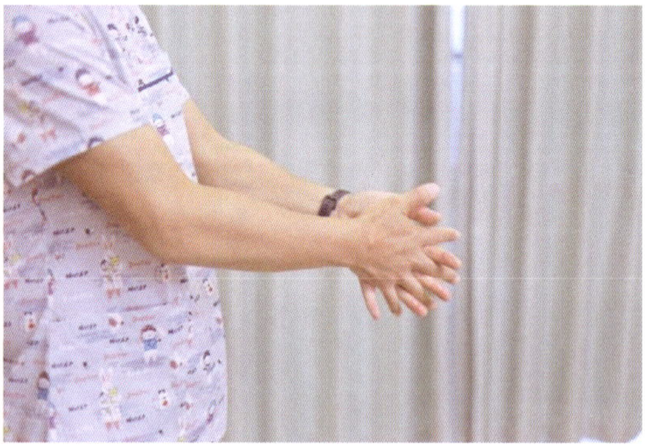
图 5-87　洗手

## 【知识拓展】

### 1. 缩唇呼吸锻炼方法

（1）闭唇，经鼻缓慢深吸气。

（2）缩唇（吹口哨状）。

（3）保持缩唇姿势缓慢呼气，吸与呼时间比为 1∶2 或 1∶3。

（4）要尽量做到深吸慢呼，缩唇程度以不感费力为适度。

### 2. 腹式呼吸锻炼方法

（1）取立位，体弱者亦可取坐位或半卧位。

（2）左右手分别放在上腹部和前胸部。

（3）吸气时用鼻吸入，尽量挺腹，呼气时用口呼出，同时收缩腹部，胸廓保持最小活动幅度，缓呼深吸。

（4）吸气时肩部和胸廓保持不动，腹部鼓起。

（5）呼气时缓慢经口呼出，同时腹部下陷。

（6）根据患者调整训练频次，如无异常可每天训练 3 ～ 4 次，每次重复 8 ～ 10 次。

（7）可以在腹部放置小枕头来帮助腹式呼吸，如果吸气时，物体上升，证明是腹式呼吸。

# 第六章　移动照护

## 第一节　轮椅转运的操作规程

### 【案例导入】

患者王某，女性，诊断为右踝关节损伤，遵医嘱行 CT 检查，如何在护士指导下协助患者坐轮椅外出检查？

### 【操作目的】

在护士指导下用轮椅转运患者入院、出院、检查、治疗或室外活动。

### 【风险点及预防】

跌倒

（1）轮椅选择：根据患者情况选择大小，座位宽窄、深浅和高度合适的轮椅。

（2）上下轮椅：使用过程中，上下轮椅要格外小心。坐下和起身时尽量靠近轮椅，利用扶手支撑身体。移动前要先确定轮椅刹车是锁定状态，防止轮椅滑动。

（3）推行要点：推行时速度要适中，遇见不平整路面、斜坡、门槛等复杂路况时要更慢。避免因速度过快或动作过急而侧翻。患者坐不稳或轮椅下斜坡时，应用束腰带保护患者。下坡时嘱患者抓紧扶手，头和背向后靠，必要时倒转轮椅方向，使轮椅缓慢下行。

### 【操作要点】

（1）操作前：“一评二查”，评估患者配合程度、有无外伤及管道，检查轮椅座椅及刹车是否完好。

（2）操作中：“一系二高三刹车”，系紧束腰带，上下坡时患者始终处于高处，到达目的地后及时拉好刹车。

（3）操作后："一刹二下"，先刹车，再移动患者。

## 【操作前准备】

（1）护理员准备：着装规范、修剪指甲、洗手。

（2）患者准备：按需为患者处理大小便，知晓配合。

（3）用物准备：轮椅、必要时准备束腰带。

## 【操作流程】

见图 6-1 ～图 6-15。

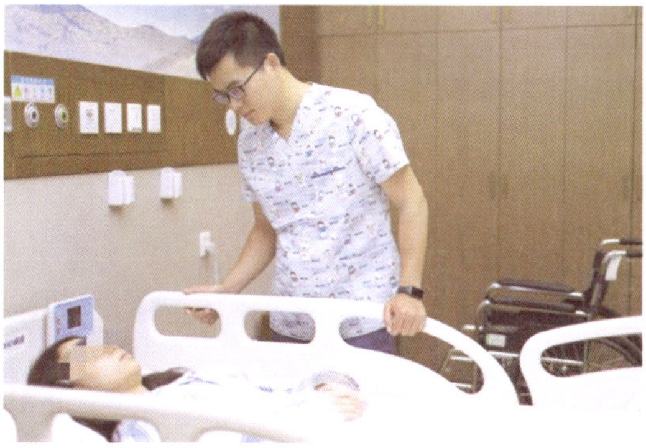

图 6-1　向患者解释目的，取得配合

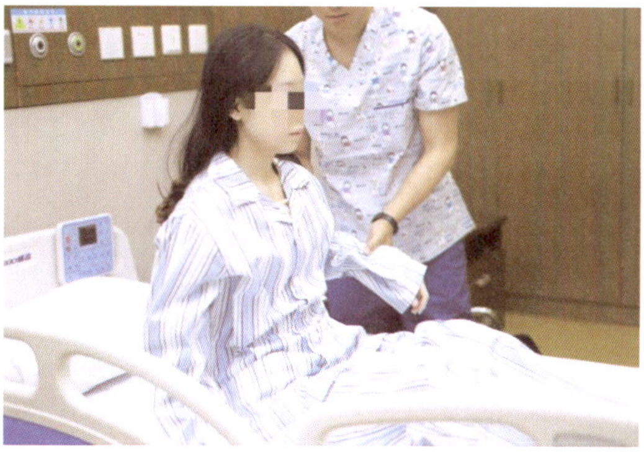

图 6-2　评估患者配合程度，躯体活动能力，有无伤口及管道

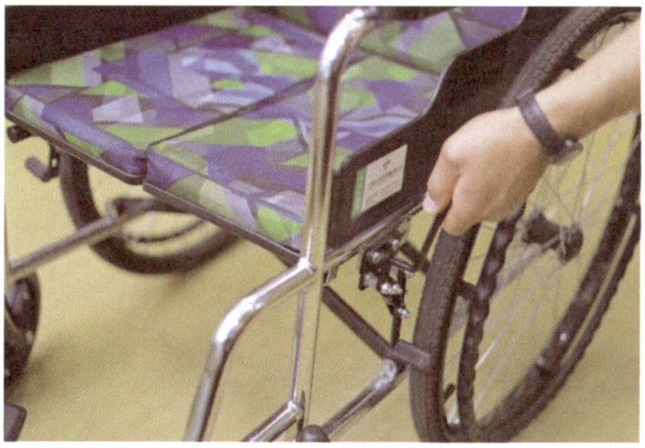

图 6-3　再次检查轮椅刹车、踏板、轮胎等是否完好

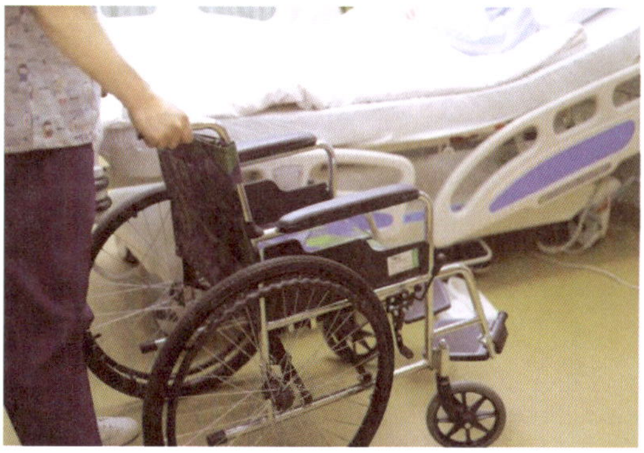

图 6-4　放置轮椅在患者健侧床尾处，椅背与床尾平齐，椅面朝向床头

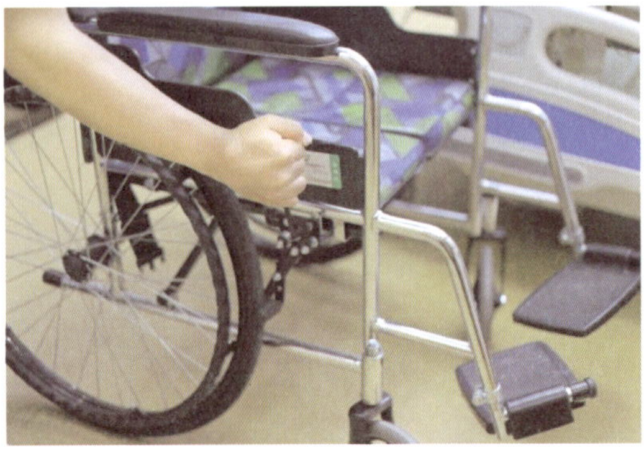

图 6-5　扳制动闸将轮椅制动刹车

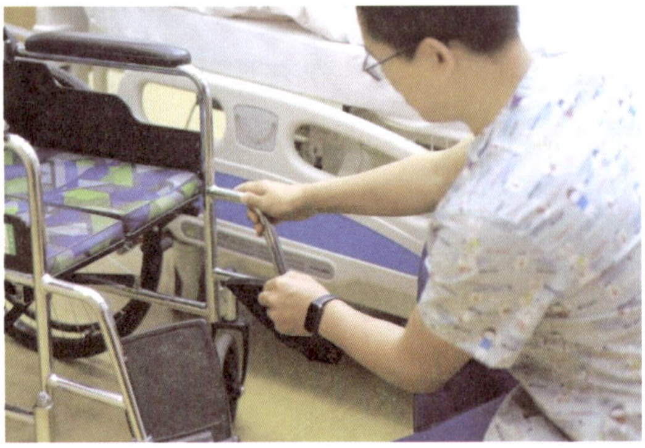

图 6-6　翻起脚踏板

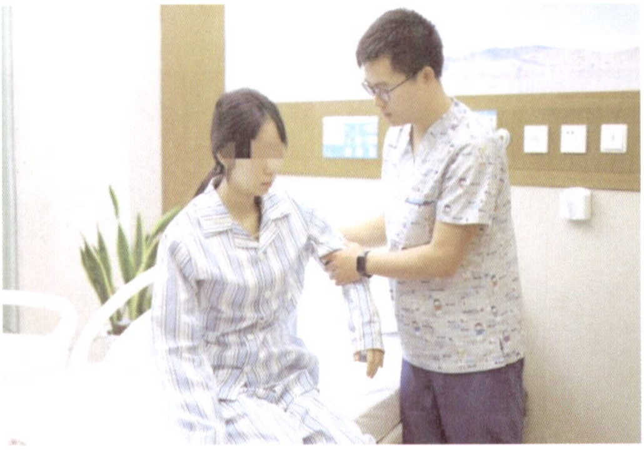

图 6-7　协助患者于放置轮椅侧的床边坐起，期间注意询问患者有无头晕等不适

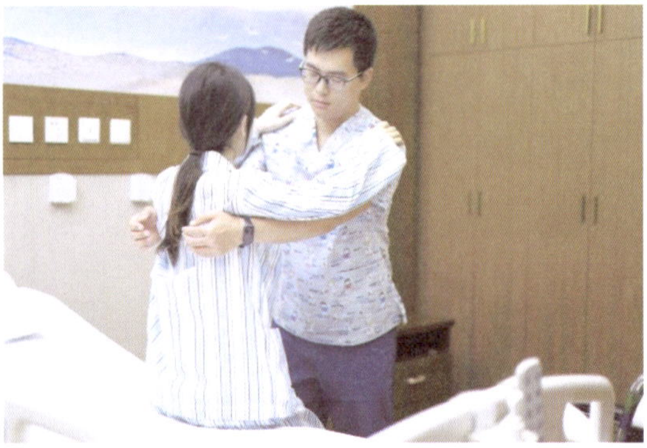

图 6-8　护理员面对患者站立，患者双手放于护理员肩上，护理员双手从患者腋下环抱患者，协助患者健侧脚下床站立

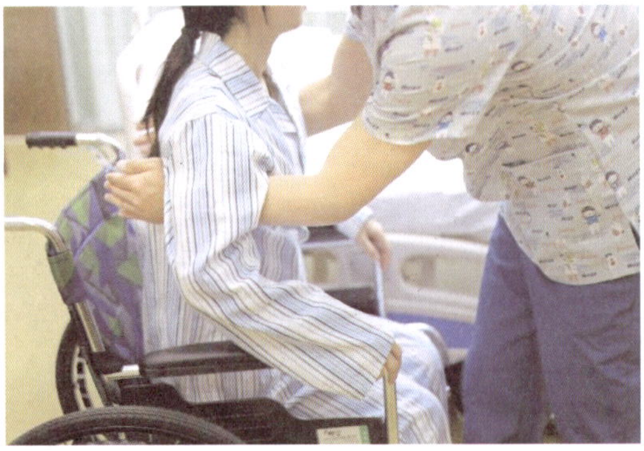

图 6-9　协助患者坐上轮椅调整好身体位置

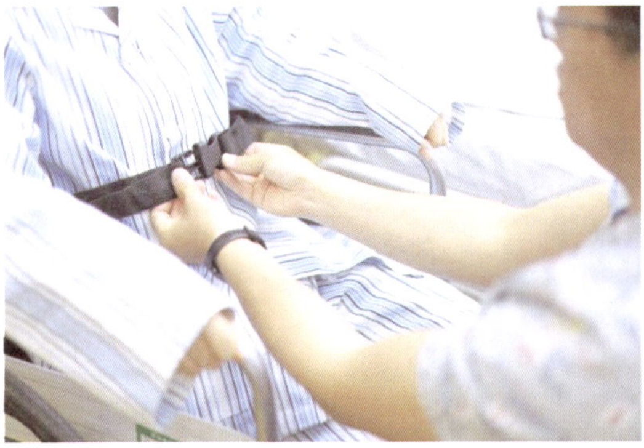

图 6-10　为患者系好束腰带，让患者背部紧靠椅背

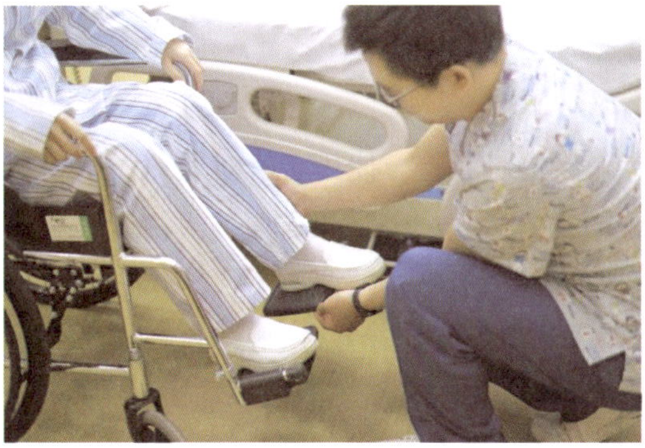

图 6-11 翻下脚踏板，协助患者将脚置于脚踏板上

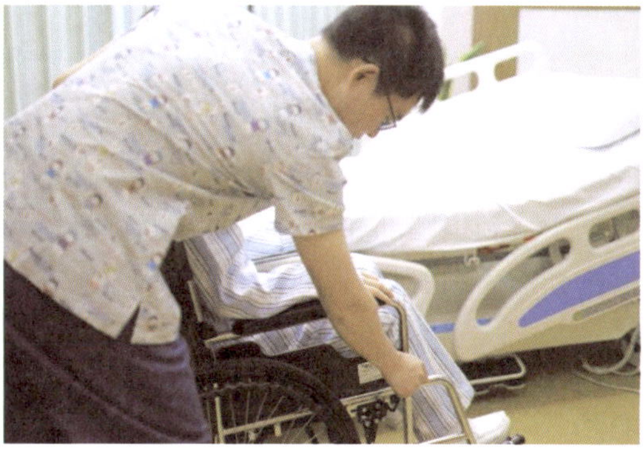

图 6-12 松开刹车

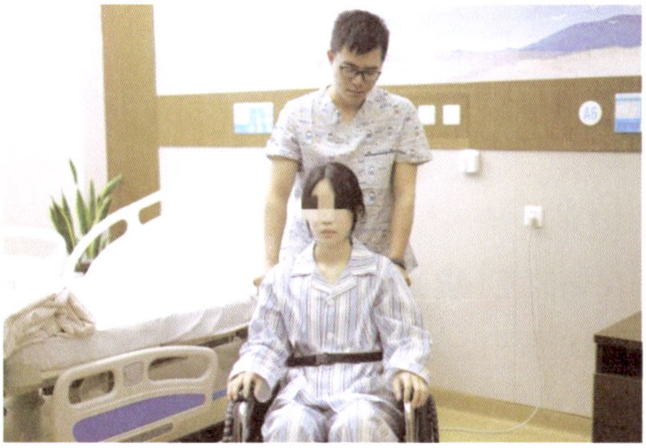

图 6-13 让患者背部紧靠在椅背上，在推患者上下坡时，始终让患者处于上方

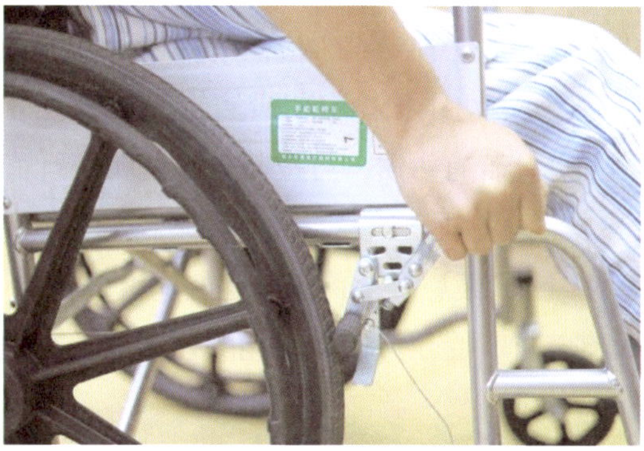

图 6-14 推患者至目的地后，先刹车固定轮椅，再移动患者

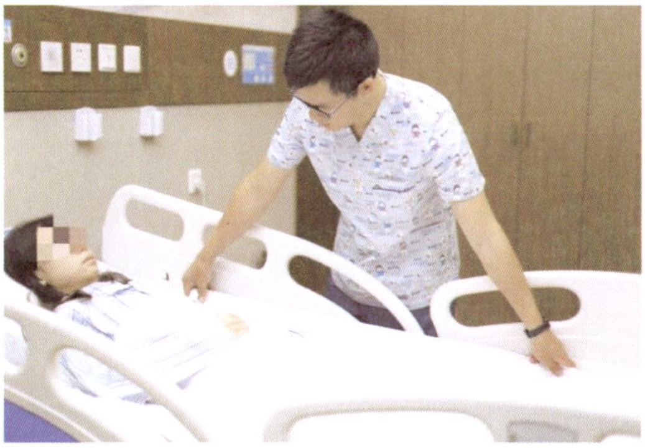

图 6-15 外出结束后送患者回病房休息，整理床单位，询问有无不适及其他需求

【知识拓展】

1. 如何正确使用轮椅

（1）上轮椅：将轮椅靠近患者，刹住刹车，确保轮椅稳定。使用者背对轮椅，双手抓住扶手，利用腿部和手臂的力量降低身体重心，慢慢坐进轮椅。如果需要他人协助，协助者可站在使用者身后，双手环抱使用者腰部，帮助其平稳地坐在轮椅上。

（2）下轮椅：同样先刹住刹车，抬起脚踏板。使用者身体向前倾，双手握住扶手，慢慢起身，然后转身离开轮椅。

（3）推行要点：推行时速度要适中，遇见不平整路面、斜坡、门槛等复杂路况时要更慢。避免因速度过快或动作过急而侧翻。患者坐不稳或轮椅下斜坡时，应用束腰带保护患者。下坡时嘱患者抓紧扶手，头和背向后靠，必要时倒转轮椅方向，使轮椅缓慢下行。

（4）保养：定期检查轮椅的轮胎气压是否正常，刹车是否灵敏，各部件连接是否牢固。如发现轮胎磨损严重，应及时更换，以确保轮椅的安全性和舒适性。

（5）清洁维护：定期清洁轮椅，用湿布擦拭金属部件，防止生锈。对于轮椅坐垫等织物部分，若有污渍，可按照产品说明进行清洗。

2. 如何使用轮椅转运特殊患者

（1）输液患者：首先固定好输液杆位置，确保输液瓶（袋）挂在输液杆上，保证输液管没有打折、受压，使液体能顺畅输注。在推动轮椅过程中，速度要适中，避免因晃动导致针头移位。

（2）带引流管的患者：要先妥善固定引流管，保证引流管装置低于引流部位，防止引流液回流，避免引流管受到牵拉，在整个转运过程中，要密切观察引流情况，必要时在医护人员指导下进行操作。

## 第二节　平车转运的操作规程

【案例导入】

患者王某，女性，诊断为右膝盖骨折，术后第 3 天，下肢活动受限，需要进行 CT 检查，如何在护士的指导下使用平车转运患者外出检查？

## 【操作目的】

在护士指导下用平车转运患者入院、出院、检查、治疗或室外活动。

## 【风险点的预防】

头晕

（1）将患者的头部置于平车的大轮端，以减轻颠簸和不适。

（2）转运中匀速推行，避免急加速、急刹车或者快速转弯，进出门时先开门，避免碰撞和震动，上下坡时保证患者头部始终在上方。

（3）患者出现轻度头晕时可告知其闭上眼睛，通过减少视觉刺激来缓解头晕。

（4）可以将头部稍微垫高，这样有利于脑部血液供应，减轻头晕。

## 【操作要点】

（1）操作前："一评二查"，评估患者配合程度，有无管道及伤口，检查平车护栏及刹车。

（2）操作中："一拉二上三观察"，拉好护栏，上下坡时保持患者头部在上，站在患者头侧，便于观察病情。

（3）操作后："一固二移"，先固定好平车，再转移患者。

## 【操作前准备】

（1）护理员准备：着装规范、修剪指甲、洗手。

（2）患者准备：按需协助患者解大小便，知晓配合。

（3）用物准备：平车、床垫、枕头、被子，必要时备氧气枕等特殊用物。

## 【操作流程】

见图 6-16 ～图 6-30。

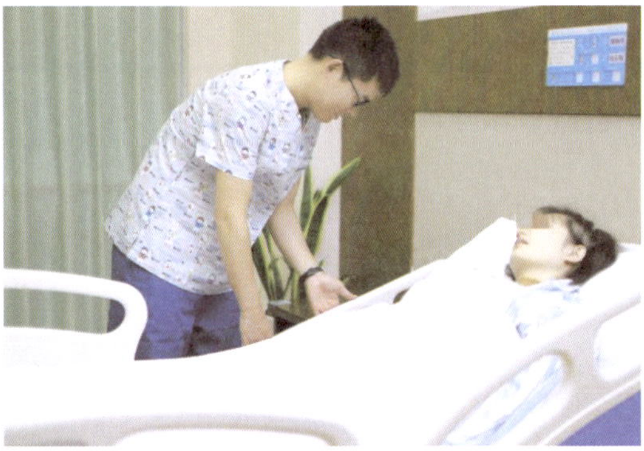

图 6-16　向患者解释目的，取得配合

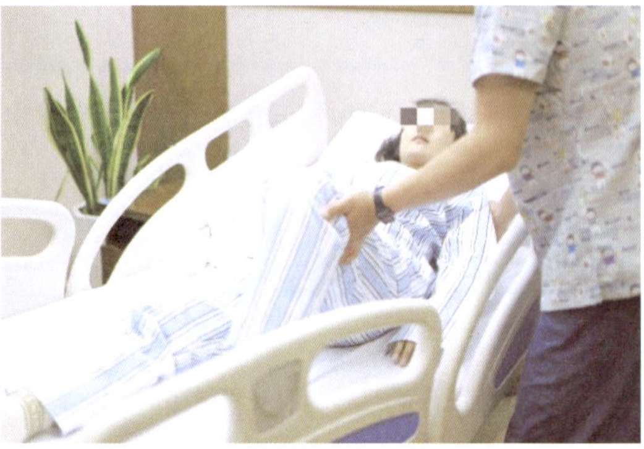

图 6-17　评估患者配合程度及肢体活动度，有无伤口及管道

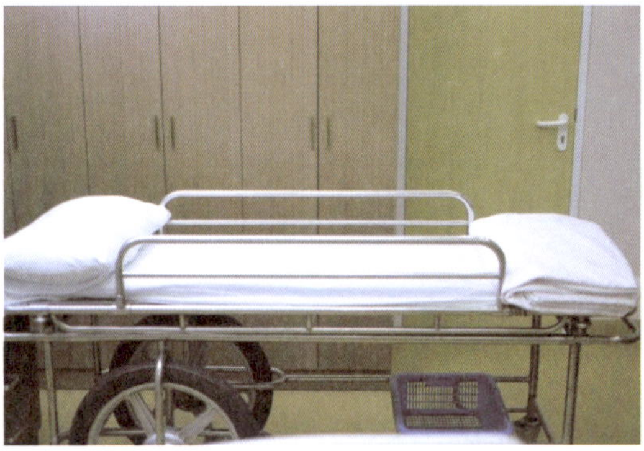

图 6-18　确认平车床垫、车轮完好，放置枕头及被子

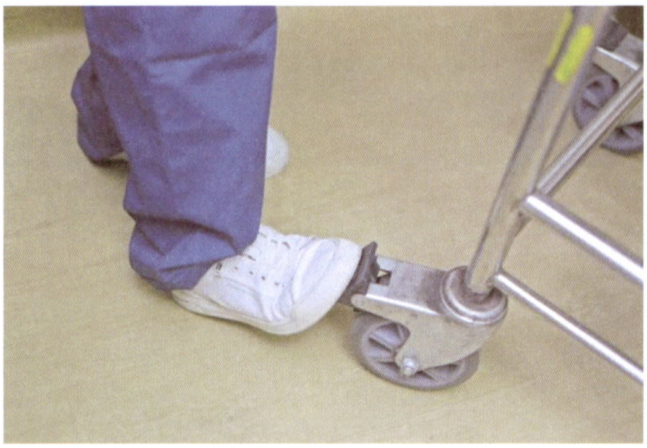

图 6-19　确认平车刹车完好

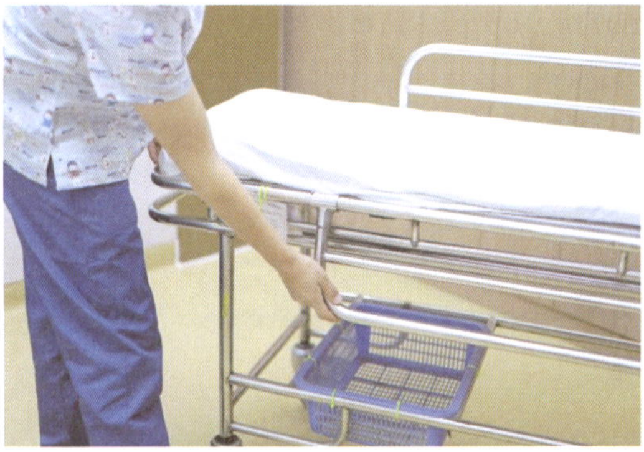

图 6-20　确认平车护栏完好

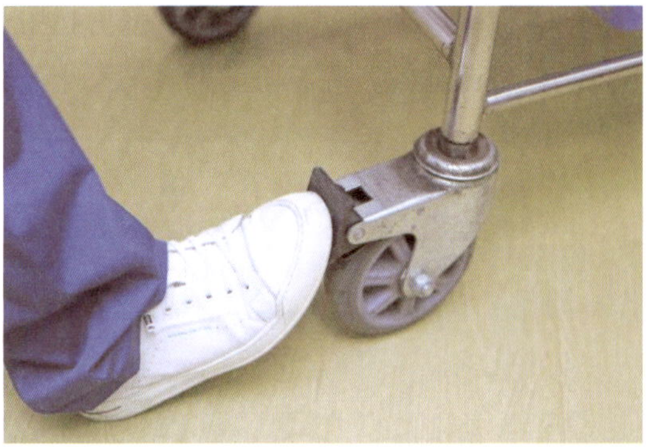

图 6-21　将平车推至床旁，固定平车

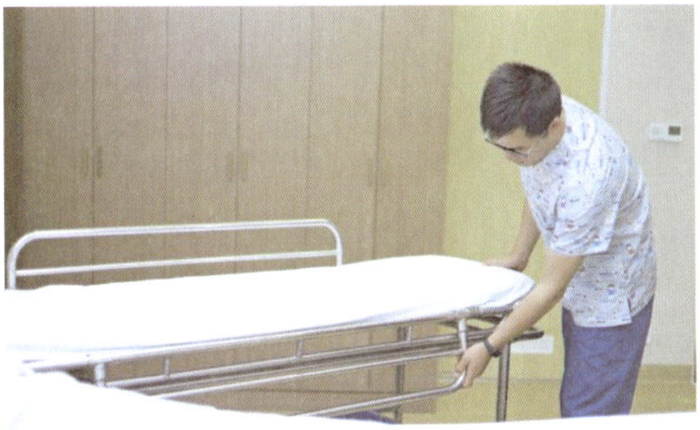

图 6–22　放下平车一侧护栏

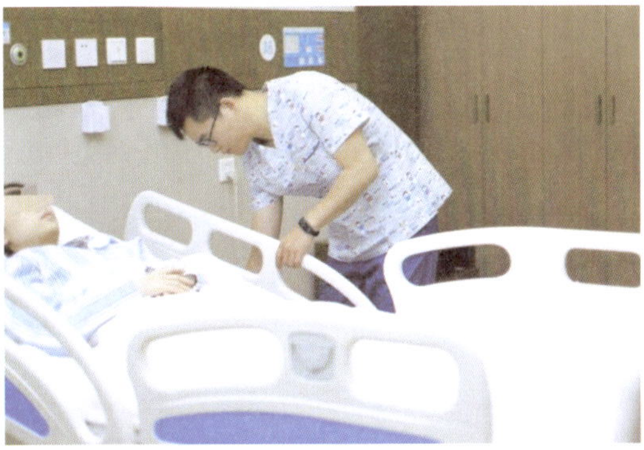

图 6–23　放下一侧床栏

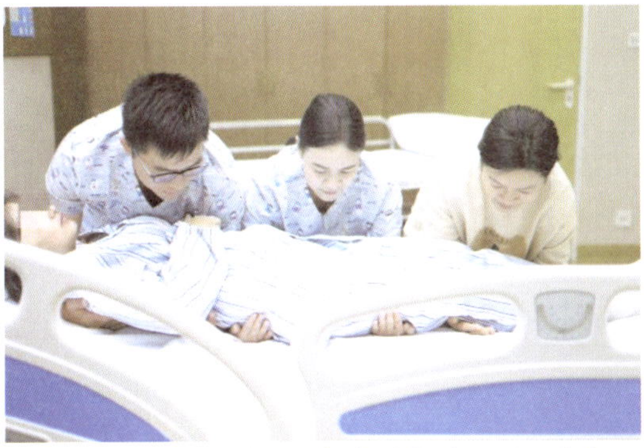

图 6–24　三人同时从患者身后穿过双手，患者双手抱于胸前

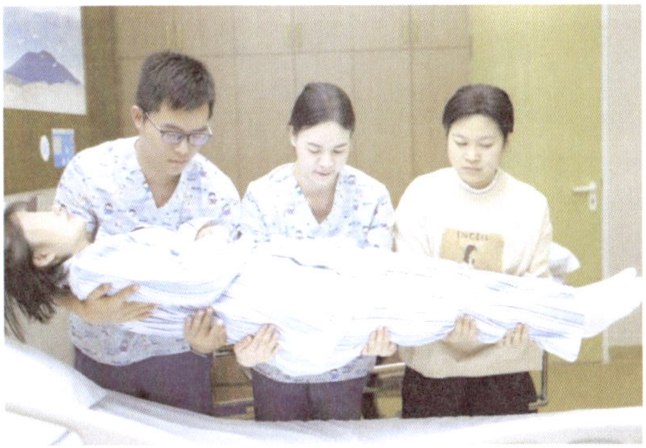

图 6–25　三人同时发力，抱起患者

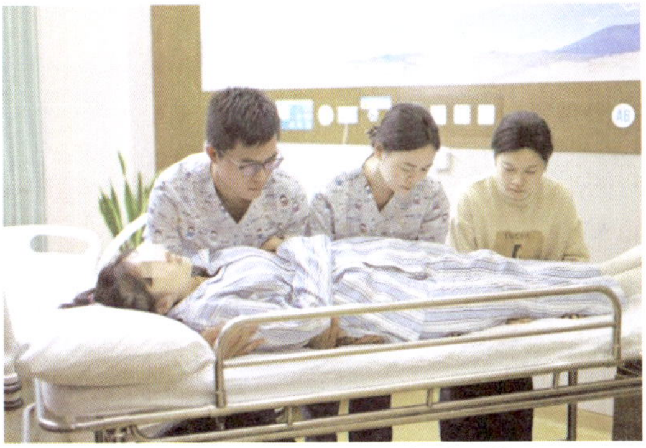

图 6–26　三人同时移动，将患者缓慢转移到平车上

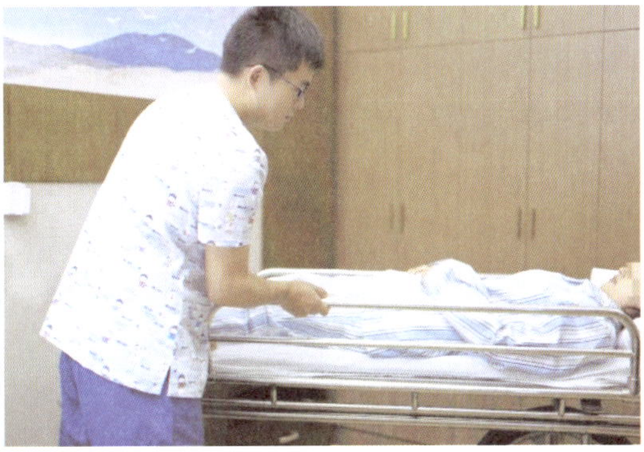

图 6–27　拉上护栏，必要时约束带固定

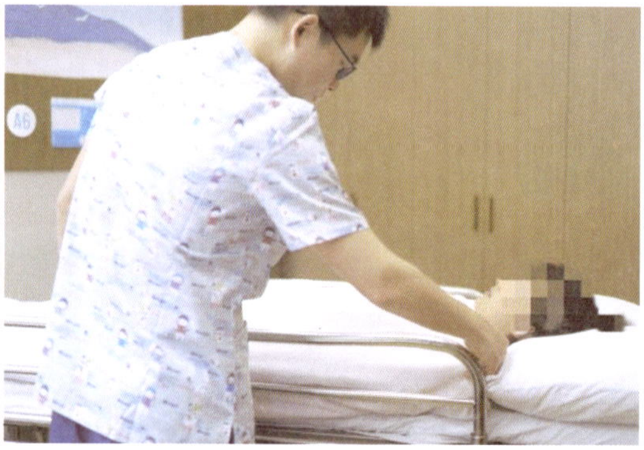
图 6-28　盖好被子，松开刹车。转运途中上下坡时，患者头部始终处于上方

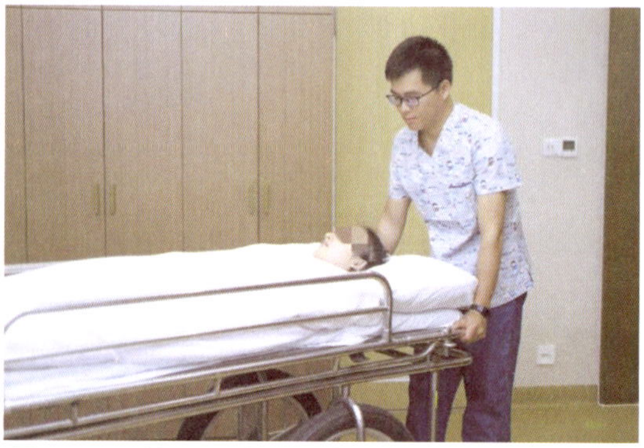
图 6-29　护理员站于患者头部，两手扶住床档，缓慢推送患者至目的地。到目的地后，先固定平车再移动患者

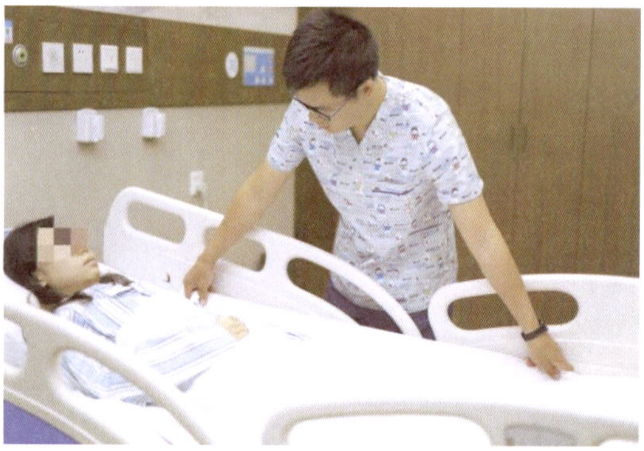
图 6-30　结束后送患者回病房休息，整理床单位，询问有无不适及其他需求

## 【知识拓展】

一人搬运法：适用于上肢活动自如、体重较轻的患者。

二人搬运法：适用于不能活动、体重较重的患者。

三人搬运法：适用于不能活动、体重超重的患者。

四人搬运法：适用于颈椎、腰椎骨折和病情较重的患者，需要医护人员一起参与。

# 第七章　护理安全防护

## 第一节　心肺复苏术的操作规程

**【案例导入】**

患者刘某，男性，因心绞痛入院，患者突发呼之不应，护理员巡视发现后该如何处理?

**【操作目的】**

(1)建立患者循环，保证重要脏器血液供应。

(2)为后续的抢救创造条件。

**【风险点及预防】**

肋骨骨折

(1)正确按压：按压两乳头连线中点，深度成人 5 ～ 6cm，婴儿 4cm，每次按压后胸廓充分回弹。

(2)通知医护人员。

**【操作要点】**

(1)操作前："一拍二叫三看四呼救"，拍双肩呼叫，看胸廓无起伏，立即呼救。

(2)操作中："一取二松三按压"，去枕平卧、松解衣裤、持续按压。

(3)操作后："一通二等"，保持呼吸道通畅，持续按压等待医护人员救援。

## 【操作前准备】

（1）护理员准备：着装规范、保持冷静。

（2）环境准备：操作时保证环境安全，患者卧于硬板床或地面。

## 【操作流程】

见图 7-1 ～图 7-10。

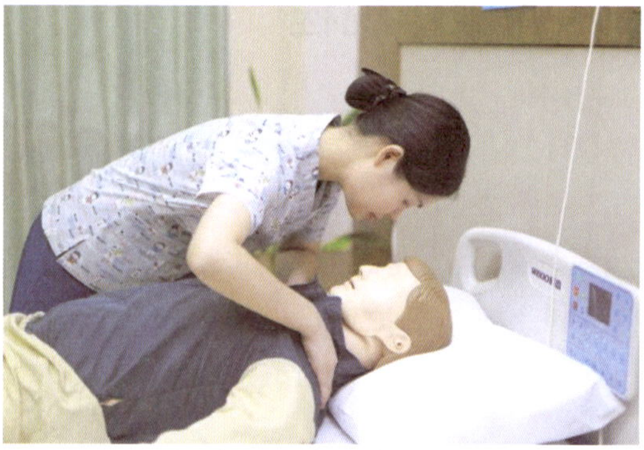

图 7-1　识别：轻拍患者双肩，左右两侧大声呼叫患者

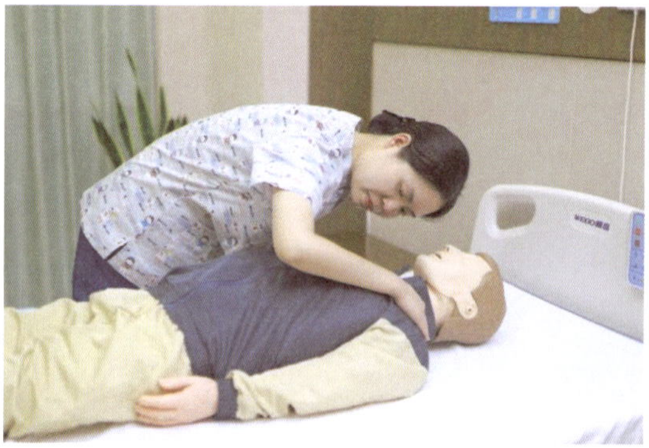

图 7-2　看胸廓无起伏，判定意识丧失、无呼吸

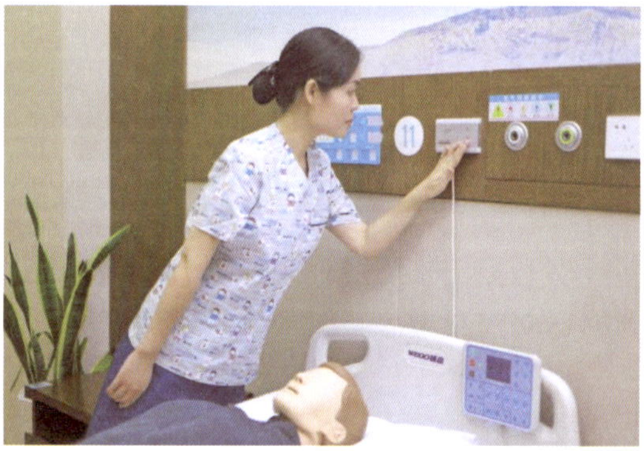

图 7-3　呼救：请旁人或用床头呼叫器通知值班医护人员，不得离开现场

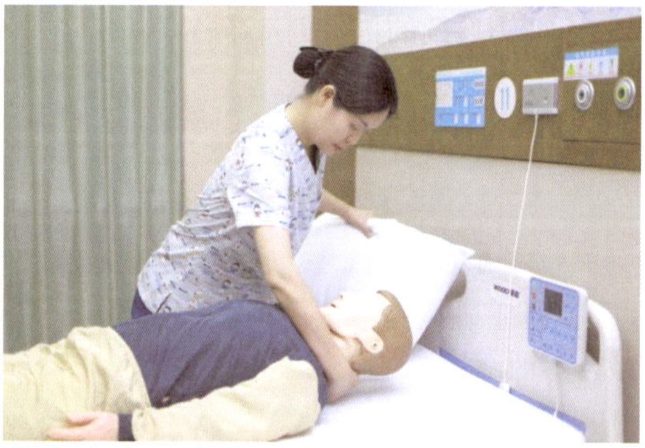

图 7-4　摆放体位：去枕平卧，躺硬板床，取仰卧位，四肢无扭曲，注意保护颈椎

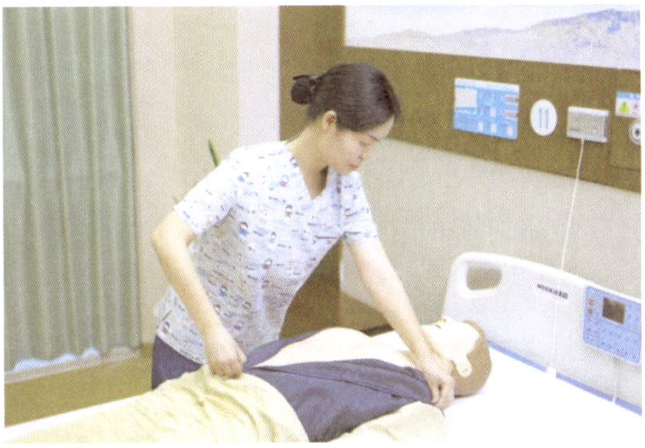

图 7-5　解开患者衣扣，松解裤带，暴露胸腹部

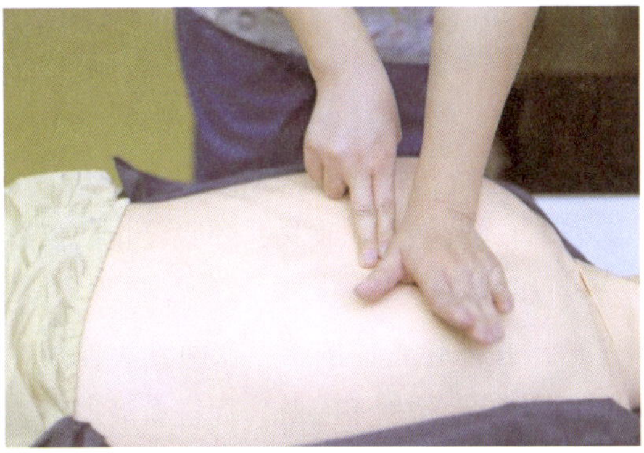

图 7-6　按压部位：按压点位于患者两乳头连线中点

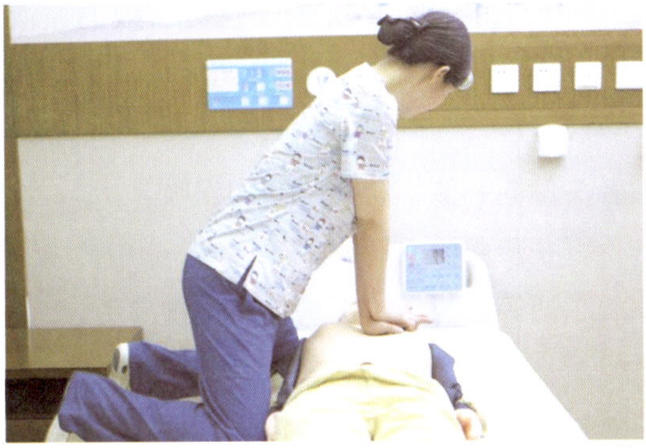

图 7-7　胸外按压：掌根重叠、双手相扣，以掌根接触胸骨（两乳头连线中点）；肘关节伸直，身体微向前倾；双膝打开与肩同宽；肩、肘、腕在同一直线，以身体上半身重量垂直下压；按压频率 100 ～ 120 次 /min，按压幅度 5 ～ 6cm，胸廓回弹；手掌掌根不得离开患者胸廓

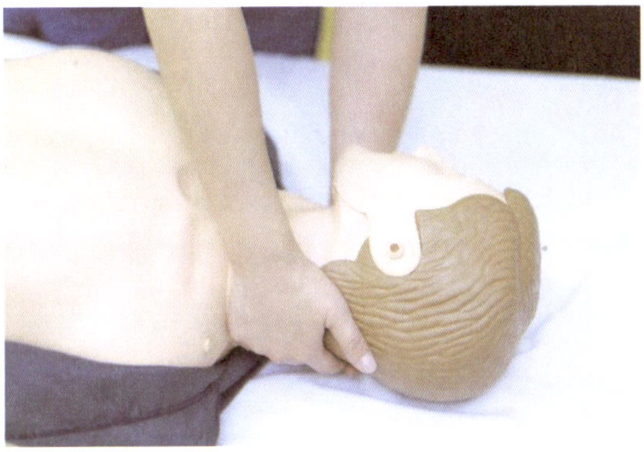

图 7-8　头偏向一侧，清理口鼻分泌物

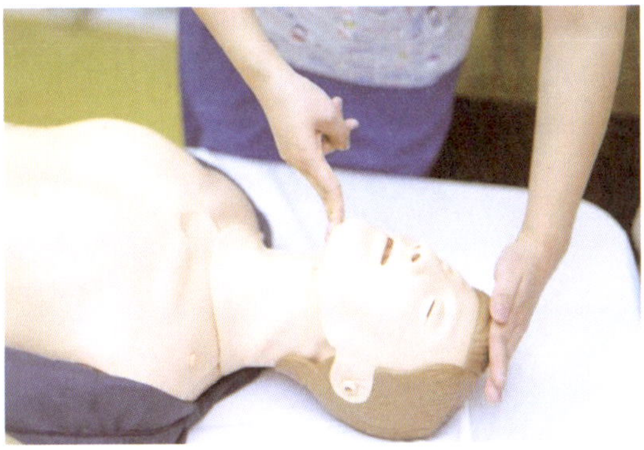

图 7-9　开放气道之仰头抬颏法：一手置于患者前额，手掌向后下方施力；另一手食指、中指将颏（下巴）部向前抬起，耳垂与下颌角（下巴）连线与地面垂直

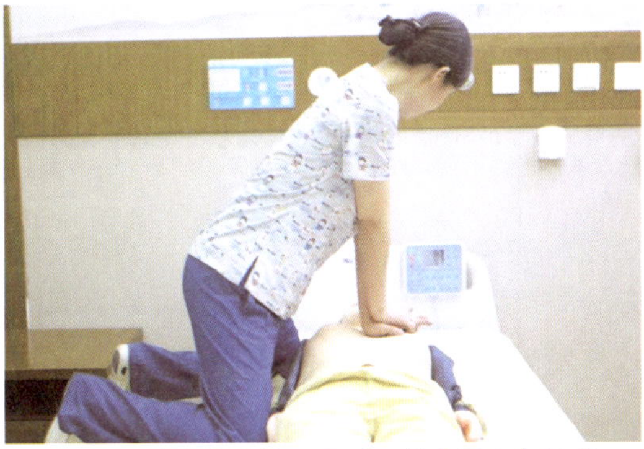

图 7-10　持续胸外按压直到医护人员参与抢救

【知识拓展】

1. 心肺复苏的主要适用情况

主要用于各种原因导致的心脏骤停，如心脏疾病、严重创伤、电击、溺水、窒息等。当发现有人突然意识丧失、呼吸停止或仅有濒死叹息样呼吸时，需要立即进行心肺复苏。

2. 胸外按压要点

（1）按压位置：按压点在两乳头连线中点，胸骨的中下 1/3 交界处。这样能保证按压的力量有效地作用于心脏，促进血液循环。

（2）按压深度：成人按压深度至少 5cm，但不超过 6cm。按压过浅不能有效挤压心脏泵血，按压过深则可能导致肋骨骨折、气胸等并发症。

（3）按压频率：每分钟 100 ～ 120 次。频率过快或过慢都不利于心脏恢复有效的血液循环。

3. 复苏后患者的护理

（1）若患者恢复自主呼吸和心跳后，要将患者头偏向一侧，防止呕吐物误吸。

（2）注意给患者保暖，等待专业医护人员进行下一步救治。

（3）记录患者的生命体征变化，如呼吸频率、脉搏等，为后续医护人员提供参考。

## 第二节　患者噎食 / 误吸的急救操作规程

【案例导入】

患者王某，女性，因言语不清、右侧肢体乏力入院，既往脑梗死病史，护理员协助进食午餐时，患者突然出现咳嗽、面部发绀，应如何处理？

【操作目的】

清除气道异物，保持呼吸道通畅。

【风险点及预防】

窒息

（1）“一摇”：进食时抬高床头 30° ～ 45° 。

（2）“二观”：喂食前观察患者意识、面色、有无痰液等情况。鼻饲者，喂食前常规检查胃管位置和胃残余量，按情况调整鼻饲量。

（3）“三喂”：选择稍长、口浅、齿面小餐具；选择细、烂、软食物；进食速度宜慢，30 ～ 40min。喂食时避免讲话。

（4）“四竖”：进食后 30 ～ 60min 抬高床头 30° ～ 45° 或保持直立位。

（5）“五洁”：每天进行 2 ～ 3 次口腔护理。

## 【操作要点】

（1）操作前：“一识二呼”，快速识别、立即呼救。

（2）操作中：①噎食。“一停二清三按压”，停止进食水，清除口腔食物，进行海姆立克急救法。清醒患者采用立式海姆立克急救法、意识不清的患者采用卧式海姆立克急救法。②误吸。“一停二拍三偏四吸”，停止进食水，呛咳者拍背协助咳出异物；若无效，将患者头偏向一次，通知医护人员给予负压吸引。

（3）操作后：“一安二陪”，安抚患者情绪，留陪患者。

## 【操作前准备】

（1）人员准备：着装规范、保持冷静。

（2）环境准备：操作时保证环境安全。

## 【操作流程】

见图 7–11 ～图 7–17。

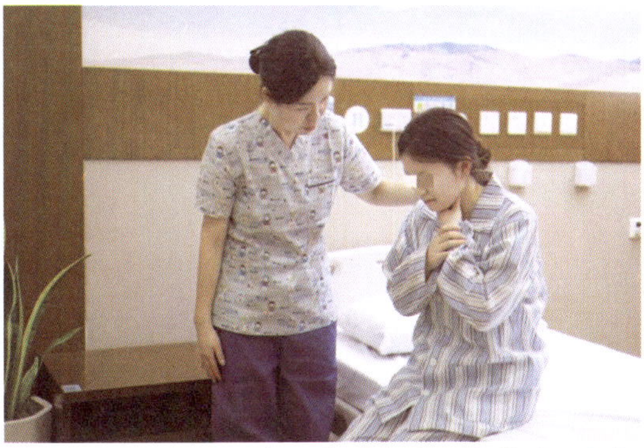

图 7–11　识别：患者进食时突然不能说话，窒息痛苦表情，多为噎食；患者进食时出现呛咳、呼吸困难等多为误吸

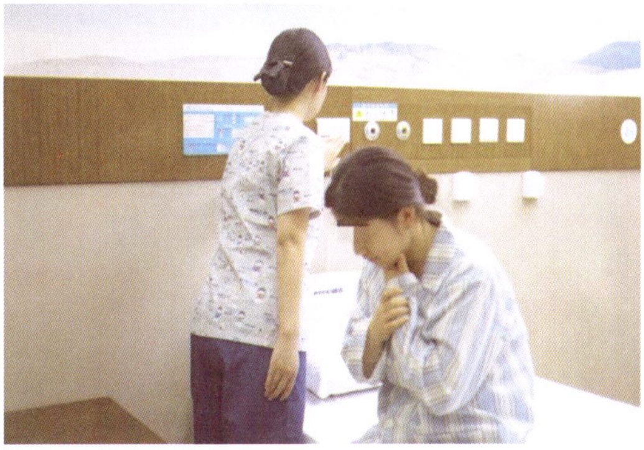

图 7–12　呼救：请旁人或使用床头呼叫器通知值班医护人员，不得离开现场

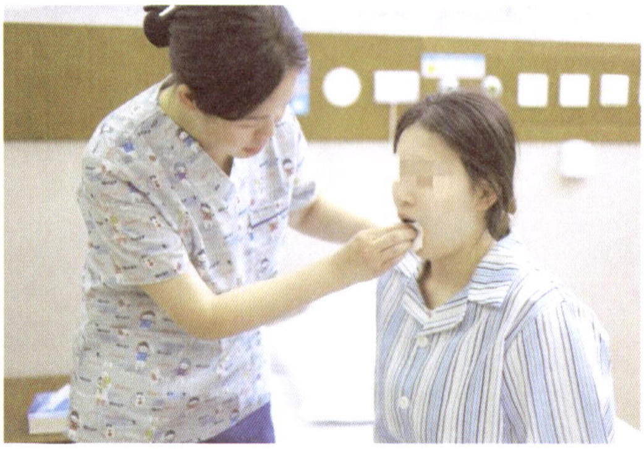

图 7-13　停止进食水，清除口腔内的残留食物

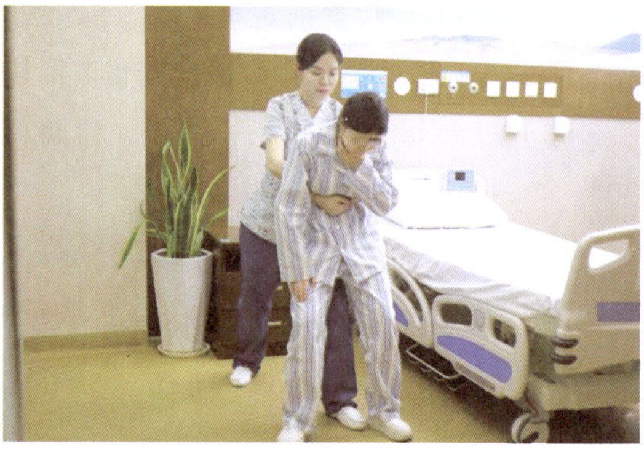

图 7-14　窒息症状的清醒的患者：采用立位腹部冲击法。抢救者站在患者背后，左手握拳，右手包住左拳，置于患者脐上两横指，迅速向上推压冲击腹部，重复操作直至异物排出

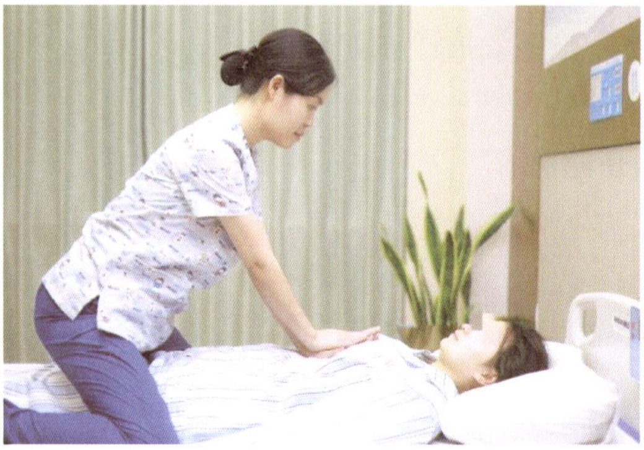

图 7-15　意识不清的患者：患者取仰卧位，操作者骑跨在患者髋部两侧，两手掌根重叠置于脐上两横指处，两手合力快速向前上方冲击，直至异物排出

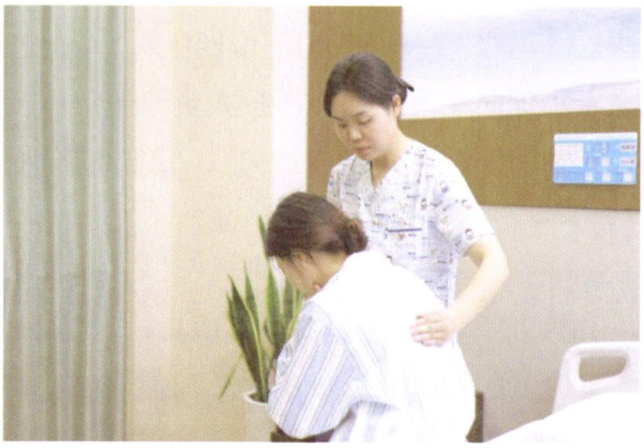

图 7-16　呛咳患者为其轻拍背部，协助其排出异物，不能缓解时，通知医护人员进行负压吸引

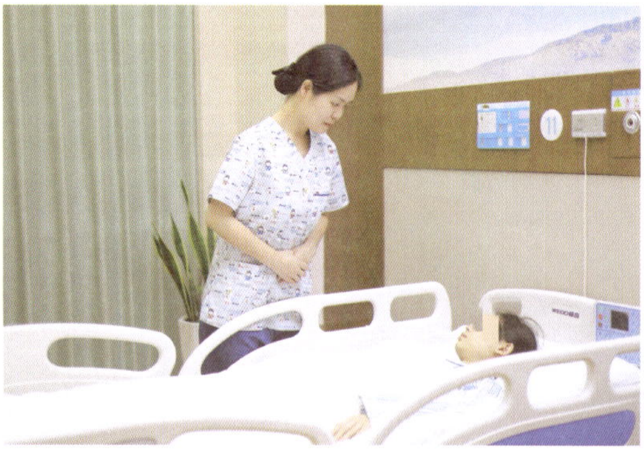

图 7-17　安抚患者情绪，通知医护人员，做好留陪

【知识拓展】

如何为特殊患者选择食物类型

（1）咀嚼能力差的患者：如果老年人牙齿不好或佩戴假牙，选择质地柔软的食物，如豆腐、蒸蛋、嫩肉（如炖得很烂的肉类）、熟透的香蕉等。避免坚果、硬糖果等坚硬的食物，以免造成咀嚼困难或假牙损坏。

（2）吞咽功能障碍的患者：对于有吞咽困难的老年人，食物应呈糊状或泥状，如土豆泥、南瓜泥、鱼肉泥等。汤类和粥类食物也比较容易吞咽，像小米粥、蔬菜汤等。同时，要注意食物的黏性，避免太黏的食物，如汤圆、年糕等，防止噎食。

# 第三节 预防压力性损伤的操作规程

【案例导入】

患者王某，女性，脑出血术后一月余，消瘦营养状况差，如何在护士指导下为患者进行预防压力性损伤的皮肤护理？

【操作目的】

避免患者局部组织长期受压，促进血液循环，防止压力性损伤的发生。

【风险点及处理】

1. 坠床

（1）患者在床上休息时或睡眠时，应将床栏拉起。

（2）为患者翻身做操作时，拉好对侧床栏。

（3）对躁动不配合的患者，做好保护性约束，操作时可多人协助。

2. 压疮形成

（1）使用减压产品，定时翻身。

（2）加强患者营养，及时清理排泄物，保持皮肤清洁干爽。

（3）若使用尿垫、纸尿裤等一次性产品，应及时更换，减少皮肤刺激。

（4）受压处给予局部减压保护。

## 【操作要点】

（1）操作前："一评二拉三查看"，评估患者配合程度，拉围帘保护患者隐私，查看受压部位。

（2）操作中："一翻二减三翻身"，协助患者翻身，使用减压垫，定时翻身。

（3）操作后："一整二询"，整理床单位，询问患者需求及感受。

## 【操作前准备】

（1）人员准备：着装规范、修剪指甲、洗手。

（2）患者准备：按需协助患者解大小便，协助患者取舒适体位。

（3）环境准备：室温适宜，关门窗，保护患者隐私。

（4）用物准备：楔形枕或软枕。

## 【操作流程】

见图 7-18 ～图 7-25。

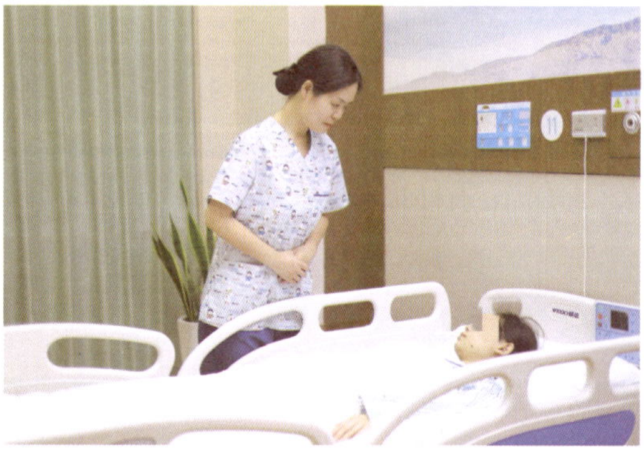

图 7-18　携用物至患者床旁，评估患者配合程度，解释目的，取得配合

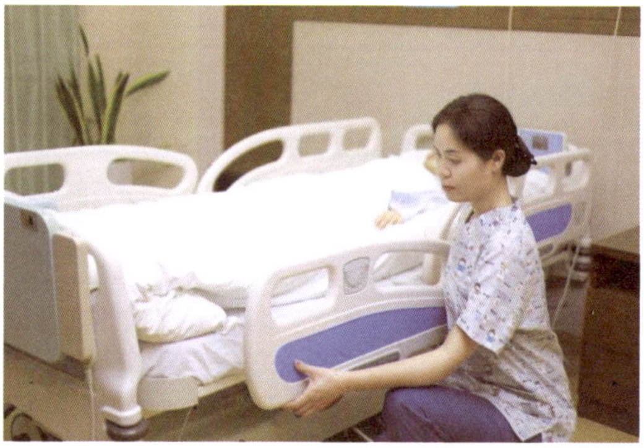

图 7-19　用围帘保护隐私，拉床档

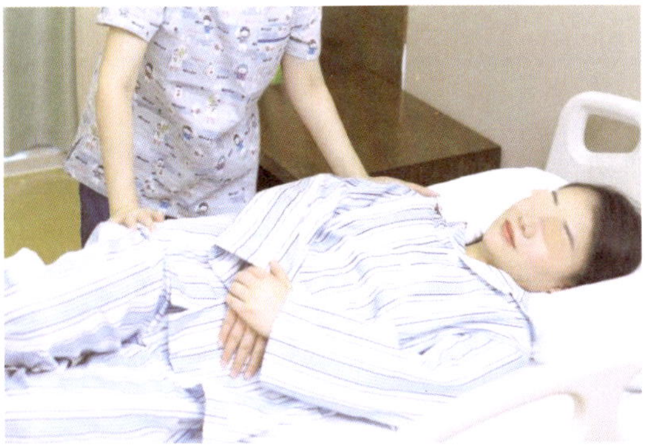

图 7-20　嘱患者将双手放于胸前，双腿屈膝（弯曲），将身体朝护理员移动后，协助患者向对侧翻身，动作轻柔，避免推、拉、拖等动作

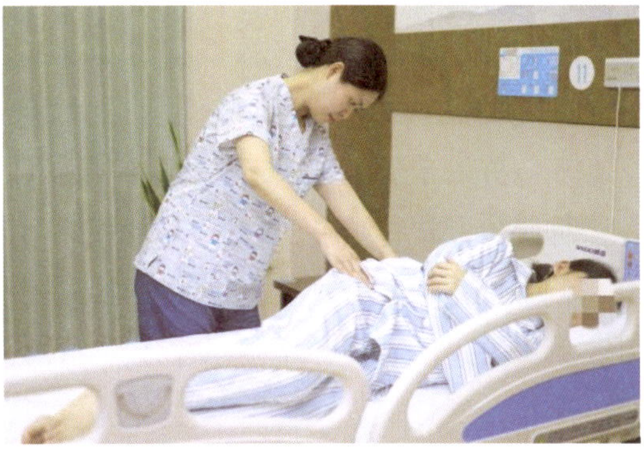

图 7-21　检查患者受压部位皮肤有无压红，能否压之褪色（皮肤颜色变浅），有无水疱等

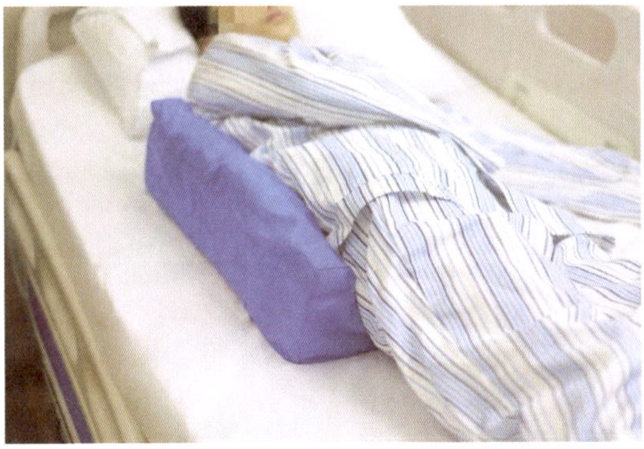

图 7-22　协助患者取侧卧位时，后背放楔形枕（翻身枕）支撑，保持肢体 30° 倾斜

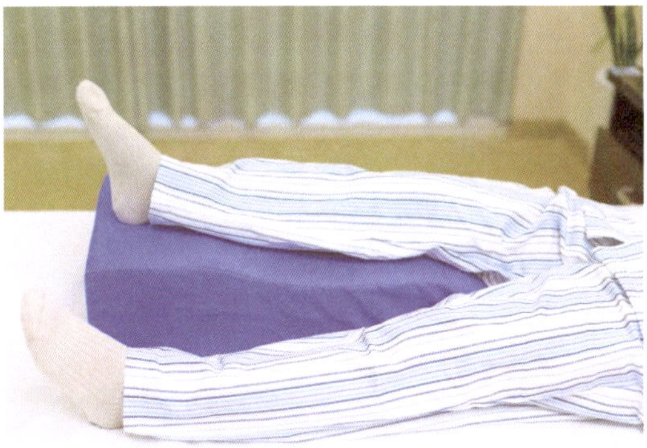

图 7-23　足跟处可用足跟楔形垫或其他减压用具抬高足跟

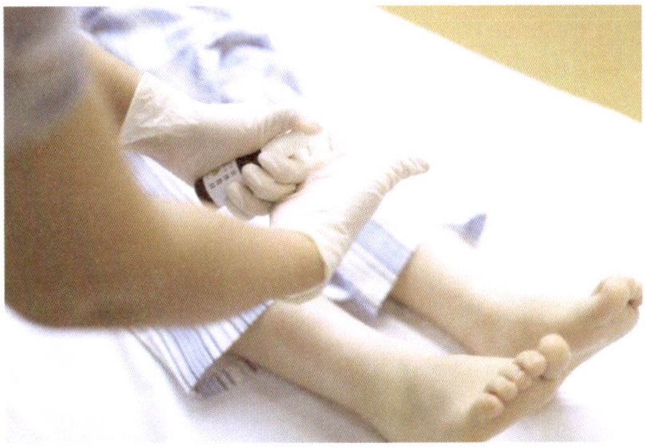

图 7-24　也可在受压部位涂保护产品（如赛肤润、橄榄油等，禁用凡士林）或使用减压贴保护局部

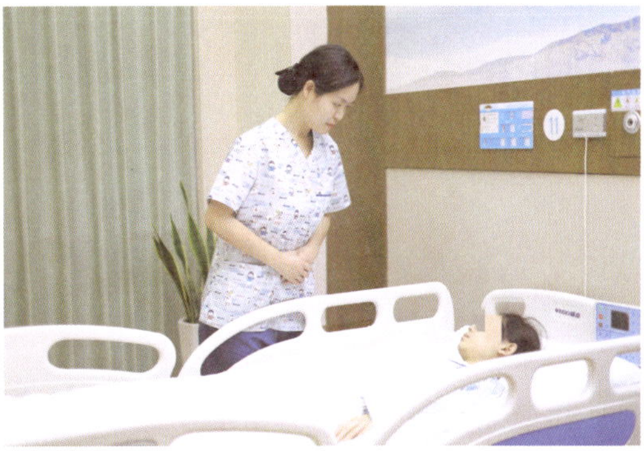

图 7-25　定时为患者进行翻身，检查受压部位皮肤压红情况，及时向医护人员反馈，整理床单位，询问患者感受及需求

## 【知识拓展】

### 压疮好发部位

压疮好发于受压且缺乏脂肪组织保护、无肌肉包裹或肌层较薄的骨骼隆突处。

仰卧位：枕骨粗隆、肩胛部、肘部、脊椎体隆突处、骶尾部、足跟。

侧卧位：耳郭、肩峰、肋骨、肘部、髋部、膝关节内外侧、内外踝。

俯卧位：面颊部、耳郭、肩部、女性乳房、男性生殖器、髂嵴、膝部、脚趾。

坐位：坐骨结节。

# 第八章　医院常见突发事件的应急预案

## 第一节　坠床 / 跌倒的应急预案

### 【案例导入】

患者王某，女性，因糖尿病入院。某日晨起时突发头晕，跌坐于地上，护理员在巡视过程中发现后该如何进行处理？

### 【操作目的】

增强风险意识，降低人员伤害程度。

### 【危险因素】

（1）年龄：年龄越大，发生坠床 / 跌倒的风险越高，特别是 60 岁以上患者。

（2）既往有跌倒史的患者。

（3）疾病因素：头晕、眩晕、视力障碍、糖尿病、骨关节病、骨质疏松、高血压、心脑血管疾病、贫血、营养不良等。

（4）药物因素：使用高风险跌倒药物（如镇痛药、抗惊厥药、降压利尿剂、催眠药、泻药、镇静剂和精神类药）。

（5）环境因素：地面湿滑；光线不充足；未使用床档；呼叫器远离枕边；鞋子不合适；助行器使用不规范；走道不通畅等。

### 【风险点及处理】

1. 心搏骤停

（1）及时胸外按压。

（2）呼救并协助医护人员抢救。

2. 骨折

（1）让患者原地不动，保持患肢制动。

（2）协助医护人员将骨折部位固定后及时安全转运患者。

3. 外伤

（1）协助医护人员进行伤口止血、清洗及包扎伤口。

（2）保持伤口敷料清洁、干燥。

4. 软组织损伤

（1）在医护人员指导下，对患者局部进行冰敷处理（冰敷时冰袋不宜直接接触皮肤）。

（2）抬高患肢，协助医护人员进行相关处理。

## 【应急要点】

（1）发现时："一呼二评不离开"，呼叫医护人员，评估现场环境及患者情况，不能离开现场。

（2）处理时："一不二快三协助"，不随意搬动患者，心脏骤停患者快速做心肺复苏，协助医护人员处理。

（3）处理后："一安二陪"，心理安慰，24h 留陪。

## 【应急流程】

见图 8-1 ～图 8-8。

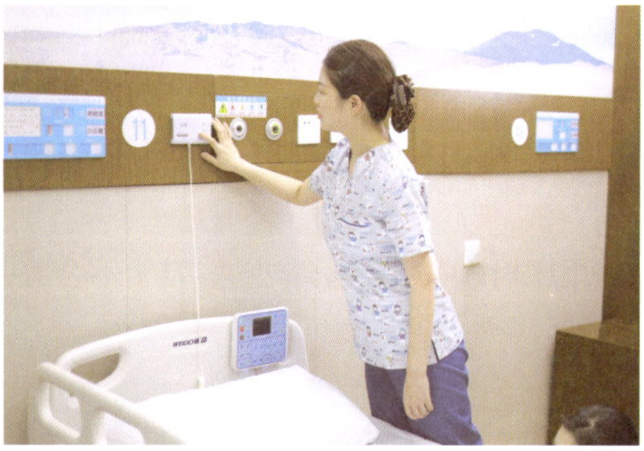

图 8-1　发现患者跌倒后，原地呼叫护士（可请旁人协助呼叫或按铃），不得离开现场

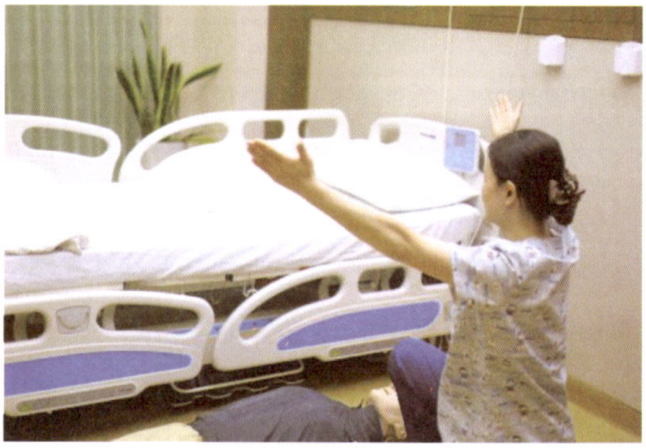

图 8-2　评估环境是否安全（地面有无湿滑等）；评估患者有无心搏骤停、外伤等情况。不得轻易搬动患者

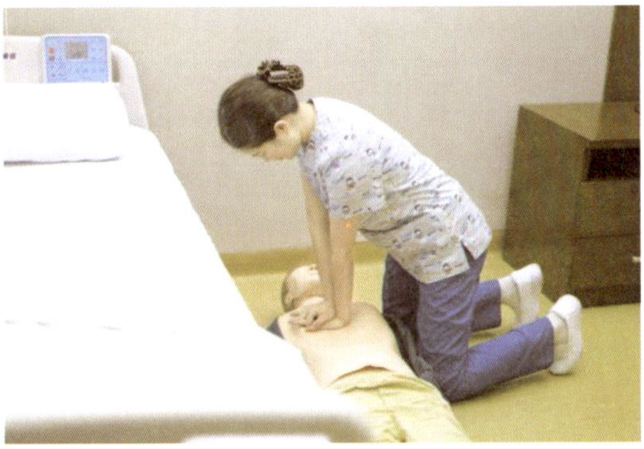
图 8-3　心搏骤停者，及时按心肺复苏流程处理，呼救并协助医护人员抢救

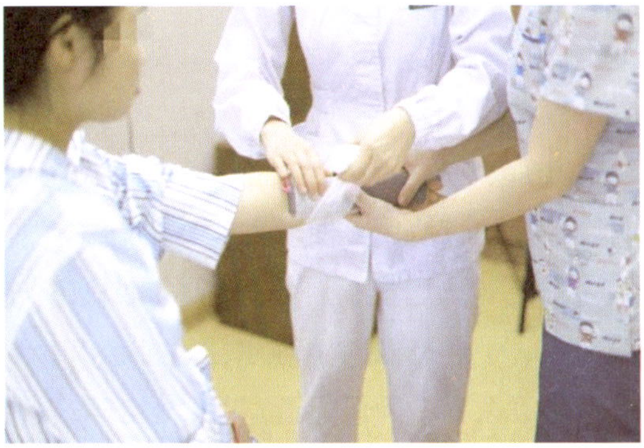
图 8-4　疑似骨折患者，停止活动，保持患处静止。协助护士将骨折部位固定再转移

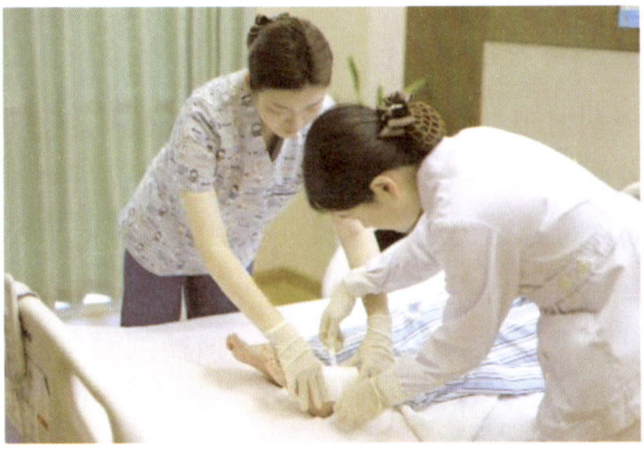
图 8-5　有外伤者，协助护士止血、清洗及包扎伤口

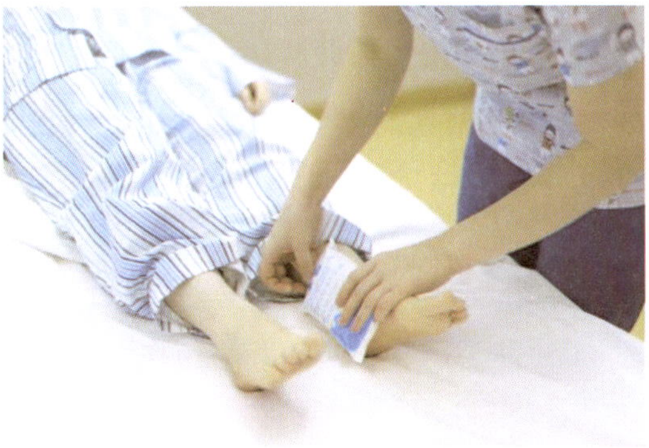
图 8-6　软组织损伤者，在医护人员指导下冰敷患处（冰敷时冰袋不宜直接接触皮肤）

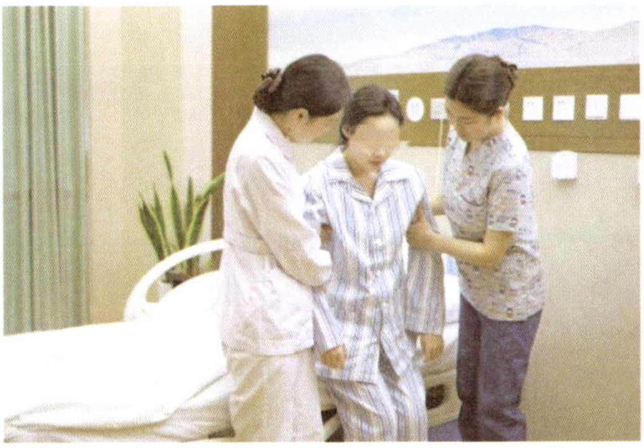
图 8-7　意识清醒无不适患者，将患者扶至床上休息，检查有无外伤，观察有无头晕、疼痛等不适，协助医护人员进行相关处理

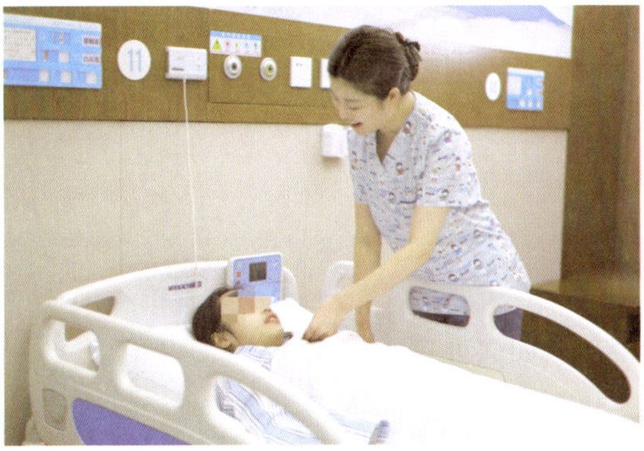
图 8-8　心理安慰，24h 留陪

### 【知识拓展】

预防老年人跌倒

（1）改善居住环境：保证室内光线充足，在卧室、走廊、卫生间等地方安装足够的照明设备，并且使用方便老人操作的开关，如触摸式或感应式开关。在夜间，可以安装小夜灯，方便老人起夜；卧床患者尽量床上或床边大小便，老人起身前做好“一扶二动”，地面平整、干燥，及时清理水渍、油渍和杂物。在卫生间和浴室铺设防滑地砖或者防滑垫；合理摆放家具，确保通道宽敞，没有障碍物。桌椅等家具的边角最好是圆润的，或者安装防撞角，防止老人碰撞受伤。

（2）加强身体锻炼：鼓励老人进行适当的平衡训练和肌肉力量训练。例如，让老人进行简单的单脚站立、踮脚尖等平衡练习，或者使用轻量级的哑铃进行手臂力量训练。身体力量的增强有助于提高老人的稳定性，减少跌倒风险。

（3）正确使用辅助器具：如果老人行动不便，要为其配备合适的辅助器具，如手杖、助行器等。并且教会老人正确使用这些器具，比如使用手杖时，要让手杖的长度合适，行走时先出手杖，再迈动脚步。

（4）穿着合适的服装和鞋子：老人的服装应合身，避免过大的衣服影响活动。鞋子要选择防滑、合脚、有良好支撑性的款式，避免穿拖鞋或者高跟鞋。

（5）注意药物影响：有些药物可能会引起头晕、嗜睡等不良反应，增加跌倒的风险。如果老人正在服用此类药物，需要密切关注。

## 第二节　管路滑脱的应急预案

### 【案例导入】

患者王某，女性，宫颈癌根治术后第 7 天。床上翻身时不慎将导尿管脱出，护理员发现后该如何处理?

### 【操作目的】

增强风险意识，降低人员伤害程度。

## 【危险因素】

（1）意识障碍、烦躁不安、焦虑、躁动、活动能力差的患者。

（2）进行保护性约束的患者。

（3）夜间等薄弱时段。

## 【风险点】

（1）尿管滑脱：可能造成尿道损伤、尿道出血、尿路感染、尿潴留等。

（2）胃管滑脱：可能造成机体损伤、重新置管等。

（3）腹腔引流管滑脱：可能造成出血、感染、重新置管等。

（4）胸腔闭式引流管滑脱：可能引起气胸等。

（5）气管导管滑脱：可能危及患者生命。

## 【应急要点】

（1）发现时："一呼二评不离开"，呼叫医护人员，评估患者情况，不得离开现场。

（2）处理时："一忌二助"，脱出导管切忌回塞，协助医护人员处理。

（3）处理后："一位二宣"，协助患者取舒适体位，做好防脱管宣教。

## 【应急流程】

见图 8–9 ～图 8–13。

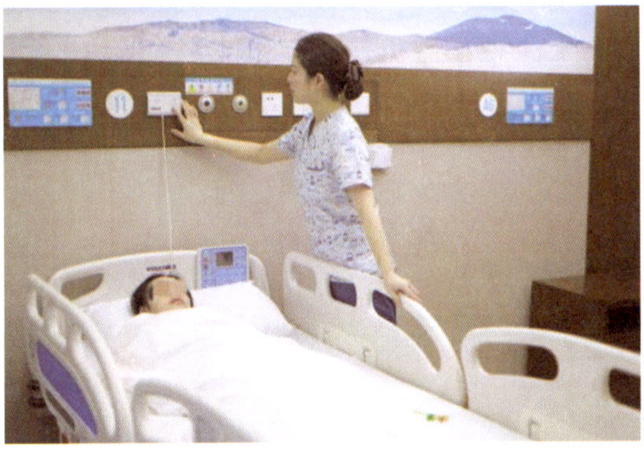

图 8–9　发现管路滑脱后，第一时间呼叫护士，不得离开现场。安抚患者，避免发生二次伤害

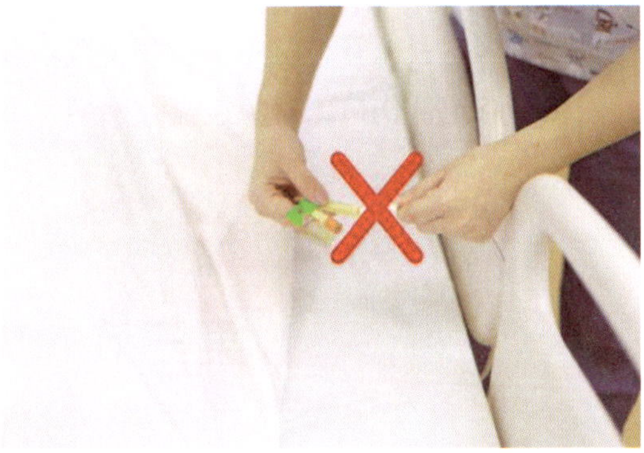

图 8–10　脱出的导管切忌回纳

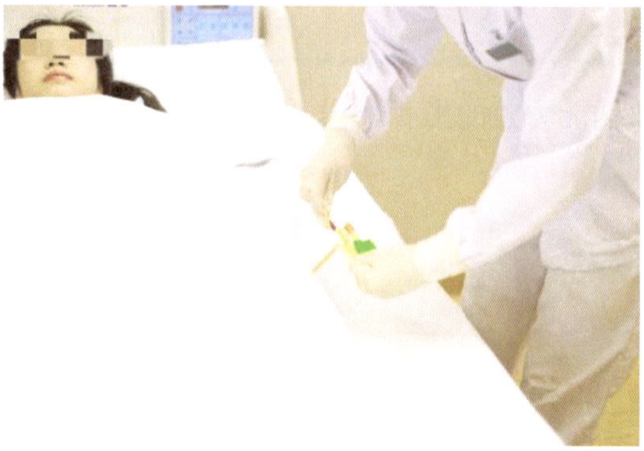

图 8-11　协助医护人员进行相关处理，做好家属安抚工作

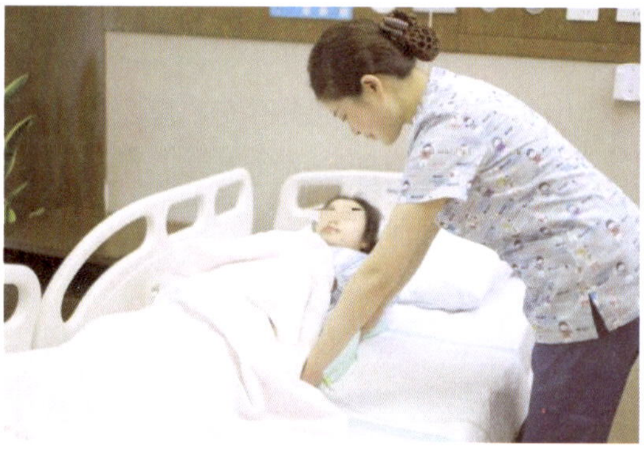

图 8-12　协助患者取舒适体位，重新置管的患者做好二次固定

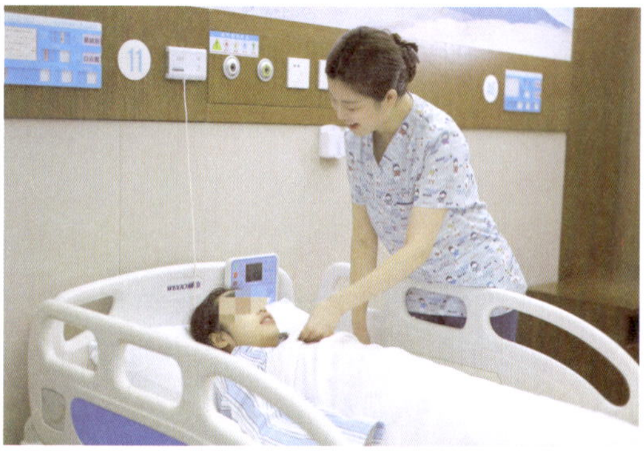

图 8-13　拉好床栏，做好防脱管宣教

【知识拓展】

如何进行管道护理

妥善固定引流管，避免牵拉和硬拽。翻身活动要注意，避免打折与扭曲。保持管道低伤口，避免逆流致感染。下床活动别着急，导管防脱记于心。

## 第三节　火险应急预案

【案例导入】

患者王某，女性，在病房内吸烟时不慎导致窗帘起火，护理员发现后应如何处理？

## 【操作目的】

增强风险意识，降低人员伤害。

## 【危险因素】

（1）病房内使用大功率电器。

（2）充电器、电吹风等电器使用后未及时拔掉插头。

（3）未熄灭的烟头随意丢弃。

（4）使用氧气时遇明火（如抽烟）。

（5）未规范使用微波炉等电器。

## 【风险点及处理】

### 发生烧（烫）伤

（1）冲冷水：立即用流动冷水对创面进行冲洗30min，减轻高温进一步渗透造成的组织损伤加重。

（2）脱衣物：尽快脱去（可用剪刀小心剪开衣物）贴近创面处的衣物或饰品，避免将创面表皮撕脱。

（3）泡冷水：脱去衣物后可将受伤部位持续浸泡在冷水中，以持续降温、减轻疼痛、避免起泡或加重病情（注意：大面积烧烫伤，特别是小孩和老人应避免长时间浸泡在冷水中而致体温流失）。

（4）盖伤口：处理之后，用干净纱布、毛巾或棉质布料将烫伤处轻轻盖住，保护创面，防止感染。

## 【应急要点】

（1）发现时："一呼二评三报警"，呼叫医护人员，评估火势大小，火势无法控制时立刻拨打"119"。

（2）处理时："灭火断电快疏散"，就近使用灭火器材灭火，切断电源，关闭门窗，在安全通道疏散患者。

（3）处理后："稳人心、保平安"，协助医护人员做好患者情绪安抚，保障患者安全。

## 【应急流程】

见图 8–14 ～图 8–19。

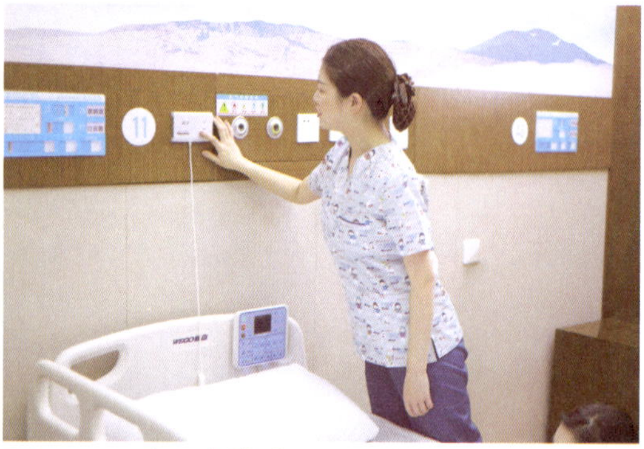

图 8–14　发现火情后，立即呼叫周围人员及医护人员组织灭火。评估火情大小

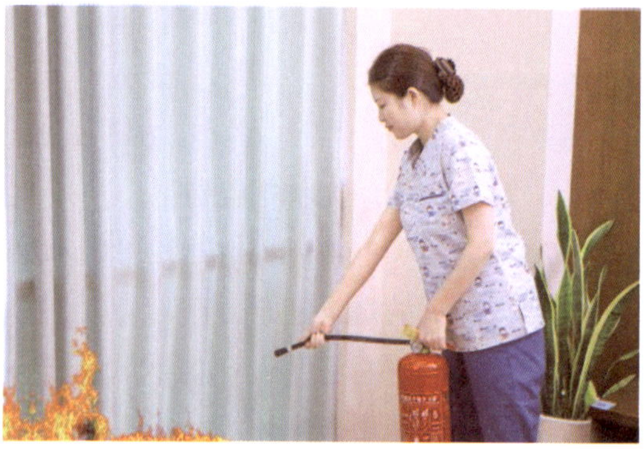

图 8–15　火势较小时，使用现有灭火器材，协助医护人员灭火

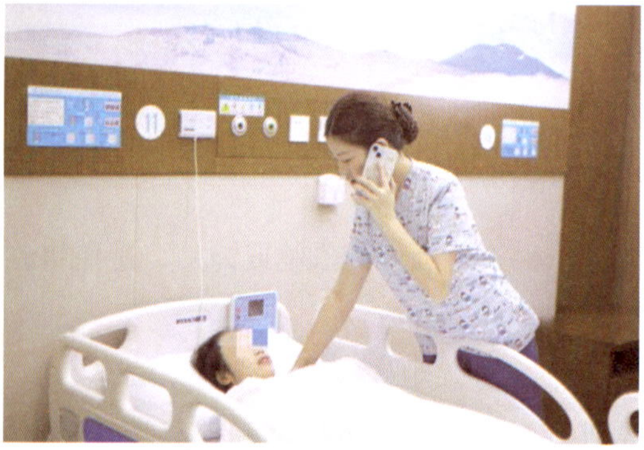

图 8–16　火情大、无法扑灭时，马上拨打“119”报警，并告知详细准确的位置，具体到楼层及房间号

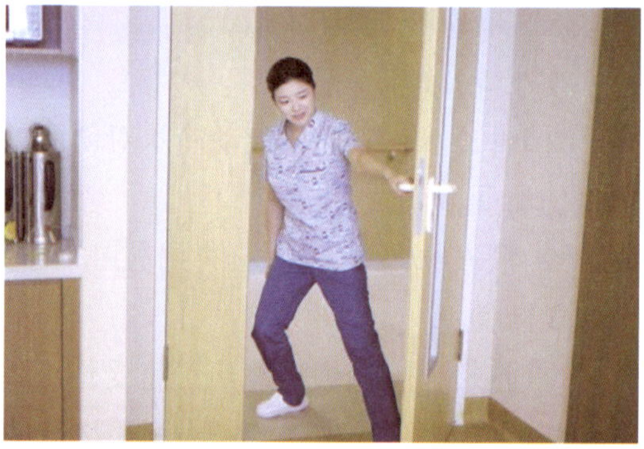

图 8–17　协助医护人员切断电源，关闭邻近门窗，防止火势蔓延

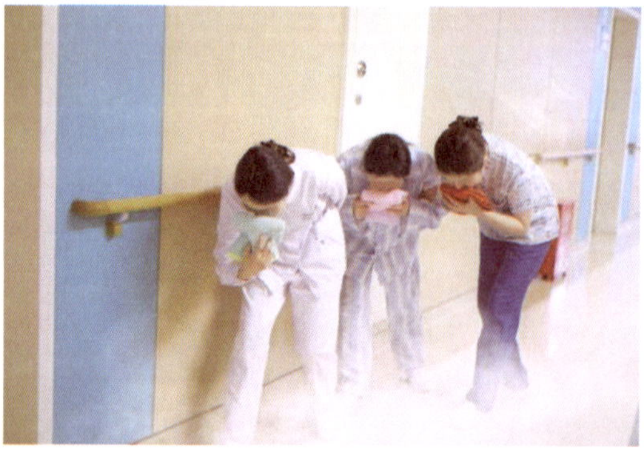

图 8–18　协助医护人员将患者转运至安全地带，烟雾较大时，可用湿毛巾捂住口鼻，弯腰紧贴墙壁，从安全通道进行转移

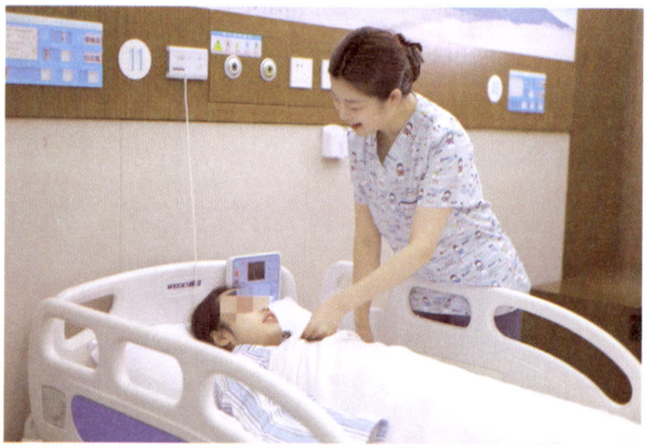

图 8–19　稳定患者情绪

## 【知识拓展】

### 1. 如何使用灭火器

（1）提：提起灭火器，在搬运过程中要保持灭火器直立状态。因为灭火器内部的灭火剂在储存时有一定的要求，倾斜或倒置可能会影响灭火剂的正常喷射，甚至导致损坏。

（2）拔：拔掉保险销。保险销是防止灭火器误喷的装置，一般位于灭火器的顶部或侧面。拔掉保险销后，灭火器才能正常使用。有些保险销需要拧开，有些则是直接拔出。

（3）瞄：一手握紧喷口，瞄准火焰根部。这是因为火焰根部是燃烧物与氧气接触最充分的地方，也是燃烧的起始点。将灭火剂喷射到火焰根部，能够最有效地破坏燃烧的条件，从而达到灭火的目的。

（4）压：压下灭火器的压把，将灭火剂喷射向火焰根部。不同类型的灭火器，其灭火剂喷射方式和距离有所不同。例如，干粉灭火器的喷射距离一般在 3 ～ 5m，使用时要根据实际情况调整站位。在喷射过程中，要保持平稳的操作，左右扫射，直到火焰完全熄灭。

### 2. 如何选择正确的灭火器

（1）干粉灭火器适用范围：这是最常见的一种灭火器，适用于扑救可燃固体（如木材、纸张、棉麻等）、可燃液体（如汽油、煤油、柴油等）、可燃气体（如天然气、煤气等）和电气设备火灾。

（2）二氧化碳灭火器适用范围：主要用于扑救贵重设备、档案资料、仪器仪表、600V 以下电气设备及油类的初起火灾。但不适用于扑救钾、钠、镁、铝等金属引起火灾。

（3）水基型灭火器适用范围：适用于扑救固体或非水溶性液体的初起火灾，比如扑救一般的木材、纸张火灾，以及汽油、柴油等液体火灾，但不适用于扑救带电设备火灾和水溶性液体（如乙醇、甲醇等）火灾。

### 3. 火险发生时如何逃生

突发火灾莫惊慌，认清出口快逃离。逃生要选走楼梯，千万不能乘电梯。

打湿毛巾捂口鼻，浓烟行走要低姿。切勿贪恋钱和物，逃生出来莫返回。

# 第九章　职业安全与防护

## 第一节　常用隔离技术

### 一、手卫生操作规程

**【案例导入】**

患者王某，女性，因发热3d，咳嗽、咳痰，诊断甲型流感入院，患者出汗较多，需更换床单位，护理员操作前如何进行手卫生?

**【操作目的】**

清除手污垢和大部分暂住菌。

**【风险点及预防】**

交叉感染

（1）洗手：接触患者前后、处理伤口前后、摘戴手套前后等情况，都要用肥皂和流动水仔细洗手，至少搓洗20s。如果没有流动水，也可以使用含乙醇的手消毒剂。

（2）个人防护装备的使用与更换：根据工作场景和患者情况正确佩戴口罩、手套、隔离衣等装备。比如护理传染性疾病患者时要穿好隔离衣，口罩被分泌物弄湿或弄脏后要及时更换。

（3）清洁与消毒：定期对患者居住的房间进行清洁，包括地面、桌面、病床等。像用含氯消毒剂擦拭物体表面，能有效杀灭病菌。

（4）通风换气：保持室内空气流通，每天通风2～3次，每次30min左右，降低室内细菌和病毒的浓度。

## 【操作要点】

（1）操作前：“一湿二取三涂抹”，流动水下淋湿双手，取适量洗手液，均匀涂抹双手。

（2）操作中：“内－外－夹－弓－大－立－腕”，七步洗手法，每一步至少15s。

（3）操作后：“一冲二干”，流动水下彻底冲净，擦干双手。

## 【操作前准备】

（1）护理员准备：着装规范、修剪指甲、取下饰物，卷袖过肘。

（2）环境准备：环境清洁、宽敞、明亮。

（3）物品准备：流动水洗手设施齐全（洗手液、干手设施）。

## 【操作流程】

见图9–1～图9–10。

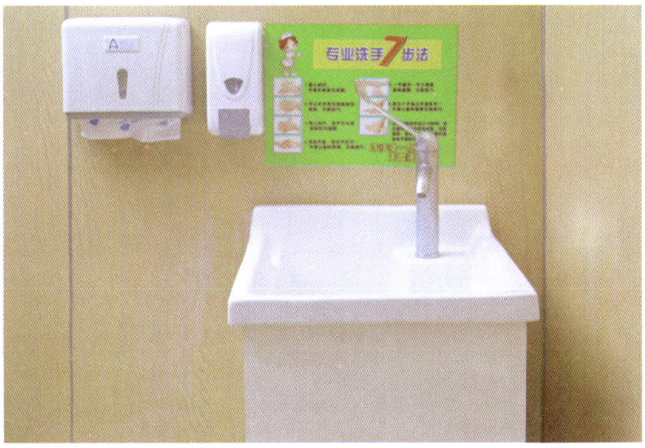


图9–1　备：流动洗手装置，洗手液，干手纸或干手器

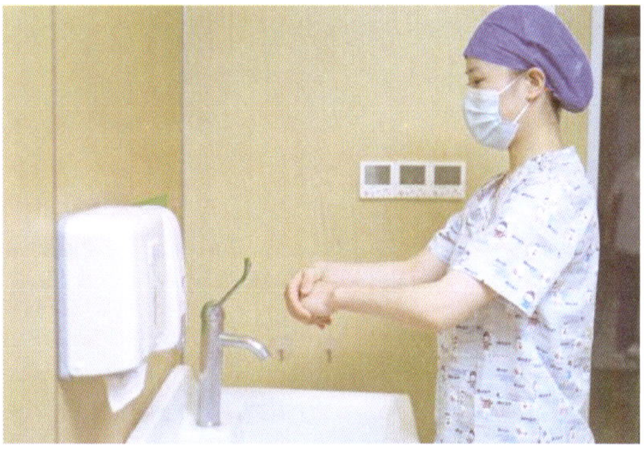

图9–2　抹：流动水湿润双手，涂抹洗手液

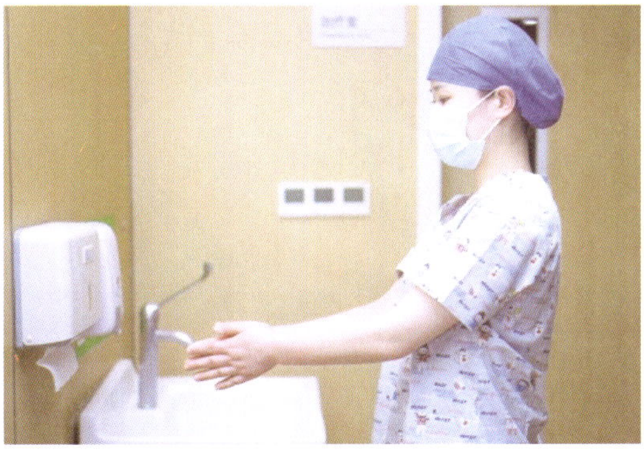

图9–3　内：洗手掌（掌心相对，手指并拢相互揉搓）

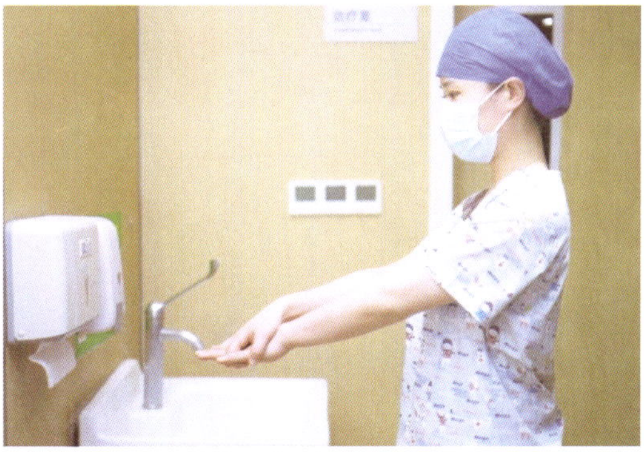

图9–4　外：洗背侧指缝（手心对手背沿指缝相互揉搓，双手交换进行）

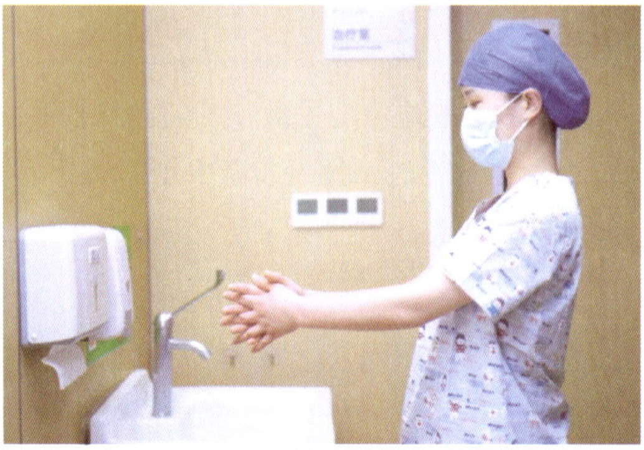

图 9-5　夹：洗掌侧指缝（掌心相对，双手交叉沿指缝相互揉搓）

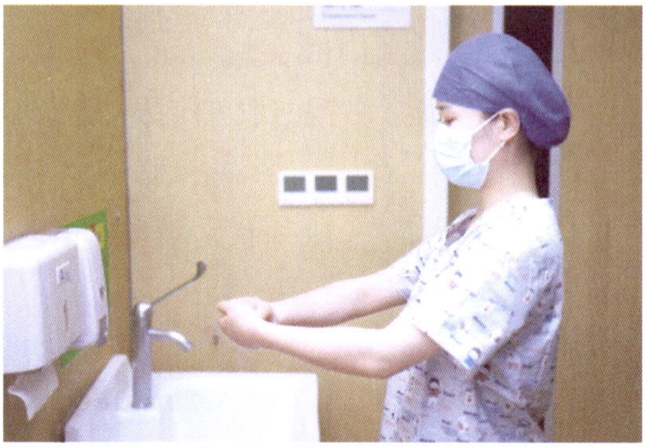

图 9-6　弓：洗指背（弯曲手指关节，半握拳把指背放在另一手掌心旋转揉搓，双手交换进行）

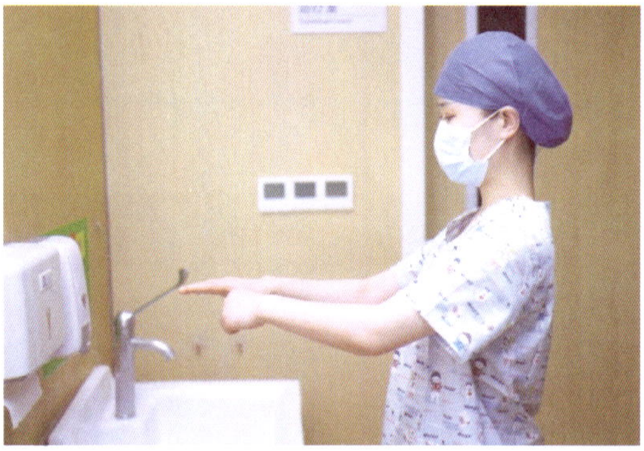

图 9-7　大：洗拇指（一只手握着另一只手大拇指旋转揉搓，双手交换进行）

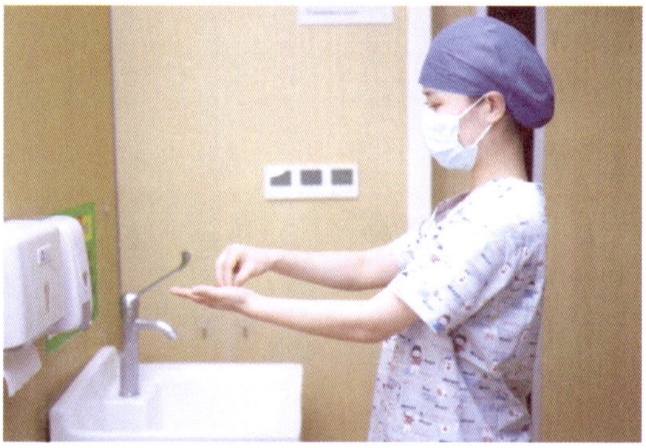

图 9-8　立：洗指尖（弯曲各手指关节，把指尖合拢在另一手掌心旋转揉搓，双手交换进行）

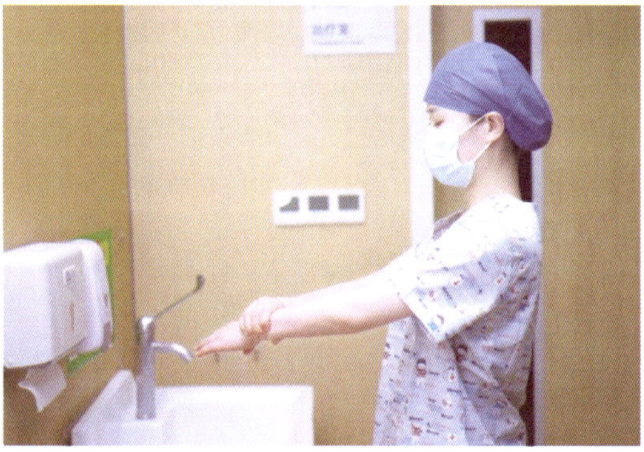

图 9-9　腕：洗手腕、手臂（揉搓手腕、手臂，双手交换进行）

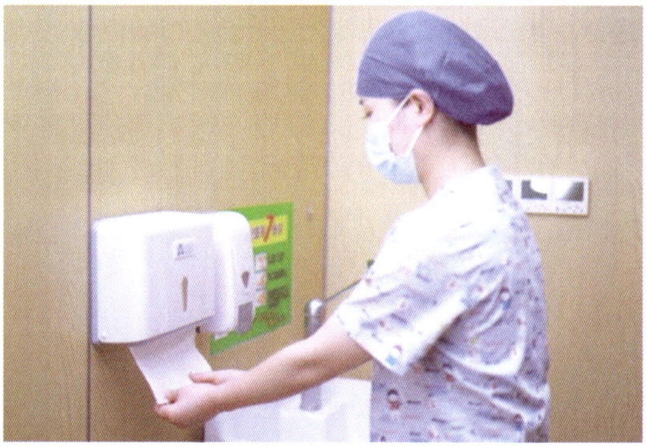

图 9-10　干：用干手纸擦干双手或用干手器吹干双手

【知识拓展】

手卫生的 5 个时机：①接触患者前；②清洁、无菌操作前，包括侵入性操作前；③暴露患者体液风险后，包括接触患者黏膜、破损皮肤或伤口、血液、体液、分泌物、排泄物、伤口敷料等之后；④接触患者后；⑤接触患者环境后，包括接触患者周围的医疗相关器械、用具等物体表面后。

## 二、戴（脱）口罩 / 帽子操作规程

【案例导入】

患者王某，女性，因发热 3d，咳嗽、咳痰，诊断甲型流感入院，协助患者进餐前，护理员该如何做好防护？

【操作目的】

防止交叉感染，避免院内感染的发生，做好自我防护。

【风险点及预防】

交叉感染

（1）佩戴 / 脱卸帽子、口罩前后洗手。

（2）接触患者及患者周围物品环境后的手，不可触及口罩内面。

（3）给患者进行相关操作时要佩戴好口罩，如发现帽子 / 口罩破损或可疑污染时，应在规定的区域内更换。

（4）脱卸后的口罩及帽子要丢弃在指定的感染性医疗废物桶内。

【操作要点】

（1）操作前：“一洗二选”，洗手，选择大小合适的口罩及帽子。

（2）操作中：“一遮二塑”，帽子遮住全部头发，双手按压鼻夹塑形，确保不漏气。

（3）操作后：“一丢二洗”，取下口罩 / 帽子丢入医疗废物容器内，洗手。

## 【操作前准备】

（1）护理员准备：着装规范、修剪指甲、洗手。

（2）环境准备：环境清洁、宽敞、明亮。

（3）用物准备：治疗车、快速手消毒剂、黄色垃圾桶、一次性圆帽、医用外科口罩。

## 【操作流程】

见图 9-11 ～图 9-19。

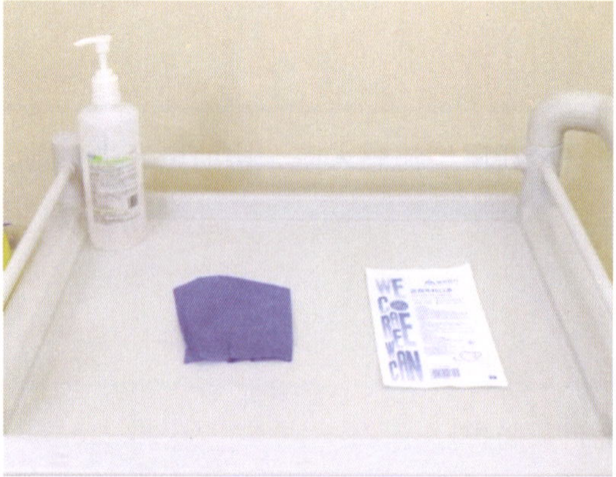

图 9-11　备：一次性圆帽、医用外科口罩、快速手消毒剂

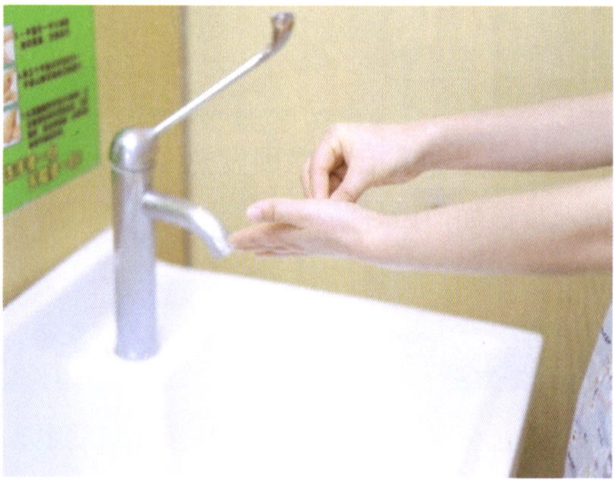

图 9-12　洗：使用七步洗手法，用流动水洗手或使用快速手消毒剂

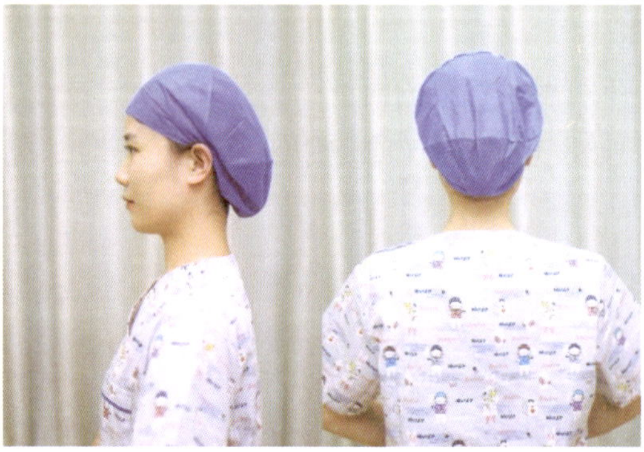

图 9-13　遮：选择合适的帽子，帽子遮住全部头发

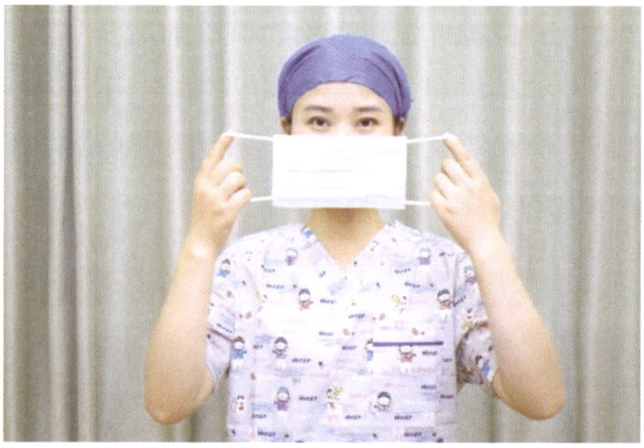

图 9-14　系：戴口罩时金属鼻夹朝上，浅色面罩住鼻、口及下巴，系带系于耳后

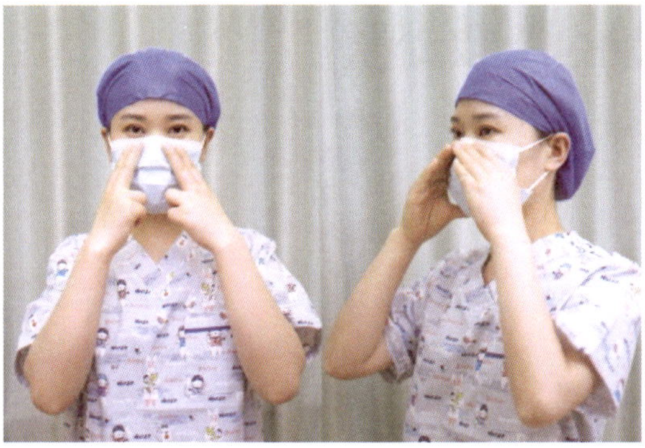

图 9–15　塑：将双手指尖放在鼻夹上，从中间向两侧按压塑形，检查口罩佩戴后无漏气

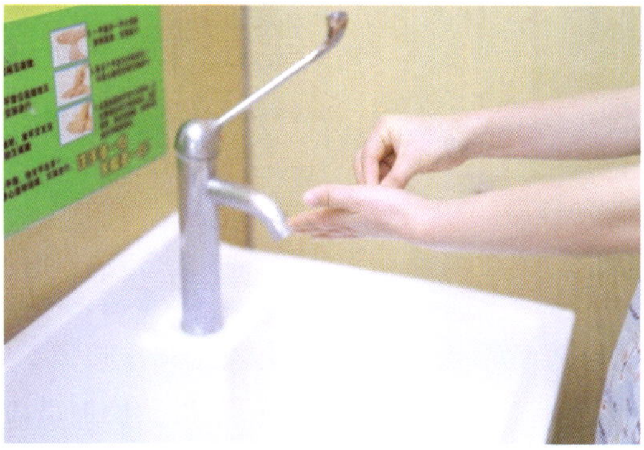

图 9–16　洗：七步洗手法洗手

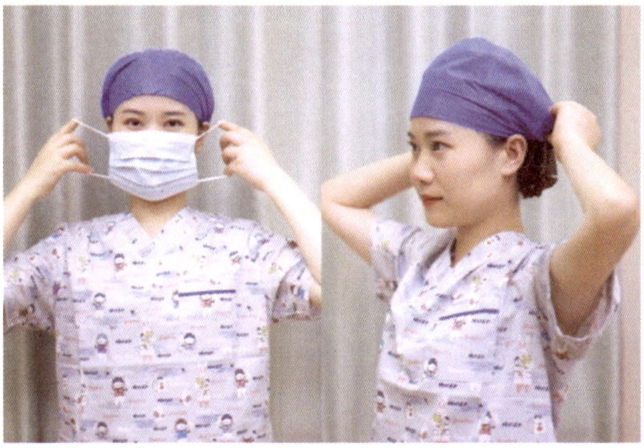

图 9–17　取：从双侧耳后取下系带，不要接触口罩外侧面，取下帽子

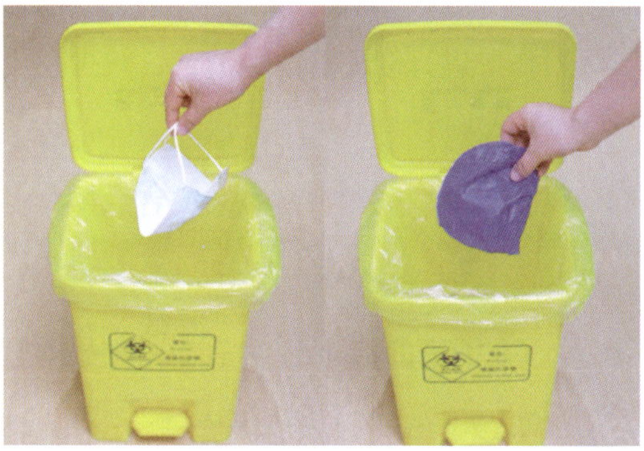

图 9–18　丢：捏住口罩系带、帽子丢入医疗废物容器内

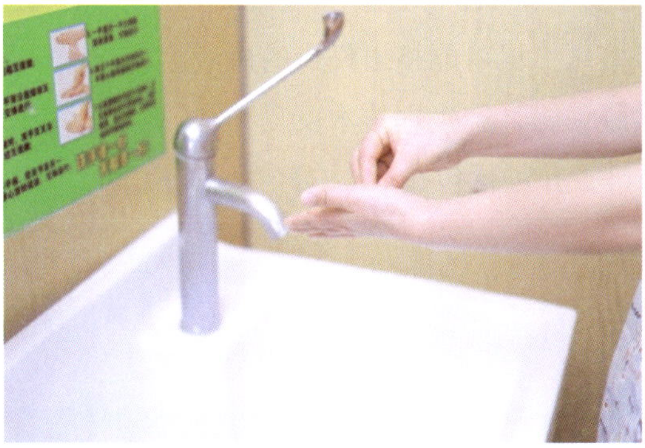

图 9–19　洁：七步洗手法清洁双手

## 【知识拓展】

进行操作的时候，口罩脱落如何处理：屏气→手卫生→手捂住口鼻→更换新的口罩。

# 第二节　锐器伤的急救处置

## 【案例导入】

患者王某，女性，因发热 3d，咳嗽、咳痰，诊断甲型流感入院，为患者清理生活垃圾的时候，被不明物体划伤手指，护理员应如何处理?

## 【操作目的】

对伤口进行彻底清洁和消毒，减少感染风险。

## 【风险点及预防】

血源性职业暴露

（1）在护士的指导下，按照操作技术规范进行相关操作。

（2）掌握发生锐器伤后的应急处理。

## 【操作要点】

（1）“挤”：在伤口旁由近心端向远心端轻轻挤压，尽可能挤出伤口的血液。

（2）“冲”：用流动水进行反复冲洗，如有黏膜暴露，用生理盐水反复冲洗。

（3）“消”：用 75% 乙醇或 0.5%碘附消毒伤口，并进行包扎。

（4）“报”：上报科室负责人。

## 【操作前准备】

（1）护理员准备：着装规范。

（2）环境准备：操作时保证环境光线充足、明亮、舒适。

（3）物品准备：流动水设施齐全，75% 乙醇、0.5% 碘附、治疗盘，必要时备纱布块。

## 【操作流程】

见图 9-20 ～图 9-25。

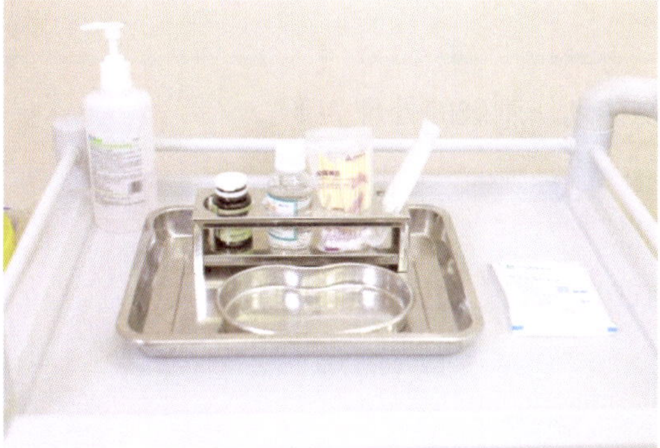

图 9-20 护理车上层：治疗盘，75% 乙醇，快速手消毒剂，必要时备纱布块

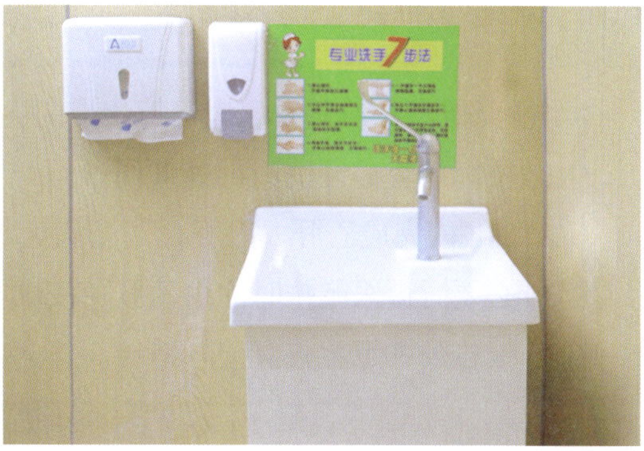


图 9-21 流动洗手装置、洗手液、干手纸或干手器

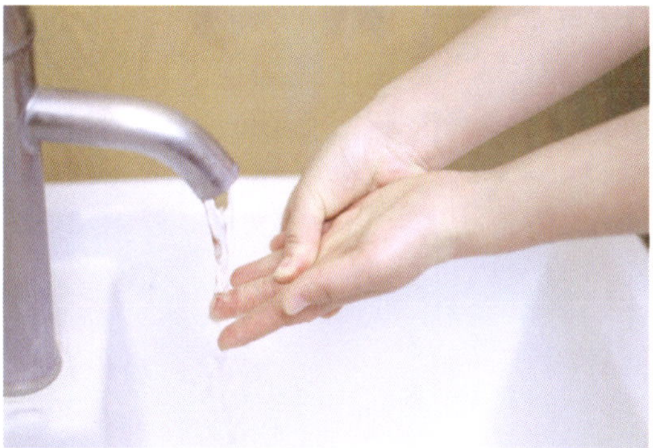

图 9-22 “挤”：从近心端往远心端挤压伤口（尽可能挤出损伤处血液，禁止对伤口局部挤压、吸吮）

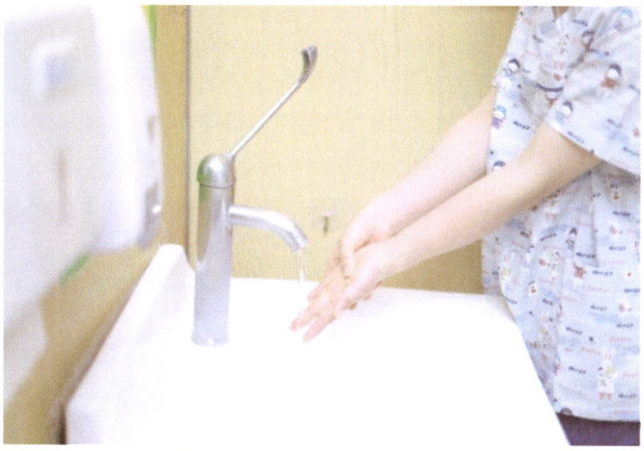

图 9-23 “冲”：流动水反复冲洗

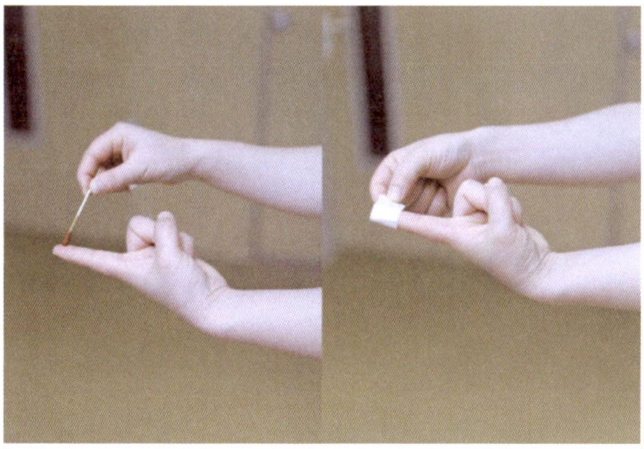

图 9-24 “消”：伤口冲洗后用 75% 乙醇或 0.5% 碘附消毒伤口。根据具体情况决定是否需要包扎

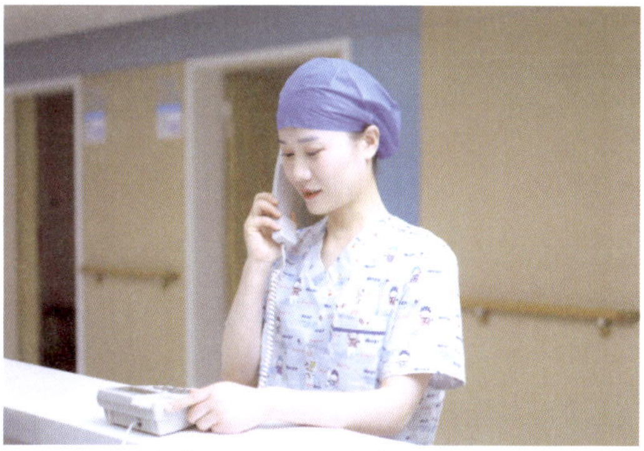

图 9-25 “报”：上报科室负责人

## 【知识拓展】

当被疑似乙肝、艾滋病病毒等污染的尖锐物体划伤刺破的处理如下。

（1）按标准流程冲洗消毒处理伤口。

（2）24h 内完成乙肝、丙肝、艾滋病病毒检测。

（3）必要时遵医嘱按时注射乙肝免疫球蛋白或口服艾滋病病毒药。

（4）报告公共卫生科登记、追访。

# 第十章　用药的操作规程

## 第一节　口服药使用

### 【案例导入】

患者张某，女性，因髋关节术后，伴高血压，需口服硝苯地平缓释片，每日一次，应如何在护士指导下协助患者口服降压药?

### 【操作目的】

协助患者安全、正确地服用药物，以达到减轻症状、治疗疾病、维持正常生理功能、协助诊断和预防各种疾病。

### 【风险点及预防】

用药错误

(1)在给药前认真核对患者信息(可以通过询问患者姓名、查看腕带等方式)、药品信息和给药剂量。

(2)按给药时机准确给药，认真检查药物片剂是否有裂片、变色等情况。

(3)如果发现医嘱与实际情况不符，或者患者对药物有疑问，及时反馈沟通。如患者表示之前没吃过某种药，护理员立即与医护人员核实。

### 【操作要点】

(1)操作前："一核二评"，核对患者信息，评估患者配合程度、口腔状况。

(2)操作中："一摇二对三看用"，抬高床头 30° ~ 45° ，再次核对药品信息，看服到口。

（3）操作后："一查二观三询问"，查看患者口腔有无残留，观察用药不良反应，询问患者感受及需求。

## 【操作前准备】

（1）护理员准备：着装规范、修剪指甲、洗手。

（2）患者准备：按需协助患者解大小便，并取舒适卧位。

（3）环境准备：环境清洁、安静，光线充足。

（4）用物准备：服药卡、毛巾、药品、勺子、水杯（装温水）、吸管、笔、记录单、快速手消毒剂、医疗垃圾桶、生活垃圾桶。

## 【操作流程】

见图 10-1 ～图 10-10。

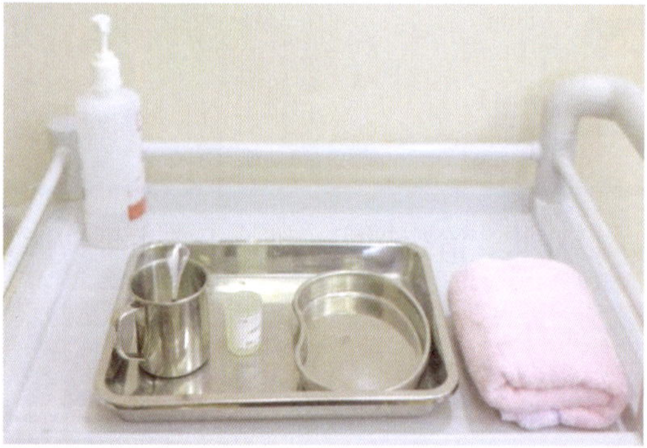

图 10-1　备齐用物，携至患者床旁，解释目的，取得患者配合

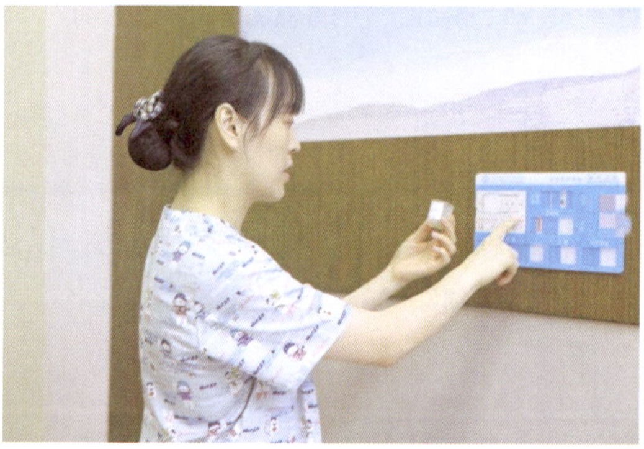

图 10-2　给药前认真核对药物及患者床头牌信息

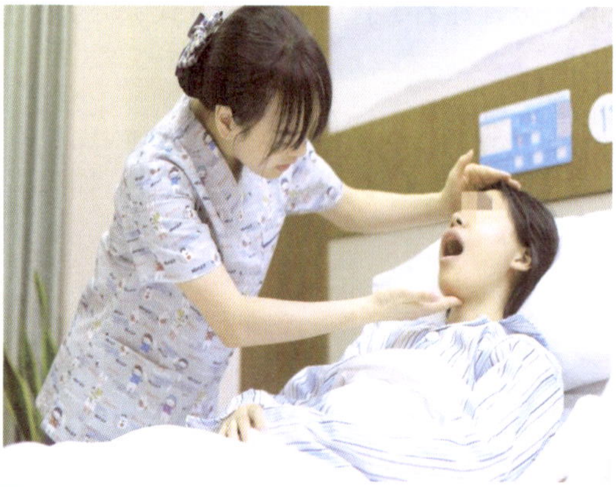

图 10-3　评估患者配合程度、口腔黏膜有无破损及吞咽功能

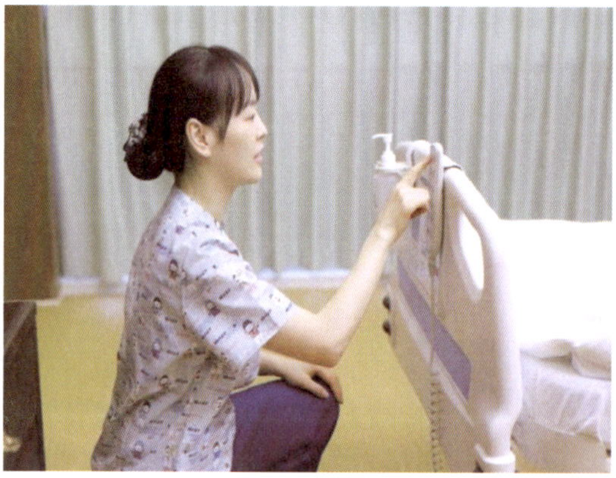

图 10-4　摇高患者床头 30° ～ 45° ，在颌下及胸前垫好毛巾

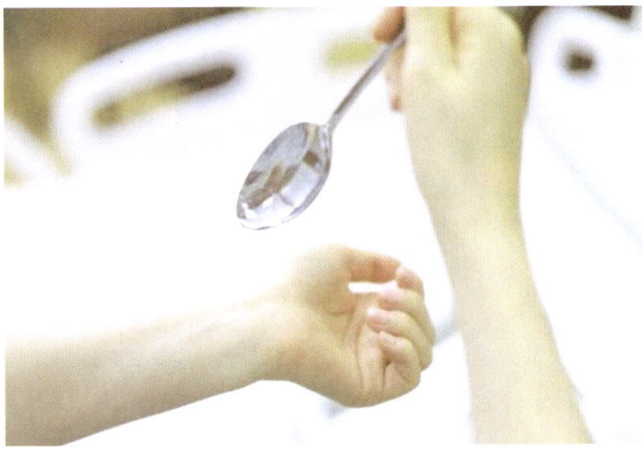

图 10-5　给药前洗手，用手臂内侧试水温，42 ～ 45℃或符合患者习惯

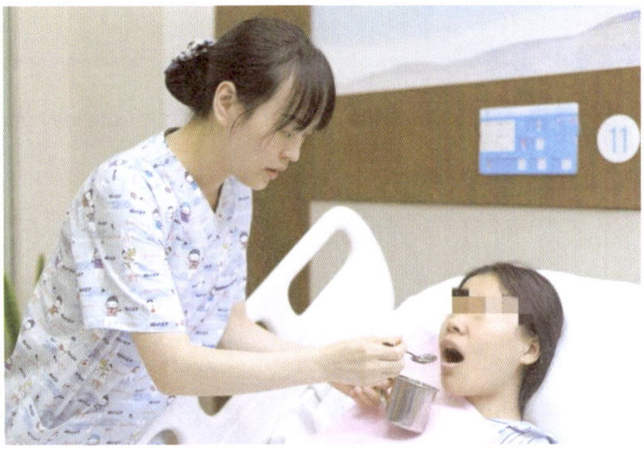

图 10-6　喂药前，给患者试饮水，湿润患者口腔

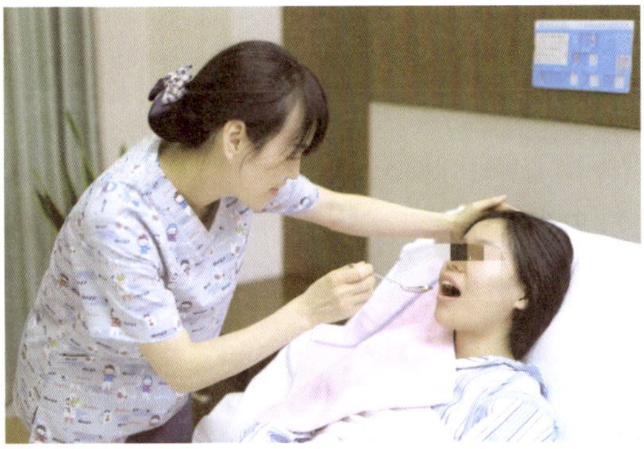

图 10-7　对不能自理的患者，可以用勺子辅助将药物放入口腔，再用吸管或勺子饮水，吞下药物

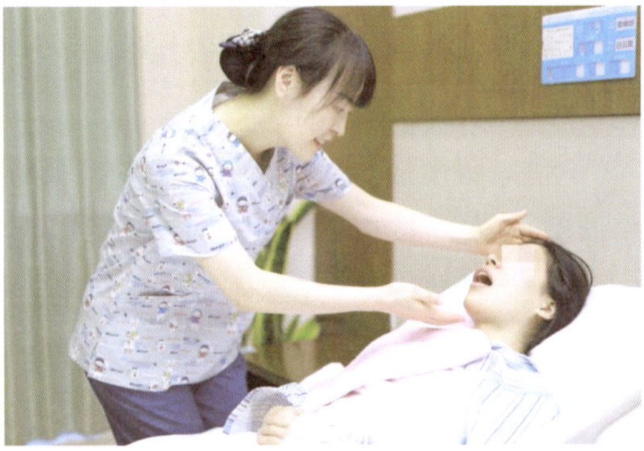

图 10-8　查看药物是否完全吞下，确保口腔内无遗留

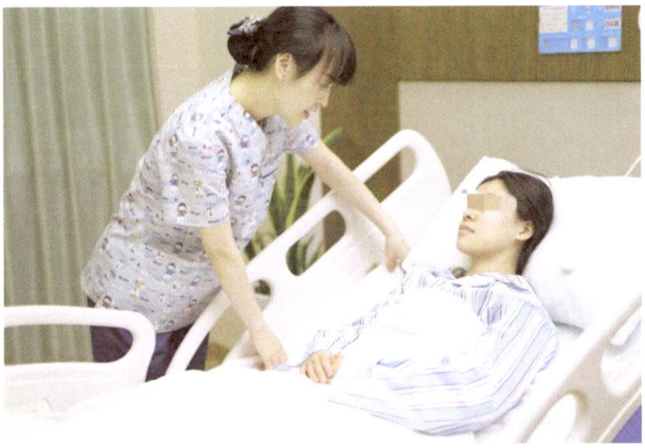

图 10-9　喂药完毕，移去毛巾，整理床单位，保持体位 30min 再躺下休息，询问患者感受及需求

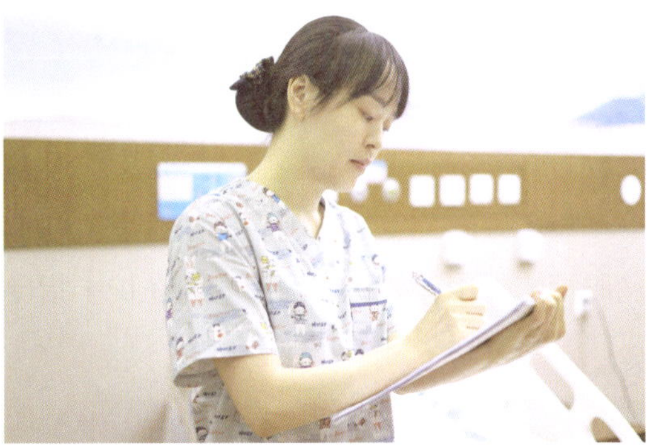

图 10-10　再次核对，询问患者不适及需求，有问题及时报告医护人员

**【知识拓展】**

不同种类的口服药物包含哪些注意事项？

（1）需吞服的药物用温开水送服，不宜用茶水服用。

（2）对牙齿有腐蚀作用或使牙齿染色的药物，如酸类和铁剂应用吸管吸入，服药后应漱口。

（3）缓释片、肠溶片、胶囊吞服时不可嚼碎。

（4）舌下含片应放于舌下或两颊黏膜与牙齿之间待其溶化。

（5）健胃药宜在饭前服，助消化药及对胃有刺激性的药物，宜在饭后服；催眠药睡前服，驱虫药宜在空腹或半空腹时服用。

（6）抗生素及磺胺类药物应准时服用，以保证药物疗效；服用磺胺类药物后，应多饮水，以免因尿量不足而致磺胺结晶堵塞肾小管。

（7）服用对呼吸道黏膜起安抚作用的药物（如止咳糖浆）后不宜立即饮水。若同时服用多种药物，应最后服用止咳糖浆。

（8）对服用强心苷类药物的患者，服药前应先测心率、脉搏，注意其节律变化，如脉率低于 60 次 /min 或节律不齐时，不可以服用，并报告医生。

（9）严格执行“三查八对”制度，“三查”即给药前、给药中、给药后检查；“八对”即核对床号、姓名、药名、浓度、剂量、时间、用法、药品有效期。

## 第二节　外用药使用

**【案例导入】**

患者张某，女性，因右侧眼睛发红、疼痛，诊断为结膜炎，遵医嘱给予盐酸环丙沙星滴眼液，外用，每日 3 次，如何在护士指导下为患者使用眼药水？

**【操作目的】**

（1）眼部术前、术后抗感染。

（2）治疗眼部疾患。

（3）眼部检查、表面麻醉。

## 【风险点及预防】

交叉感染

（1）眼药水专人专用，不得与他人混用。

（2）如果两侧眼睛都需要滴眼药水，先滴健侧，再滴患侧。

（3）滴眼药水时，距眼睛 2 ～ 3cm，并弃去第一滴眼药水。

（4）操作前认真做好手卫生。

## 【操作要点】

（1）操作前：“一核二评”，核对患者信息，评估患者配合程度、眼部状况。

（2）操作中：“一移二摇三洁四滴”，将枕头移至患者颈部，摇匀眼药水，清洁眼睑、清洁双手，在距离眼睛 2 ～ 3cm 处滴 1 ～ 2 滴眼药水。

（3）操作后：“一闭二转三压四询问”，闭上眼睛，嘱患者转动眼球，压迫泪囊 2 ～ 3min，询问患者感受及需求。

## 【操作前准备】

（1）护理员准备：着装规范、修剪指甲、洗手。

（2）患者准备：协助患者取半卧位或者端坐位。

（3）环境准备：环境清洁、光线适宜。

（4）用物准备：治疗盘、眼药水、棉签、生理盐水、治疗碗、弯盘、笔、记录单、快速手消毒液、医疗垃圾桶、生活垃圾桶。

## 【操作流程】

见图 10-11 ～图 10-20。

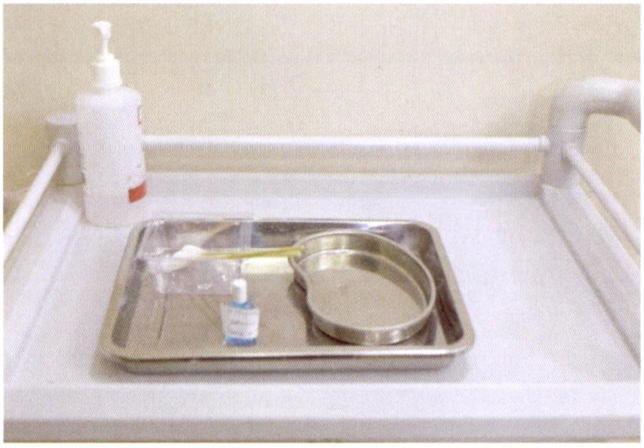

图 10-11　备齐用物，携至患者床旁，解释目的，取得患者配合

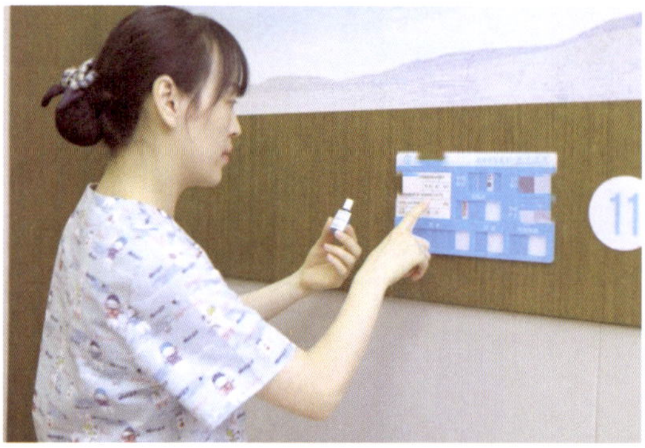

图 10-12　给药前，认真核对患者信息及药品信息

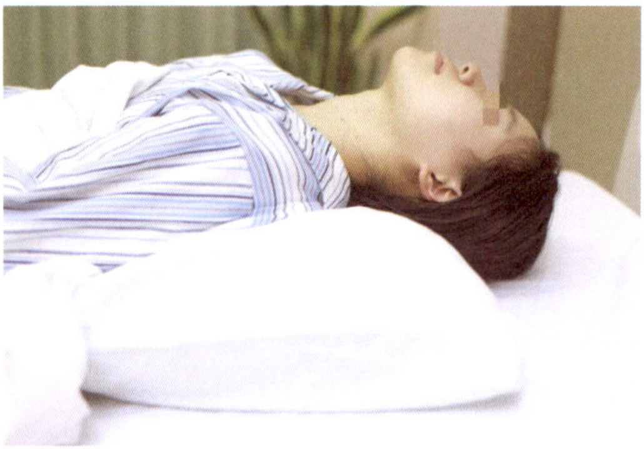

图 10-13　评估患者配合程度，眼部有无破损、红肿及分泌物，将枕头移至患者颈部，头向后仰，眼睛向上看

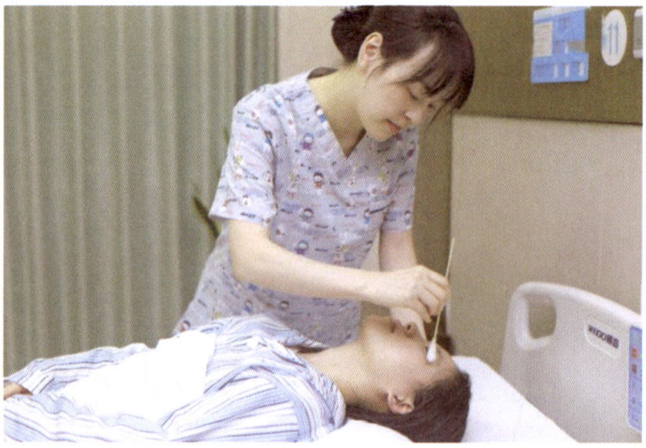

图 10-14　先用湿润棉签清洁眼睛

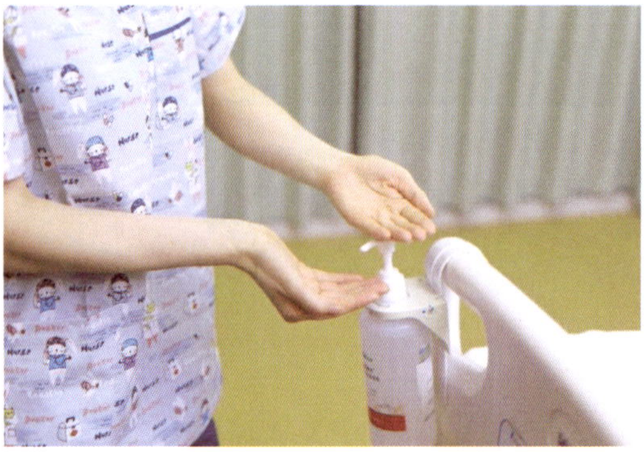

图 10-15　给药前再次清洁手部

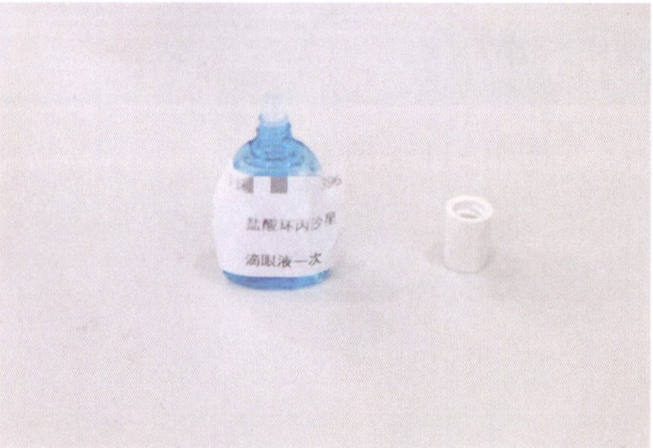

图 10-16　查对药品，将药液摇匀，打开盖帽。将盖帽向上放在清洁处

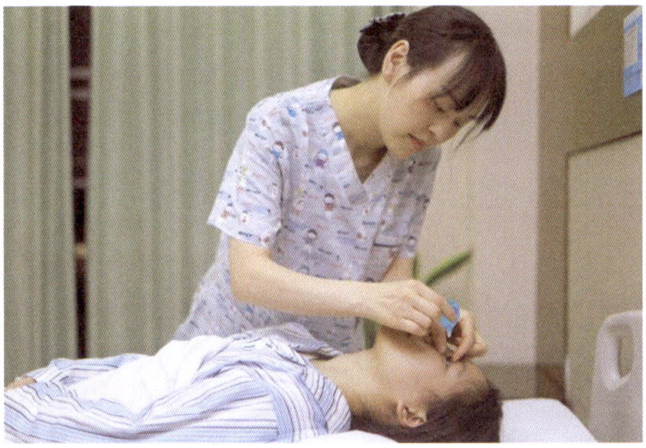

图 10-17　用左手分开固定下眼睑，右手持眼药瓶，先弃去第一滴眼药水，在距离眼睛 2 ～ 3cm 处，滴 1 ～ 2 滴眼药水在患者下眼结膜囊内

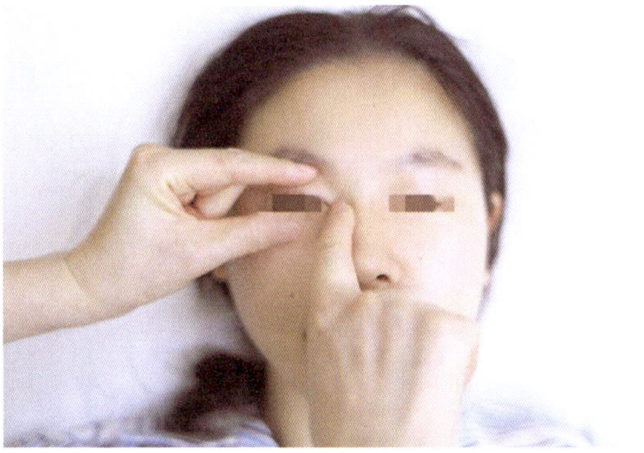

图 10-18　闭上眼睛嘱患者转动眼球，压迫泪囊 2 ～ 3min，阻断药水随着鼻泪管流入鼻腔内

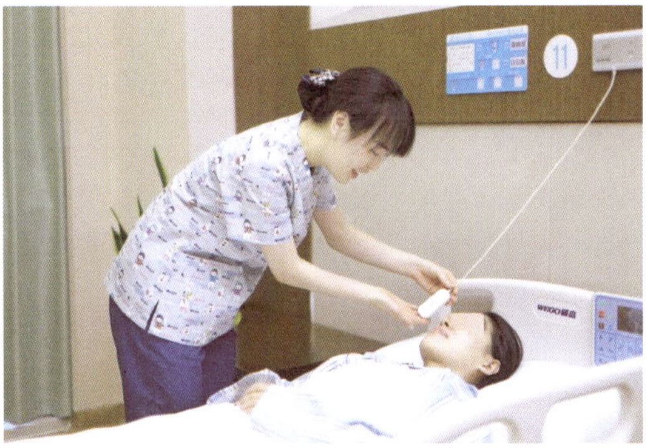

图 10-19　取棉签，轻轻按摩上眼睑，并擦拭溢出的药液。询问患者不适及需求、放置呼叫铃

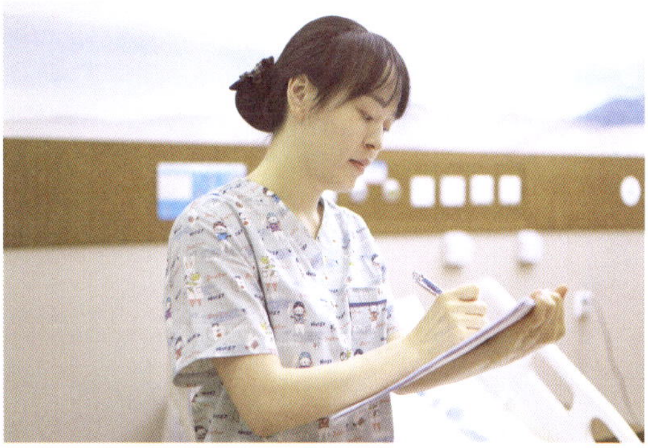

图 10-20　观察患者用药后有无不良反应，有特殊情况立即告知医护人员

## 【知识拓展】

1. 如何保存眼药水

（1）眼药水使用前先检查有效期，开封后的眼药水使用时间不超过 4 周。

（2）使用完后要拧紧盖子，隔绝空气、减少污染和药液外漏的机会。

（3）眼药水应与其他类水剂药物分开存放，避免混放，以免使用错误引起眼睛烧伤。

（4）使用前要看眼药水是否清亮透明，有无变色、出现颗粒、变得浑浊或出现棉絮状沉淀物，如果有上述情况，绝对不能用。

（5）眼药水使用完后要存储在阴凉、干燥通风处，避免日光、高温、潮湿的环境，有条件可放入冰箱里。放冰箱内的眼药水放入冷藏，切勿放在冷冻室内。

2. 当需要使用多种眼药水时，按什么顺序使用？

（1）首先是眼药水的类型。如果是同时有眼药水和眼药膏，应该先滴眼药水，后涂眼药膏。因为眼药膏的质地比较浓稠，会在眼表形成一层膜，若先涂眼药膏，后滴眼药水，眼药水就很难渗透进去发挥作用。

（2）如果是两种眼药水，通常先使用用于治疗眼部疾病的眼药水，比如治疗感染的抗生素眼药水或者抗病毒眼药水。等几分钟（一般建议间隔5～10min）后，再使用有润滑、保湿作用的人工泪液。这是因为如果先使用人工泪液，之后滴入治疗疾病的眼药水时，可能会把人工泪液冲洗掉，影响其效果。

（3）在使用不同种类眼药水时，一定要仔细阅读药品说明书，按照医生的医嘱来使用，这样才能保证每种眼药水都能发挥出最好的效果。

# 参考文献


[1] 中华人民共和国人力资源和社会保障部，中华人民共和国国家卫生健康委员会．医疗护理员国家职业标准：2024年版[S]. 北京：中国劳动社会保障出版社，2024.

[2] 张容．医疗护理员服务管理规范[M]. 福州：福建科学技术出版社，2023.

[3] 杨莘，霍春暖．医疗护理员[M]. 北京：人民卫生出版社，2022.

[4] 李劲，庹焱．医疗护理员规范化培训教程[M]. 上海：上海交通大学出版社，2023.

[5] 李小寒，尚少梅．基础护理学[M]. 7版．北京：人民卫生出版社，2022.

[6] 尤黎明，吴瑛．内科护理学[M]. 7版．北京：人民卫生出版社，2022.

[7] 吴欣娟．护理管理规范与操作流程[M]. 北京：科学出版社，2020.

[8] 中华医学会．临床诊疗指南：护理学分册[M]. 北京：人民卫生出版社，2019.

[9] 国家护理质量数据平台．压力性损伤预防与管理专家共识[J]. 中华护理杂志，2021, 56(3)：321–325.

[10] 中国康复医学会．康复护理操作技术规范[M]. 北京：人民卫生出版社，2018.

[11] 中华医学会神经病学分会．脑梗死急性期护理专家共识[J]. 中华神经科杂志，2020, 53(7)：501–505.

[12] 中国医院协会．患者安全目标与管理规范[M]. 北京：人民卫生出版社，2021.

[13] 中华护理学会手术室护理专业委员会．手术患者体位安置专家共识[J]. 中华护理杂志，2020, 55(6)：833–836.

[14] 中华医学会临床药学分会．口服药物服用指导专家共识[J]. 中国医院药学杂志，2020, 40(12)：1233–1236.

[15] 中华医学会老年医学分会．老年患者跌倒预防与管理指南[J]. 中华老年医学杂志，2020, 39(5)：501–505.

[16] 中国康复医学会．脑卒中康复护理技术规范[M]. 北京：科学出版社，2019.

[17] 中华护理学会灾害护理专业委员会．突发公共卫生事件护理应急预案[J]. 中华护理杂志，2020, 55(3)：333–336.